阅读成就思想……

Read to Achieve

U0308477

心理学普识系列

内心的
隐秘角落

心理问题自我诊疗书

[澳] 史蒂夫·艾伦　凯瑟琳·德韦尼 ◎ 著
（Steve Ellen）　（Catherine Deveny）

周宇娟 ◎ 译　杨清艳　陈楠 ◎ 审译

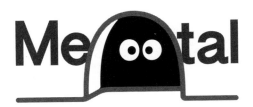

Everything You Never Knew
You Needed to Know about Mental Health

中国人民大学出版社
· 北京 ·

图书在版编目（ＣＩＰ）数据

内心的隐秘角落：心理问题自我诊疗书 ／（澳）史蒂夫·艾伦（Steve Ellen），（澳）凯瑟琳·德韦尼（Catherine Deveny）著；周宇娟译. -- 北京：中国人民大学出版社，2021.4
ISBN 978-7-300-29138-3

Ⅰ. ①内… Ⅱ. ①史… ②凯… ③周… Ⅲ. ①精神病—诊疗 Ⅳ. ①R749

中国版本图书馆CIP数据核字(2021)第048872号

内心的隐秘角落：心理问题自我诊疗书

[澳]　史蒂夫·艾伦（Steve Ellen）
　　　凯瑟琳·德韦尼（Catherine Deveny）　　　著

周宇娟　译

杨清艳　陈　楠　审译

Neixin de Yinmi Jiaoluo : Xinli Wenti Ziwo Zhenliaoshu

出版发行	中国人民大学出版社		
社　　址	北京中关村大街 31 号	**邮政编码**	100080
电　　话	010-62511242（总编室）		010-62511770（质管部）
	010-82501766（邮购部）		010-62514148（门市部）
	010-62515195（发行公司）		010-62515275（盗版举报）
网　　址	http://www.crup.com.cn		
经　　销	新华书店		
印　　刷	天津中印联印务有限公司		
规　　格	170mm×230mm　16 开本	**版　　次**	2021 年 4 月第 1 版
印　　张	16.75　插页 1	**印　　次**	2021 年 4 月第 1 次印刷
字　　数	281 000	**定　　价**	75.00 元

近年来，随着经济发展和社会转型，国民心理健康需求快速增长，精神卫生问题日益成为社会的关注焦点。《中国国民心理健康发展报告（2017—2018 年）》蓝皮书的数据显示，有 48% 的受访者认为"现在社会上人们的心理问题比较严重"。

一方面，焦虑、抑郁等常见精神障碍及心理行为问题逐年增多，心理应激事件及严重精神障碍患者肇事肇祸案（事）件时有发生；而"精神障碍"似乎只有与急性社会事件挂钩时才会上热搜，与社会安全稳定、公众幸福感受等问题交织叠加时才会引起人们的关注。另一方面，更为隐蔽又切实存在的问题，如阿尔茨海默病、孤独症等特定障碍的早期识别，以及精神疾病的筛查和干预，却往往无法引起足够的关注和讨论。公众对常见精神障碍和心理问题的认知率虽然有所增长，但不同地区和不同人群间的差异依然存在。社会偏见和歧视在一定程度上依然存在，理性认识和科学就诊尚且不足。应该说，"精神疾病"的去污名化依然任重道远。

事实上，如果我们将个体的心理状态视为一条连续谱，那么对心理健康的维护和促进、对心理问题的早期识别和干预，以及对精神障碍的诊断和治疗，都属于精神卫生工作的一部分。

在英文 Psychosis（精神疾病）一词中，psych 来源于希腊语 psykhe，意思是"灵魂、精神"，osis 意思是"异常的状态"。精神疾病患者最早的词意是"灵魂受苦的人"，后来则被用来泛指精神功能严重受损，以致其无法进行日常活动的群体。随着近现代医学和社会观念的不断发展，《精神疾病诊断与统计手册》《国际疾病和相关健康问题分类统计手册》等诊断标准的不断更新，对精神障碍的定义和描述也在不断变化。

由于精神症状的复杂性和多变性，即使是专业医护人员，也需要将个体成长经历、所处的地理与文化语境、病史、临床症状，以及检查结果等因素进行有机整合，需要掌握专业的评估方法、不断累积经验，才能做出准确的诊断。这无疑并不适用于一般民众。那么，对大多数人而言，如何简单明了地增强对心理健康和精神障碍的认识和理解？如何对自己的精神状况进行初步的分析？如何了解自己目前的状态处在连续谱上的哪个位置？如何得到心理帮助？究竟什么治疗方法是有用的？这些无疑是更为实际的问题。

这正是来自澳大利亚的精神科医生史蒂夫·艾伦和作家凯瑟琳·德韦尼在《内心的隐秘角落》这本书里，向我们介绍和讨论的问题。这是一本兼具实用性和趣味性的精神障碍自助科普指南，用浅显易懂的语言向我们介绍了精神障碍的分类标准、可能诱因、常用的治疗方法以及一般的就诊流程，从相关症状、疾病种类、自我筛查评估、治疗等方面对抑郁障碍、焦虑障碍、人格障碍、精神分裂症、成瘾等常见精神障碍进行科普性的阐述。专业经验和优美文笔的结合使这本书不仅具有良好的理论基础，也具有实际的应用价值。除此之外，这两位作者还以自己的患病经历和亲身体验为例，勇敢地和我们分享了他们在面对精神疾病时的痛苦、挣扎和努力。正如史蒂夫·艾伦医生所说："掩盖问题的同时，我们就在放任这个问题继续滋长；努力隐藏秘密的同时，我们就在增加其他人获取帮助的难度。我们需要改变。"

心理健康的完善和发展，需要所有人携手努力，积极传播正确的疾病知识，摒弃偏见和误解，而对精神障碍的科学认知是最重要的第一步。尽管不同国家对精神障碍的诊断、治疗和干预有所差异，医疗体制和就诊流程也不尽相同，但他山之石，可以攻玉。相信这本书能够起到科普的作用，为我们提供有益的参考。

北京大学博士生导师

北京大学回龙观临床医学院主任医师

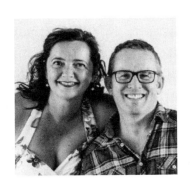

也许我们应该先进行一下自我介绍。

我叫史蒂夫·艾伦，是一位精神科医生。在过去的28年里一直从事临床治疗工作。我主要在综合医院工作，为人们提供医疗服务、诊治外科疾病。我在综合医院的工作内容几乎无所不包，涉及抑郁、焦虑、进食障碍、精神分裂症、身体创伤与躯体疾病（比如癌症、艾滋病）、器官移植，等等。此外我还在墨尔本大学担任教授一职，承担少量的教研工作。大约在15年前，我对精神健康的宣传产生了兴趣，然后我开始从事广播、出版和电视行业的工作。这期间我得了一年多的抑郁症，这一经历是本书的灵感来源。

大家好，我叫凯瑟琳·德韦尼。我是一名作家、喜剧演员、电台评论员兼演说家。我曾经患有多种精神疾病并且接受过很多治疗，我能强烈地感受到哪些治疗对我有效、哪些无效。我对之前接受到的治疗非常感激，并且我认为能够接受到对症的治疗并不容易，但是很多人却认为这不是什么难事。我还觉得，自己身体力行地做一些事，从所爱的人那里获得帮助，这胜过所有的药物和治疗。找到对症的治疗方案才是真正的挑战。

我们都积极致力于推动精神健康方面的工作，因为我们知道患有精神疾病是多么痛苦，能得到清晰准确的治疗建议是多么不容易，所以我们想把你需要知道的关于精神疾病的方方面面都写进这本书里。我们热切地希望这本书既能为读者带来良好的阅读体验，也能提供有价值的参考。

本书的目标读者群很广泛，比如患有精神疾病的人、与患者共同生活的人，以及初出茅庐对心理治疗充满好奇的新手心理医生。同时，本书也可以为需要接触精神疾病患者但又不知道怎么和他们相处的人提供指导，比如律师、媒体工作者、教师、家庭保姆，等等。

我们希望能够写出一本简单易读的书，既有深度又有广度，从而帮助人们提升对心理健康的认识，减少人们对精神疾病的偏见。在本书中，我们期望能够向读者解释清楚什么是精神疾病。我们希望，哪怕你是外行，只要有足够的智慧也能理解书中的内容。阅读本书，你不需要有心理学基础。针对某种现象，我们既会给出总体描述，也会带你一探究竟。本书不仅包含了医学方面的最新动态，还有在特定政治文化背景下关于精神医疗护理的反思。

我们希望读者能够通过阅读这本书对心理健康有所了解，更好地了解自己和他人，学会如何应对生活的不如意，寻找对自己有帮助的信息。我们希望我们和读者之间的交流只是刚刚开始，不会从此"老死不相往来"。虽然我们对相关信息做了充分的研究，但是尚未做到面面俱到。在心理健康领域，分歧和争议已成常态，我们希望为读者提供有价值的视角和观点，而不是用无休止的争论让你感到厌烦。

最后这一点不得不提，阅读本书并不能替代面对面的治疗。你无法只凭借阅读本书就治好你自己，但是它会带给你心理健康领域的最新知识，让你对这个魅力无限、不断发展的领域有所了解。

我们非常享受创作本书的过程，也希望你同样能够享受阅读本书的过程。

Mental

Everything You Never Knew You Needed to Know about Mental Health

目录

▼

第一部分　人人都有"精神病"

第1章 P3

走进精神障碍的世界

　　每个人对"正常"都有自己的理解，没有统一的标准。从某种程度上说，人人都可能有"精神病"。

第2章 P11

哪些因素会导致我们偏离精神正轨

　　纵观医学史，对于精神疾病的成因有很多互相矛盾的理论，没有哪一个理论能够让所有人都满意。

第3章 P19

精神状态恶化到什么程度才需要治疗

　　会不会自己有了比较严重的精神问题但并未察觉？我们如何能识别出身边的人出现了心理问题？对于这些令人头疼的问题，也许本章能给你答案。

第4章 P31

忐忑不安的第一次问诊

　　在第一次问诊中，你最担心的或许不是你的疾病，而是别人异样的目光。

第5章 P41

现身说法：我们是如何战胜精神疾病的

　　任何人都无法对心理疾病"免疫"，即使你自己就是一名掌握了心理健康知识的精神科医生，也不能无视自己的负面情绪。

第二部分　心理问题自查

第 6 章　　　　　　　^P61

抑郁：生活是一种煎熬

抑郁在本质上是一种悲伤，但是这种悲伤是非常持久、遍布各处、弊大于利的。如果它扰乱了你的正常生活，那么你就可能患有抑郁症。

第 7 章　　　　　　　^P77

焦虑：每天都在担心天塌下来

担忧是一种正常的情绪，而焦虑则是在担忧之上还附着一丝恐惧感，还会令人有失控的感觉。

第 8 章　　　　　　　^P91

精神病性障碍：史上最难处理的心理问题

精神病性障碍与人格分裂无关，只是电影和小说传播了这种无稽之谈！比起伤害其他人，他们更容易伤害自己。

第 9 章　　　　　　　^P105

成瘾：根本停不下来

成瘾很正常，复发很正常，恢复也很正常，最重要的是如何戒断。

第 10 章　　　　　　^P129

如何帮助一个有自杀倾向的人

只有当个体或社群能够没有顾虑、不带偏见、客观地、自由地谈论自杀的时候，我们才能及时对有自杀倾向的人进行危及干预，降低自杀率。

第 11 章　　　　　　^P139

进食障碍：厌食 vs 暴食

厌食是吃不下去，暴食是吃个没够，当你的人生被食物所控制，那就说明你可能得了进食障碍。

第 12 章　　　　　　^P149

人格障碍：你以为自己心中的自己就是真实的自己吗

当你明显偏离正常且根深蒂固的行为方式，对周围环境和人际关系明显不适应，让自己或身边的人很痛苦时，也许你的人格就出现了障碍。

第 13 章　　　　　　^P159

心身障碍：生理疾病，更是心理疾病

在没有器质性病因的情况下，我们的抑郁、焦虑、恐惧等情绪竟然能"转化"成躯体上的症状。上至科学家，下至贩夫走卒，都无法解开这个谜团。

第 14 章 ^P167

折翼的精灵：儿童和青少年心理健康问题

儿童和青少年的心理健康问题往往因其复杂性很难得到诊断和治疗，需要由跨学科专家小组来对孩子的问题进行评估、监测和治疗。

第 15 章 ^P177

脑功能障碍≠"无期徒刑"

尽管大多数人认为脑功能障碍几乎是无法治愈的，但科学证明许多脑功能障碍疾病是可逆的，症状也可得到减缓或改善。因此，及早诊断和至关重要。

第三部分 战胜精神疾病

第 16 章 ^P191

人类攻克精神病学难题的历史

治疗从来就不是那么容易的事情，只要你做出开始治疗的决定就是局面被扭转的开始。

第 19 章 ^P223

药物治疗的利与弊

尽管有人认为治疗精神问题的药物是对人性本质的侮辱，剥夺了我们对生活的自然体验，但还有哪种治疗比它见效更快，成本更低呢？

第 17 章 ^P199

迈出心理自救第一步

从古至今，人类所攻克的精神病学知识就像生命一样，会不断地成长、发展和演进。

第 20 章 ^P237

物理治疗的"黑历史"

人们过去对物理治疗手段的滥用，以及电影和媒体对于物理治疗过程的负面描述，至今让许多人不寒而栗，这个污点恐怕永远无法被抹去了。

第 18 章 ^P207

让患者受益的心理治疗

心理咨询师、心理医生或精神科医生试图通过谈话的方式来帮助患者减轻病症，减少心理负担，积极采取各种心理干预措施对病症进行控制。

第 21 章 ^P243

自愈的本能：做自己的心理治疗师

在自助治疗这个领域，没有所谓的专家，也没有针对自助治疗的培训。当你心力交瘁的时候，不妨做点什么来减轻自己的压力和绝望感。

结束语 ^P255

第一部分

人人都有"精神病"

第1章

走进精神障碍的世界

我们怎么定义精神疾病呢？对此，有一个简短的回答，还有一个冗长的回答。

简而言之，你在情绪、行为或思维上出现的任何问题，都可以叫作精神疾病。这些问题会影响你的工作方式，使你感到忧虑。你也可以参考澳大利亚卫生部的定义："精神疾病是严重影响人们的感觉、思维、行为，以及与他人之间的互动的健康问题。"

如果以上回答能使你满意，那么你就可以跳过这一章的其余部分，去喝杯咖啡吧！如果没有，那么请继续阅读！

对精神疾病的较长定义，以及对其范畴内所有精神障碍的定义，都可以在大部头分类手册中找到，最受欢迎的是《精神障碍诊断与统计手册》（*Diagnostic and Statistical Manual of Mental Disorders*）。记住这个手册的名字，在心理健康领域你会经常听到它。

分类手册会定期更新，而且对于每次更新总会存在很多争论。对精神疾病的定义和分类的作用进行了解是很有必要的，因为这是诊断和治疗的基础。

医疗卫生部门对疾病的定义能决定谁能得到帮助、谁能得到多少医疗补偿、谁能享受到作为患者所应得的福利（比如获得病假和同事的关心），这些定义还能告诉相关政府部门应该把公共卫生支出花在哪里。如果你能理解这些定义是如何起作用的，那么精神病学就更有意义了。

我们该如何看待精神疾病的诊断

诊断可以让人轻松，诊断也可以让人得到解脱。诊断可以让人头脑清醒，一下子顿悟而倍感轻松。不仅是对你来说情况如此，对你周围的每个人来说也是一样的。德韦尼在 38 岁的时候才发现自己患有阅读障碍，之前她从来不知道这一点。她说："我要是在 8 岁的时候被诊断患有阅读障碍，对我来说会是多么大的一件幸事呀，因为那时大人们总是说我在学习乘法表和拼写方面不够努力。"

诊断也有缺点，会限制人的发展。一旦你被贴上标签，别人就会对你产生偏见。你可能会遭到不公平的对待，甚至遭到歧视。如果你以此为借口不充分发挥自己的潜能，你对自己的期望也会降低。

> 人们对残疾人的期望很低，这是一种隐性负担。
>
> **格雷姆·因尼斯**（Graeme Innes）
> **曾任澳大利亚残疾歧视委员会委员**

最后，如果将诊断结果用于指责别人，就会给人们带来刻板化的印象。例如，有人可能会说："你不会和一个做事极端的人一起旅行，因为他们给人的印象是不可靠和不可预测的。"话说回来，在大多数情况下，诊断是有益的，能帮助你透过现象看本质，帮助你和你周围的人对自己抱有切合实际的期望。

如何对精神疾病进行分类

用于对精神疾病进行分类的手册主要有两本，一本是之前提到过的《精神障碍诊断与统计手册》，另一本是《国际疾病和相关健康问题分类统计手册》（*International Statistical Classification of Diseases and Related Health Problems*）。《国际疾病和相关健康问题分类统计手册》为每一种疾病分了类，但是其中只有一章是关于精神疾病的，而《精神障碍诊断与统计手册》中只有精神疾病的内容。这两本手册，临床医生都会使用，但是《精神障碍诊断与统计手册》使用得更广。

这两本手册都很枯燥乏味，但却被称为医学"圣经"，因为所有关于医疗保健的相关事项都可以在里面找到参考来源。

这些分类手册中对精神疾病的定义决定了医疗卫生机构应该治疗哪些疾病。它们会说："这些都是疾病，你应该去治疗。"要是你的身体出了问题，例如手臂骨折，你肯定要去找医生看病了，没有人会反对你去找医生。但是，如果你得了一些更加隐蔽的疾病，比如焦虑，你是先去看医生，还是先去别处寻求帮助？

医疗卫生专业人员会参考这些关于心理疾病的定义，针对不同情况设计治疗方案。他们说："如果你患有本手册中定义的这种精神疾病（比如焦虑症），这种治疗方案可以确保你的症状在一定时间内得到显著缓解。"

政府和保险公司使用这些手册来安排预算，并确定它们可以报销哪些治疗费用。它们说："如果你有本手册中定义的焦虑症，你有权在国家公共卫生系统中得到一定的治疗。"

这就意味着，那些既得利益者可以利用疾病分类来为自己谋利。一方面，私营医疗机构和制药公司喜欢宽泛、笼统的定义，因为在宽泛的定义下更多的人需要去看病，它们能赚更多的钱。目前贩卖疾病（disease mongermg）情况严重，需要被严肃对待。但是也有许多经验丰富、才华横溢、充满热情的健康专家，他们也倡导宽泛的疾病定义，为的是让更多的人得到治疗。而另一方面，为医疗费用买单的机构（如保险公司）常常主张使用更为严格和限制更多的定义，为的是控制成本。

虽然目前对精神疾病的定义系统并不完美，但不可否认的是，这些对疾病的定义把我们需要治疗哪些疾病，以及成立何种基金等事宜提上了议事日程。

如何判断一个人是否患有精神疾病

在精神病学领域，我们通常使用"disorder（障碍）"一词指代精神疾病，而不用"illness"或"disease"这两个本身表示"疾病"的词。"illness"所指的疾病含义太模糊，没有人会同意用这个词指称精神疾病。而"disease"指代的疾病更多是病理学层面的，比如身体结构或功能的损坏。因为我们不清楚造成精神疾病的确切原因，而且在大多数的精神疾病中，我们并没有发现病理学方面的明确诱因，所以我们也避免使用"disease"这个词。

无论你如何定义精神疾病，有两个关键问题要考虑：一是我们如何定义正常行为；二是要达到什么样的严重程度才会被称为精神障碍。

每个人对"正常"都有自己的理解，没有统一的标准。从某种程度上说，人人都可能有"精神病"。我们基于我们自己过去的经历来看待生活，这和我们的个性、我们的文化、我们的信仰（特别是宗教信仰），以及我们所生活的时代息息相关。

1973 年以前，《精神障碍诊断与统计手册》还将同性恋作为一种精神障碍而收录其中。这跟社会价值判断有关，那时候社会上认为同性恋是不正常的。后来发生的很多事改变了人们的这一看法。积极支持同性恋的人开始发出抗议。越来越多的人"出柜"，告诉人们同性恋并不像他们最初想象的那么不正常。后来的研究也支持这一观点。所以到了 1973 年，同性恋被从《精神障碍诊断与统计手册》中正式移除。像性取向转化疗法这样的治疗方法，如今在医学上几乎已经绝迹，尽管一些宗教团体仍然认为"通过祈祷改变同性恋的性取向"是可能的。

另一方面，囤积障碍是《精神障碍诊断与统计手册》新收录的一种疾病。囤积最开始是作为一个贬义词使用，后来演变成一种正式的诊断名称。有意识地、持续不断地渴望积累东西，而且会因为这些东西被扔掉而产生相应焦虑情绪的人，现在可以被确诊为患有囤积障碍，需要接受治疗。在 2013 年出版的最新版《精神障碍诊断与统计手册》对囤积障碍的定义还属于试行阶段，还需要进一步的研究。所以说，随着时代的改变，诊断也要与时俱进。

赌博障碍是最新被收入《精神障碍诊断与统计手册》的精神障碍之一，但这并不意味着每个赌博的人都有这个障碍。某人必须至少在 12 个月里，至少出现四种关键症状，包括持续性和反复性赌博行为等，在这期间还要伴有某种身体或智力方面的障碍或痛苦，才会被诊断为赌博障碍。

我们在生活中的某些阶段都会显现出一些心理方面的症状，比如悲伤或焦虑，是否能被认定为精神障碍，就要看这些情绪的程度了——到底悲伤或者焦虑到什么程度算是"过度悲伤"或"过度焦虑"？这两种情绪都属于人类正常的情绪体验，并且呈现连续性，在正常和异常之间没有一个明确的界限，而且这个界限永远也不会出现。

精神病学经常因为定义的含糊不清和过于主观而受到批评，但是所有与健康相关的领域都会面临对"正常"进行定义这个问题。比如，在什么情况下血压高会被定义为高血压？什么情况下快速生长的细胞会被定义为癌症？血糖含量多高会被确诊为糖尿病？

在精神病学中，我们可以采用一些简单的方法来判断你的情况是否已经属于精神障碍。首先，我们先看一组症状，这些症状如果组合在一起就可能表现为综合征。例如，如果一个人患有抑郁症，他会情绪低落，在日常生活中提不起兴趣，体重下降，睡眠模式改变，容易激动，容易疲劳，胡思乱想，注意力不集中，产生自杀念头，等等。然后，我们设定一个临界点，以抑郁症为例，你必须出现九种症状中的五种症状。接下来，我们再设定一个最短的时间范围（以抑郁症来说，这些症状至少要持续两周）。最后，这些症状必须要引起明显的痛苦，或以某种方式损害患者的功能。例如，这些症状会干扰到他们的工作、人际关系或教育活动。

我们为此总结出了一个公式：

$$症状 + 时间范围 + 痛苦或损害 = 一种障碍$$

不过现实情况也没有那么绝对，也就是说在临床实践中并不是某人必须一一对应这些症状，然后才被确诊为患有这种障碍（不会这么一板一眼的）；而是说如果某人在评估中表现出这方面的倾向，那么他就可能需要去做临床诊断。

在很多情况下，一个人的临床表现并不一定恰好符合某一个类别的疾病的症状，医生需要根据自己的经验和判断来诊断患者并制定诊疗方案。分类系统只会提供一个判断基础，不够复杂或灵活，无法囊括所有诊疗经验。

精神障碍的种类

当前版本的《精神障碍诊断与统计手册》（已经更新到了第 5 版）列出了 300 多种精神障碍类型，其中包括 20 种主要的精神障碍，它们是：

- 神经发育障碍，如智力残疾、孤独症和学习障碍；
- 精神分裂症谱系及其他精神病性障碍；
- 双相及相关障碍；
- 抑郁障碍，包括季节性情绪失调及情绪低落；
- 焦虑障碍，包括惊恐障碍和恐怖症；
- 强迫及相关障碍；
- 创伤及应激相关障碍；
- 分离障碍，如分离性身份障碍，经常也被称作多重人格障碍；
- 躯体症状及相关障碍，有明显的躯体症状，但其主要诱因是心理问题；
- 喂食及进食障碍，如厌食症；
- 排泄障碍；
- 睡眠 - 觉醒障碍，如失眠障碍和嗜睡障碍；
- 性功能失调，如性唤起障碍；

- 性别烦躁；

- 破坏性、冲动控制及品行障碍；

- 物质相关及成瘾障碍；

- 神经认知障碍，如痴呆和谵妄；

- 人格障碍；

- 性欲倒错障碍，例如对患者造成痛苦或损害的恋物障碍；

- 药物导致的运动障碍及其他不良反应。

思考一下50年后《精神障碍诊断与统计手册》的分类会是什么样子？这会很有意思。如果说历史上有什么东西值得我们回顾，这些从《精神障碍诊断与统计手册》中被删除的病症一定会被囊括其中。其他如今被认为是正常的行为在未来也可能被视为某种障碍，有没有可能是厌女、种族歧视甚至是宗教信仰？

精神疾病的诊断层级

《精神障碍诊断与统计手册》经常遭到批评，被说成是一个汇集人类痛苦的"食谱"。手册里记载了300多种精神障碍，这让精神病学看起来就像一份巨大的"食谱"，症状就是"原材料"，你可以用反向溯源的方法来决定哪份"食谱"适合做出你面前的"这道菜"。

在实际的诊断中，情况并非如此。各种精神障碍之间有着巨大的重叠部分，而且总会有灰色地带，一个人可能会被诊断出患有多种精神障碍。因此，需要有一些指导原则来帮助我们确定患者主要的精神障碍是什么。

有一个著名的解决问题的原则叫作奥卡姆剃刀法则，它经常被用于医疗诊断和决策中，即在几个可能的诊断结果之中，选择假设成分最小的那个。换言之，就是选择最简洁的答案。在医学上，就是要做出能够解释大多数症状的诊断。

图1-1所示的诊断层级可以帮助医生做出能够解释大多数症状的诊断，这是一种嵌入分类系统的诊断指南。该诊断层级将主要精神障碍进行分级，医生在做出判断的时候，会优先选择高一级的精神障碍作为诊断结果。

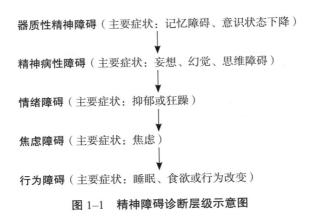

图 1-1　精神障碍诊断层级示意图

让我们来看一些例子。如果患者有器质性精神障碍，如痴呆或谵妄，他们会伴有记忆障碍或意识状态下降。他们也可能会有这个层级之下的所有其他精神障碍的症状，比如幻觉、抑郁、焦虑和行为改变，器质性精神障碍的患者完全有可能会出现这些症状。

如果患者有精神病性障碍，他们肯定会出现幻觉、妄想或思想障碍，以及这个层级之下的其他精神障碍的一些症状（如抑郁或焦虑），但是他们不会有器质性精神障碍的症状，即他们的记忆和意识状态应该是正常的。

同样，如果患者有情绪障碍，如抑郁，他们可能会伴有焦虑和行为症状，但是他们不会有精神病性或者器质性障碍的症状。

在这个层级的最底层，如果患者有厌食症或失眠等行为障碍，或患有各种儿童行为障碍，他们不应出现器质性、精神性、情绪或焦虑的症状。如果他们确实有这些症状，应该首先考虑更高层级的障碍。

虽然这里提到的诊断层级非常有用，但是就这个诊断层级的一些原则而言，也有许多例外。就像每种精神障碍的标准一样，该诊断层级（德韦尼称之为"疯狂的阶梯"）也并不是什么"金科玉律"。比如说，如果一个人在很长一段时间内有明显的抑郁症状，但是有轻微的和偶发性的精神病性症状，那么你不会马上判断他有精神病性障碍，你会视情况而定，并结合临床判断再为他诊断。

有些患者不止患有一种精神障碍，这种情况叫作共病（comorbidity）。例如，一个人患有像恐慌障碍这样的焦虑障碍两年了，之后又得了抑郁症，我们就可以诊断他患有这两种障碍。如果他这两种精神障碍的患病时间大致相同，那我们一般就只能诊断他患有抑郁症（根据诊断层级，要优先选择这一诊断结果）。除非伴有惊恐发作的抑郁症被成功治愈了，否则就不能诊断他患有恐慌障碍。

这看起来是不是挺复杂的？不过，你也不必惊讶，因为哪怕是很有经验的临床医生也要花费数年才能掌握并运用好诊断层级。

作为医生，仅仅了解精神障碍的分类还远远不够。也就是说，如果你需要在只依据分类手册来看病的医生和有经验的医生之间选择的话，我们建议你选择有经验的医生。

诊断既是一门科学，也是一门艺术。

第 2 章

哪些因素会导致我们偏离精神正轨

关于精神疾病成因的书比比皆是。但老实说，这些书里提供的相关成因没有多少是完全确定下来的，而且就算知道了某个障碍的成因，也并不能像你期望的那样在临床上带来实质的帮助，即使有时我们非常怀疑患者的障碍是由大脑病变或者是过去发生的一些事情导致的。我们通常对以前发生的事做不了什么，我们只能对由此引发的后果进行善后处理。精神科医生在接受培训时会花费大量时间学习精神疾病的各种病原学理论，一旦他们开始将这些知识运用于实践中，往往需要结合实际背景。学会有效地沟通、了解人们的困境和问题，以及知道怎么提供最好的治疗方案，才是我们的首要目标。

大部分治疗方案都来自试验，有效果的就留下，而不是来自所谓"因果关系"的理论。例如，相对于刻意研发出来的药物，大多数药物是偶然发现的，然后在各种条件下以人充当被试，进行试验。在精神病学中，大多数时候我们不知道药物是如何起作用的。虽然我们研究了药物的生物学效应，这为我们提供了因果关系方面的线索，但是我们有的也只是线索，我们对大脑的生物学构造了解得还不够多，所以还无法知道药物所能产生的所有效果。比如电休克疗法（ECT），我们知道它是用来治疗抑郁症的，但是我们却不知道它是怎么起作用的；虽然这种疗法有效，但是我们几乎没有办法进一步了解这里面的"因果关系"。

但这也并不是说了解精神疾病的致病原因不重要，最好的治疗方法和突破性进展都来自扎实的科学研究。在这些研究中，我们探索究竟是什么使人能继续前行，又是什么使人偏离正轨。

在本书中，我们决定秉承着务实的精神解释罹患精神疾病的因果关系，并力求把内容压缩在本章中。我们决定让读者了解我们是怎么看待精神疾病的，而不是列出每一种病的所有诱因。讨论每一种疾病的诱因太耗时，并且会让读者感到无聊，我们没有必要这么做。我们只希望本书能为读者开一个头，能激发更多的人去展开研究和探索。

为了能够在接下来对诱因进行讨论，我们先从了解一些基础知识开始，这些内容能告知读者该怎样理解心理健康的前因后果。然后，我们再以抑郁症为例进行一些深入的探讨，看看这些基础知识在实践中是怎么运用的。

不同种类的诱因

关于精神疾病的诱因有很多说法，在这些观点和理论中我们很难发现某种结构和规律。但美国著名精神病学家乔治·恩格尔（George Engel）提出了一套可行的结构模型——生物心理社会模型（Biopsychosocial Model），该模型能够帮助人们理解疾病是如何受到生物学、心理学和社会因素的相互作用而产生的，这是目前为止在心理健康领域接受度最高的模型。

恩格尔的模型曾被用来驳斥生物医学模型，该模型将所有疾病都归因于生物学因素。生物医学模型有时也被称为疾病模型，它代表的一种观点是：疾病是由生物学上的异常导致的。

在生物心理社会模型中，诱因可以粗略地被分为生物因素、心理因素和社会因素。有些因素还可以被归类到多种诱因类别里面。

生物因素包括躯体疾病、药物影响、体内化学物质变化和遗传因素。心理因素包括我们的童年经历，如遭受过虐待或创伤，以及我们的缺失性体验。社会因素包括人际关系、应激源和我们在社会中与他人的互动关系，例如，被孤立是导致心理健康问题的一个重要因素。

当你寻找任意一种精神疾病的成因（病源学致因）时，你常常会发现这些因素会被分为生理、心理和社会几个方面。表2–1是关于几种不同障碍的诱因分类方法的简单示例。每一个因素都有证据基础做支撑，这些证据可能是对的，也可能是错的。关于心理疾病诱因的所有理论都才刚刚起步，针对特定的个体可能起作用，也可能不起作用。这张表只给出了几个例子，有很多其他理论并未被包括在内。

每一个因素背后都有相应的研究，理论就是在这些提供了科学依据的研究基础上建立的，这就叫作"研究基础"。有些因素的研究基础深厚，包含了全世界数年来的研究成果；有些因素的研究才刚刚起步，还只不过是一些基于事实的推断而已。

多年来，有不少理论流行，也有不少理论过时，这取决于当下的研究进展和不同专家对研究成果的解读。生物学研究在过去的几十年里出现了爆炸式的增长，主要是因为新的研究工具（如基因技术和大脑成像）有了很大的提升。这并不意味着其他的理论是错误的，这只是说我们在根据现代科学重新评估我们对精神疾病的理解。

表 2-1　　　　　　　　　　　　　　几种常见精神障碍的诱因

	生物因素	心理因素	社会因素
抑郁	• 遗传因素 • 脑化学物质因素 • 躯体疾病 • 衰老 • 性别	• 丧失 • 创伤 • 人格类型	• 孤立 • 不利的社会地位 • 缺乏有意义的人际关系 • 重大生活事件 • 虐待
焦虑	• 脑化学物质因素 • 遗传因素 • 躯体疾病 • 药物 – 兴奋剂（咖啡因、安非他命等）影响	• 人格特质 • 应对（问题的）技能 • 认知风格（思考模式） • 无意识机制 • 压力	• 虐待 • 父母早期教养风格 • 不利的社会地位
精神分裂症	• 遗传因素 • 脑部结构或者脑部化学物质异常 • 胎儿生长受限 – 体重过轻、感染、缺氧，等等 • 药物滥用 • 感染和免疫问题		• 社会逆境 • 紧张的都市生活 • 缺少他人帮助、功能失调的人际关系
进食障碍	• 遗传因素 • 营养不良 • 激素异常	• 负面的身体形象 • 自卑 • 有完美主义等人格特质	• 儿童时期遭受虐待 • 社会上对体重和身体形象过分强调 • 家庭关系功能失调 • 以健美为导向的体育运动 • 生活中令人充满压力的变故 • 同辈压力 • 文化规范

说不定明天就会有人发现一些新东西，把前人的理论都淘汰掉。我们只能翘首以盼！

是什么导致了抑郁症

抑郁症是可以被用来深入探讨的很好的例子。这种障碍被研究得很充分，对于抑郁症的成因，有很多互相矛盾的理论。

不幸的是，我们对抑郁症诱因的了解并没有像想象中那么多。我们虽然有很多理论，但是纵观医学史，没有哪一个理论让人满意。我敢打赌，待我们的孩子们长大成人，那时的理论和今天的可能又完全不一样。

但是不管怎么说，当下的一些观点也还是值得一看的。

生物因素

导致抑郁的生物因素包括脑部化学物质因素、遗传因素、躯体疾病因素、性别因素，以及年龄因素。

脑部化学物质因素

长期以来，抑郁症一直与脑部化学物质的变化有关。早在 20 世纪 60 年代，科学家就注意到，在那些抑郁的人的大脑中，某些化学物质的含量较低，尤其是神经递质以及与之相互作用的神经受体含量低。简言之，神经元（神经细胞）释放化学物质（神经递质）来触发其他表面上有神经受体的神经元。这有点像锁和钥匙的关系，一个细胞释放一些像钥匙一样的物质，这些物质用来解锁并触发其他细胞。

很多人会告诉你抑郁症是由大脑中的化学物质变化引起的。他们可能还会告诉你，缺乏血清素或去甲肾上腺素活性也会引发抑郁症。真相并非完全如此。虽然在抑郁症患者中，他们的血清素和去甲肾上腺素的含量平均而言较低，但是这只是引发抑郁症的一部分生物因素，并不是引发抑郁症的全部因素。当我们谈到抑郁症时，最常见的一个错误就是把引起该疾病的生物因素和诱因混为一谈。

实际上，导致抑郁症的生物因素有很多，我们大概只了解了其中的 1/3。例如，如果你发现自己在一个特别的事件（遭受袭击、丢掉工作）发生后会感到沮丧，你的血清素水平可能会下降。同样的，如果你没来由地突然感到抑郁，那你的血清素水平也可能较低。但你也可能会在血清素水平根本没有变化的情况下感到抑郁。由此可见，血清素只是导致抑郁症的一小部分生物因素，它本身并不是抑郁症的病因。

弄清楚这一区别至关重要，因为这些化学物质的改变成了一些团体鼓励人们服用抗抑郁药物的借口，这是完全错误的。你可以选择服用抗抑郁药物，但这应该根据你的治疗偏好和症状的严重程度来决定，而不是看到别人用你也用（这对你来说可能并不对症）。

遗传因素

我们知道遗传对患抑郁症有一定的影响，但是不知道它会产生多大的影响。一些研究表明，对于一个人是否会患抑郁症，基因的影响程度能达到 40%（也就是说生活经历的影响的程度能达到 60%）。我们知道，某些类型的抑郁发作的遗传患病风险较高。例如，双相障碍抑郁发作的遗传患病率极高。据估计，如果你的同卵双胞胎兄弟或姐妹患有此障碍，你大约有 50% 的概率会患病；如果你的父母或兄弟姐妹中有一个患有此障碍，你有 10% 的概率患病；如果你的父母双方都有此障碍，你有 40% 的概率会患病。这可比双相障碍抑郁发作的平均患病率（1.5%）高得多。

对于普通的（非双相障碍型）抑郁症来说，数据就没有那么清晰了。如果你的父母或兄弟姐妹有一个被临床诊断患有抑郁症，那么你患抑郁症的风险高于常人两至三倍。

到目前为止，还没有鉴定出哪种特定基因与抑郁症相关。

2016 年的一项大规模研究将超过 75 000 名抑郁症患者的基因图谱与 230 000 多名未患有抑郁症人士的基因图谱进行了比较，研究人员在基因组中发现有 15 个区域似乎与抑郁症有关。这些基因是如何运作的，以及如何与生活经历相互作用，从而导致了抑郁症，目前尚不明确。但可以肯定的是，这些区域你拥有的越多，患病的风险就越高。

这样的研究是很重要的，它为我们提供了更多的信息来了解抑郁症。一旦我们能更加深入地了解这些基因，我们就能更加深入地了解导致抑郁症的生物因素，还可能找到更好的治疗方案。

你要知道，还有一点非常重要：就算你有容易患抑郁症的基因，这也并不意味着你就会患抑郁症。有一个重要的概念叫作"表观遗传学"。在过去我们认为，你的基因怎样你的命运就怎样。但最新的证据表明事实不是这样的，你的命运是基因与环境相互作用的结果。所以，你的基因如何呈现还取决于你的生活经历。

一句话，上面的这些数据毫无用处，至少在我们能了解是什么让你的遗传风险变为现实之前是这样的。我们现在的科技水平还没有达到那一步。所以，就算你的基因表明你患抑郁症的风险很高，你也没有必要认为你一定会患抑郁症。如果非要得出什么结论的话，那就是你需要小心，对你的精神健康状况要格外留心，要提前制订一个计划，防止（因此）过度悲伤，你可以去和医生聊聊。但不管你怎么做，都不要一上来就认为你会得抑郁症，这是没有科学依据的。

躯体疾病因素

生病会大大增加患抑郁症的概率，尤其是慢性的、会引起疼痛的、与大脑相关的、可能导致死亡的疾病。我们不能清楚地解释其中的原因，也许是疾病能引起生物紊乱，也许是治疗会产生副作用，也许是疾病带来的心理压力所致，抑或是所有这些因素的综合作用。

性别因素

女性罹患抑郁症的概率大约是男性的两倍。没有人知道这其中的原因。男性出现其他问题的概率是女性的两倍，比如吸毒和酗酒，所以也许女性只是在用不同于男性的方式表达自己的痛苦？也许她们的情绪表达得更明显？也许女性在表达抑郁情感的时候所能承受的社会压力更小，所以关于女性得抑郁症的报告就多了？或者这是一个与女性身份有关的现象，可能和遗传有关，也可能跟社会价值判断和男权社会中女性的经历有关？这些我们都不清楚，但是数字是真实的，报告显示女性患抑郁症的人数是男性的两倍。

年龄因素

患抑郁症的风险随着年龄的增长而增加。虽然在人的一生中这种风险时高时低，但总的来说，年龄越大风险越高。因为年龄的变化会导致非常多的生理变化，所以我们把这一点归类到生物因素，但是你也可以把年龄归类到心理因素或者社会因素里。

心理因素

心理因素是造成抑郁症的重要因素。这里再复述一次。抑郁症是一种心理障碍，心理因素理所应当成为诱发抑郁症的主要因素。但是我们想说的是，某些类型的事件，特别是有关丧失和创伤的事件，更有可能导致抑郁症。

丧失包括人际关系、地位、金钱以及其他方面的损失，其中人际关系方面的丧失对一个人的影响最显著，尤其是失去一个近亲的时候，比如孩子、父母或伴侣。如果你在很小的时候就经历过这样的丧失，那给你造成的伤害会更加巨大。关于丧失的经历越多，患抑郁症的风险就越大。

创伤与丧失有相似的影响。经历过重大创伤后，约有 15% 的人会在一年内出现心理问题；其中约有一半的人会患有抑郁症，另一半的人会出现创伤后应激障碍（PTSD）。威胁生命的事件被定义为创伤，比如遭遇抢劫、袭击、车祸或战争。有些创伤比其他创伤有着更高的心理风险，例如那些事后缺乏疏导的、重复性的，以及个人控制感较低的创伤是风险最高的。而且，这种风险似乎还可以叠加，也就是说你每经历一次创伤都会增加你患抑郁症或创伤后应激障碍的风险。

人格因素也是一个重要因素。某些人格类型或多或少地增加了患抑郁症的概率，容易焦虑、害羞、严于律己或对拒绝特别敏感的人更容易患抑郁症。

社会因素

社会因素和心理因素对一个人产生的影响有重叠的部分。社会因素包括我们的人际关系、就业状况、经济状况、住房状况，等等。很明显，对大多数人来说，我们生活环境的质量会影响我们是否会得抑郁症。尽管如此，研究人员仍在努力弄清楚具体是什么机制在运作，以及社会因素是怎样与我们的性格和基因相互作用的。

孤立是导致抑郁症产生的最大的社会因素。孤立会让一个人缺少有意义的人际关系，处于不利的社会地位，受到虐待。这一切都会增加患抑郁症的风险。

虐待也是抑郁症的一种促成因素，它的作用在最近几十年才被揭示出来。直到 20 世纪 80 年代，虐待还被视为一种不太常见的现象。就算有虐待发生，特别是对儿童的虐待，人们也不认为这是一个严重的问题。人们通常认为孩子的恢复能力很强。但是在 80 年代，新的研究表明虐待远比最初人们想象的要普遍得多，特别是性虐待（也包括身体和情感虐待）。成年男女纷纷开始吐露之前被他们视为秘密的事，以及虐待对他们生活的影响。研究人员开始更仔细地对虐待进行研究。令大家非常恐惧的是，虐待事件已然司空见惯，且覆盖范围广，施虐群体众多。虐待是抑郁症的主要成因，这一点变得越来越清晰。随着研究逐步推进，虐待也被证明是导致许多其他精神问题的主要原因，比如成瘾、人格障碍、精神分裂症，并且也是导致自杀的关键因素。

另一个可能导致抑郁症的重要社会因素是由生活事件引起的压力。结婚、离婚、生子、经济或工作环境发生重大变化等生活事件会引发不同的情绪状态。有些事件是受我们的行为影响产生的，有些事件则不是。例如，你发生了车祸，可能是因为你爱冒险、你超速了，也有可能是在完全没有预兆的情况下有人撞到了你。生活中各种事件都会引发抑郁，尤其是涉及威胁、丧失、羞辱或失败的事件。在经历了这些事件之后，你患抑郁症的风险在接下来的一年里会增加大约五倍。

能从个体身上找出确切的患病原因吗

我们对抑郁症病因的认识大多来自对于群体的研究，是否可以借助对群体的认识来帮助我们理解特定的个体还有待讨论。我们可以集思广益一下，看看哪些事件、哪些经历、哪些化学物质会导致某个人抑郁，但这些线索都来自群体研究。在个人层面，我们能够做出明确判断的事情还不多，我们只能从总体上谈谈患病风险和概率。

我们无法通过测量你大脑中的血清素水平来确定你是否抑郁，我们也无法通过评估你遭受的创伤来判断你是否会抑郁。因为有些人遭受创伤后会抑郁，有些人则不会。

可以说，经过几十年对抑郁症病因的研究，我们仍然不明白为什么有些人会抑郁，有些人会焦虑，有些人又会好起来。研究人员一直说，我们即将破解这些难题，但我们甚至都搞不清楚为什么人类会有情绪，更别说极端情绪了。

抑郁症专家可能会对病因进行假设，但这只是基于事实的猜测。当然，想从临床医生那里得到答案是人的天性，所以也可以理解为什么医生也总想提供答案。但事实上，如果你感到抑郁，没人能说出原因。医生有时说他们知道原因，但是他们也只是误把自己的直觉当成了事实。

虽然寻找答案对我们很重要，但我们需要接受的是，在心理健康领域，我们仍处于科学的蒙昧阶段。因此，无论如何，我们都要继续讨论、形成理论、寻找答案。但要记住，要保持开放的心态，因为我们了解的还不够多。

我们所知道的，也无外乎是一些关于怎么控制情绪的方法，比如如何缓解抑郁、躁狂或焦虑。知道如何解决问题是我们的第一要务，这比知道导致问题的确切原因更重要，也许导致问题的原因会慢慢浮出水面。

第 3 章

精神状态恶化到什么程度才需要治疗

大多数人对于这个问题很纠结，你可能很排斥说自己存在精神问题。通常是家人和朋友最先注意到有一些不对劲，他们建议你去寻求治疗的举动在最开始可能被认为是多管闲事，对你造成干扰（有些时候确实是这样的）。

当然，生活并不总是一帆风顺，我们都有不如意的时候，我们会有压力，感到沮丧、焦虑、疲倦，或者吃不好、睡不香、与伴侣争吵、不喜欢工作。但是，糟糕的时光不应该多过美好的时光，如果你真遇到了这种情况，就该去寻求帮助了。

比较保险的做法是可以先自问一系列关于人生观的问题：

- 我对自己满意吗？
- 我享受生活吗？
- 以前经常让我快乐的事情还有趣吗？
- 我的人际关系让我感到满意吗？
- 我工作起来很痛苦吗？
- 我的身体健康是否受到心理健康的影响？

还要关注一下你的身体状况：

- 我睡得好吗？早上感觉神清气爽吗？
- 最近我的体重有很大变化吗？
- 我有没有用酒精或者药物来应对压力？
- 我能集中注意力吗？

上网浏览一些知名的心理健康网站也是不错的选择。你甚至可以查阅与你的症状相关的信息，了解接下来可能发生的事情。

你可能想知道你的情绪"糟糕"到何种程度才算超出了正常范围。一般来说，负面情绪一次的持续时间不应该超过一个月。你还可以继续问自己这些问题：

- 我的坏心情会影响日常生活吗？
- 我平时能开怀大笑、正常社交、正常工作吗？
- 看一张自己一年前的照片，觉得此时的自己和那时的自己是同一个人吗？

如果在对你的答案进行考量后你仍然不能确定，那么就去和你信任的人谈谈，听听他们的意见。找一个了解你的朋友，或者问问全科医生。如果你能找到全科医生最好，因为他们不会受其他因素干扰，也知道该问什么问题。虽然朋友最了解你，但他们也可能很容易受到自己的经历影响。还有一点，我们要承认，我们的朋友大多没有受过专业训练。我们还要注意，朋友或家人的回应可能会反映出他们自己的问题或者需要。他们不会很中立地看待你的问题，因为他们都和你有着联系。

会不会自己有了比较严重的精神问题但并未察觉

上述的建议足够让你判断自己是否有心理健康问题，但是有时问题会悄悄地降临在你身上。等你意识到的时候，可能已经为时已晚。

以下是一些"红线"，如果这些问题出现了，你就需要去看医生了：

- 有自杀的想法；
- 无法工作；

- 有无法停止的焦虑；

- 感觉自己无法让大脑休息；

- 发现自己的问题无法解决；

- 害怕出门；

- 感觉每个人都在针对你；

- 体重意外下降 5 千克；

- 连续几周睡眠不好；

- 经常哭泣；

- 药物或酒精滥用，比如，尝试戒毒或戒酒却失败了，别人对你的行为很恼火，对自己的成瘾行为产生负罪感，使用更多的药物或酒精以避免戒断症状的出现。

如果你有以上症状，请尽快预约一个医术高明的全科医生。

为什么要先看全科医生

通常来说，最好先去看全科医生。在医疗方面，他们接受过大约五至八年的全方位培训，他们能够发现患者身体上的问题，而这些问题可能会对心理症状有影响。他们在本科阶段的训练中通常学习了至少两个月的精神病学课程（在研究生期间会学习更多的课程），并且他们知道你之后可以被转介到哪里接受更专业的治疗。

全科医生会询问你的症状，帮助你诊断出你所患的疾病。有经验的全科医生知道当地哪里有精神健康治疗机构，有些全科医生团队里还会有负责心理健康的临床医生去轮诊。

但是有一个问题，就是有些全科医生不喜欢精神健康方面的内容。有一些医生对这一领域的医疗保健持有偏见，曾公开表示他们讨厌这个领域并避免接触这一类病症和患者。另一些医生人际交往能力较差，可能会漏掉患者的精神问题。话说回来，还是有许多全科医生热爱心理健康的，他们有这方面的天赋，并接受了额外的训练来培养他们在这一方面的能力。"那我怎么知道我遇到的全科医生是否擅长处理心理问题呢？"你可能会这样问。你可以直接问他们"你擅长处理心理问题吗"，如果答案是否定的，问他们是否可以推荐更合适的人。

还有一个问题是，医生们进行治疗时可能会过度依赖医疗手段。例如，他们接手一个患者（如害羞、悲伤或吵闹的孩子）后，会对他做出医学诊断（社交焦虑障碍、抑郁或注意缺陷障碍），之后他们就会用纯医学手段治疗，比如直接开药。有时候他们可能是对的，但大多数时候他们只是想快点把你治好而把事情过度简单化了。

说了这么多，想强调的关键一点是，当你尝试获得健康医疗服务（或任何与此相关的医疗服务）的时候，不要因为一次不好的经历而因噎废食。一定要找一个你信得过的、合适的全科医生。问问你身边的朋友谁认识合适的医生，要不你就自己去尝试一下。在找到你喜欢的医生之前，你需要多试几次。但这一努力不会白费，随后你会发现一个好的医生和金子一样宝贵。

主流疗法还是替代疗法

保持开放的心态：主流疗法和替代疗法对心理健康都是有益的。许多人还是会对一整套可行的解决方案不屑一顾。他们要么不想用类似于"嬉皮士抽大麻保持精神健康"的"民间偏方"，要么不接受医院的正规治疗。不过，大多数人都还是介于两者之间的。他们通常首选他们最信任的方法，然后再寻求其他治疗帮助。

不管是主流疗法还是替代疗法，所有的治疗方法都有证据基础来证明它们的合理性。主流的治疗方法是指那些符合基本科学标准的治疗方法。本质上说，就是已经有研究对该治疗方法的有效性进行过论证，并且该研究已经发表在同行评议的期刊上；研究人员使用统计工具来测量其治疗效果，采取相应措施以避免不同研究人员的个人偏向对研究结果产生影响，并且已由独立研究人员在另外的试验室中对其进行了重复试验。通常也有证据表明替代疗法是有效的，但是其证据基础可能不符合科学标准。

说得复杂点，有充分的证据表明，你越相信某个疗法，某个疗法越符合你的哲学和信仰体系，它就越有可能奏效。也许正是因为你想让这个疗法有效，所以你就试图让它变得有效。你越有尝试的动力，你就越会努力地尝试，你就越容易体验到这个治疗方案带给你的改变。

因此，选择一种你信任的替代疗法也许比选择一种你不信任的主流疗法对你更有帮助，即使从科学的角度来看也是如此。这是不是让人很困惑？真让人头大！

然后，有你还要考虑到安慰剂效应（placebo）和反安慰剂效应（nocebo）。安慰剂的拉丁语原意是"我会讨人喜欢"。安慰剂效应指的是多达 1/3 的人在服用那些被说成"将有助于他们康复"的药物或接受相关治疗的时候病情得到改善，但是事实上这些东西对他们的病来说是惰性的，也就是说实际上对他们不会有效果！虽然我们做了大量研究，但是对于为什么会有这种现象还不清楚。这可能与你努力康复的信念有关，这份信念会让身体产生一些有利于恢复的东西。

相反，反安慰剂在拉丁语中的意思是"我会伤害"。在反安慰剂效应中，患者认为有效的惰性药物或治疗方法最后却会出现副作用或让病情恶化。虽然反安慰剂效应不像安慰剂效应那样被研究证实而且也不太常见，但它确实发生过，各中缘由同样难以解释。

重点是，如果你相信一种治疗有效，它可能真的会对你有效，虽然科学还不能解释其中的道理。

随着科学的进步，越来越多的替代疗法正在接受严格的评估测试（这些测试的费用非常昂贵）来判定它们是否能达到主流医学的标准。对于瑜伽、催眠、营养补充品和运动计划等疗法的有效性，我们也在不断地收集证据，它们也正在逐渐地成为主流疗法。

有一个问题是，替代疗法的市场缺乏监管。在主流疗法领域，政府出台有很多法律条款可以保护病患，比如治疗过程必须是安全的，疗法必须有广泛的科学证据，所宣传的疗效必须是真实可信的。然而，一些替代疗法没有这样的保护条款，所以某些替代疗法往往被包装为具有"奇效"的疗法，而且这些疗法的安全性也得不到保证。心理健康服务是一个有利可图的行业，它不仅能吸引有良心的人入行，也会招来那些喜欢钻法律空子的骗子。

无论你选择哪种疗法，请记住以下几点提示。

- 避开天价疗法，这通常是骗局。
- 避开声称拥有"超能力"的所谓的"大师"，这些人通常是骗子。
- 那些所谓效果良好的客户反馈和报告都是没有价值的，通常都是编造的。如果确有其事，那这些反馈也都是经过筛选的（也就是说不好的反馈不会被公布）。正所谓"汝之饴糖，彼之砒霜"，一种疗法并不适合所有人。那个给出反馈的人的情况可能和你的情况大不相同。
- 最重要的一点是，设定一个最后期限。如果该疗法在大约三个月的时间里都不见效，就试试别的方法。

你应该看哪种临床医生

关于这个问题没有确切的答案。没有什么最专业的医生，比起他们所接受的培训，经验和沟通技巧可能更重要。有些人天生就是沟通天才，或者拥有超凡的热情，再加上数十年的临床经验，即使他们接受过很少的培训，也能胜过大部分受过专业训练的临床医生。

最重要的是给你看病的那个医生能够赢得你的喜爱和信任。

心理医生

心理医生是研究人类行为和情感的专家。他们研究人类的大脑、记忆和发育，并将研究成果应用于对人们的思维、行为和感觉的研究中。心理治疗包括谈话疗法、行为疗法和团体疗法。心理医生是专业人士，他们有严格的道德和职业行为规范。

在不同的国家，成为心理医生的途径也不一样，但通常需要经过至少六年的培训。这包括三年的本科学习（如获得心理学专业文学学士学位），一年的研究生学习，最后要在导师的指导下做两到三年的实践项目或研究项目。

心理医生可以专门从事很多领域，包括不同形式的心理治疗（如认知行为治疗、正念治疗、心理分析治疗）、神经心理学、健康心理学、司法心理学、运动心理学和组织心理学。

有些心理医生也有"博士"头衔，即他们已经获得了一个研究型学位（即 PhD）。他们不是"医生"（medical doctor）。大多数国家的心理医生都没有处方权，也不能给患者做身体检查。

如果你在进行基于谈话的治疗，心理医生是你最好的选择。心理医生与那些花费数年时间对药物和人的身体状况进行学习研究的精神科医生不同，他们所接受的所有培训和临床实践都是关于谈话疗法的研究和应用的。

精神科医生

精神科医生是专门研究精神健康的医生，他们了解身体疾病和精神疾病。他们也可以为患者开药，提供各种治疗。他们还可以解决患者面临的各种社会问题，比如人际关系问题、住房和就业问题。

要想成为一名精神科医生，先要接受 4~6 年的基础医学培训，然后必须做一至两年的全科医生，最后还需要再花 4~6 年的时间进行专业培训。因此，要成为一名精神科医生，平均需要经过 10~12 年的正规培训，还要有一些在职经验。

心理医生和精神科医生治疗的精神障碍有很大部分是重叠的。但一般来讲，精神科医生治疗的患者的情况更严重（如精神分裂症、双相情感障碍、成瘾）；而心理医生更偏向一般性的日常问题咨询（如焦虑、抑郁），以及应激性生活事件（如离婚）。不过，这并不是一项固定的规则：有许多心理医生专门为患有严重抑郁症或精神分裂症的人咨询，也有许多精神科医生治疗在日常生活中遇到一般性问题的人。

心理咨询师或治疗师

这些用语很模糊，对不同的人来说含义不同。心理咨询师是受过专门培训，就特定问题，如婚姻、就业或财务问题向来访者提供帮助的人。心理治疗师（简称治疗师）接受的是一套特定心理治疗方法的培训，这套治疗方法可以被用于解决一系列特定的问题。

心理咨询师的局限在于他们接受的所有训练都只为解决一个问题；而心理治疗师的局限在于他们只用一种方法去解决所有问题。

此外，这些用语都不受监管，也就是说，任何人都可以自称为治疗师或咨询师。但一名医生只有符合某些政府规定的条件才能称自己为心理医生或精神科医生。

如果你有兴趣去找治疗师或咨询师诊疗，一定要问问他们的资历（好的咨询师或者治疗师通常会通过一个网站把他们所有的资历列出来）。

许多社会工作者也接受过心理治疗或咨询方面的培训。他们通常和心理医生一样受过多年的培训，也可能有多年的临床经验。因此，一名临床医师的头衔并不能说明什么。

选对心理医生

你要去看什么样的心理医生取决于你所在地区的医疗服务水平、你的预算、你的问题的紧迫性，以及你搜寻了多少相关资料。全科医生可能会给你一些建议，不过你自己搜寻一些相关资料也是明智之举（全科医生并不是什么都知道）。本地的报纸通常会在分类广告中列出当地的各种心理治疗师，你还可以上网搜索一下。试试访问一下你们国家的心理学和精神病学协会的网站，这些网站上通常会有搜索功能，该功能可以帮助你搜索到你所在地区的专家，还可以帮助你搜索特定的心理问题或疗法类型，或者指定心理治疗师的首选性别。这些网站上还有很多关于心理健康问题的有用信息。

求助于私人诊所还是公立医院

大多数市中心地区都有私人心理医生、精神科医生、心理咨询师和治疗师，但农村和偏远地区则比较少。在私人诊所，排队的时间通常比在公立医院短，而且医生们通常能更经常地见到你。费用则取决于心理医生的类型，以及由他们制定的收费标准。虽然专业机构设有"推荐收费标准"，但心理医生并没有义务遵守这一标准。还有一点，心理医生收费多少和他们的服务质量之间几乎没有什么关系。有些费用被纳入政府保险（国家医疗保险）或商业医疗保险，但并非所有费用都被纳入其中。坦白地说，这些报销规则非常复杂，就跟迷宫一样！但好消息是，你的全科医生可以帮助你穿越"迷宫"，为你找到合适的心理医生。

公共医疗服务是由政府提供的，这意味着这些服务基本上是免费的。你可以选择去公立医院、公共诊所（有时称为"门诊"）就诊，还能享受其他各种免费服务（这些免费服务通常由政府与教会或宣传组织共同资助）。去公共医疗机构看病，通常排队时间更长，而且你不能选择医生。此外，你的医生很有可能换人（他们经常轮班工作），也就是说你可能不得不在治疗过程中更换其他心理医生。所以在你要去看病之前，务必亲自对你所在地区的公共医疗服务做一些了解。

许多公共服务部门的预算都很少，并且常常受制于变幻莫测的政局。由于资金不断被削减、政府机构频繁变动，一些服务部门难以留住它们的员工。但是这些服务部门通常有比私人诊所更多的心理医生，他们会提供额外服务，如进行家访、成立危机干预小组，以及进行病例管理。

你需要喜欢你的心理医生吗

当你向某位医生咨询心理健康问题时，你需要喜欢他们、信任他们，并且能在他们的陪伴下感到舒适。能让病情好转的神奇"秘方"是患者与医生的融洽关系，这是可遇不可求的。选择一名心理医生并不像选择一名外科医生那样看重技术，心理治疗更需要患者和医生相处融洽。如果你和外科医生在一起感觉很舒服，那样最好；但是如果不能达到这一点，也并不影响他给你看病，只要他手稳刀快，又是由可信赖的医生推荐的，让他给你看病你大可放心。但是，如果你看的是心理医生，融洽的关系不可或缺。

要谨慎对待别人的推荐，既不要完全不听，也不要完全采纳。

一旦你列出了心理医生的候选名单，给每个人打电话沟通一下（不是所有人都会接电话，但值得一试）。问他们三个关键问题：

- 你处理过我这样的问题吗？
- 预约要等多长时间？
- 费用是多少？

要注意一点，大多数心理医生都很忙，不能接太长时间的电话，所以，在这个阶段不要谈太多细节，不然他们会认为你可能是个潜在的患者。此时的咨询要适可而止，只需要简单快速地在电话里判断这名医生好不好相处，能不能在一个合理的时间范围内（通常约两至四周）给你看病，以及要是自掏腰包的话要花多少钱。不过，有一些心理医生喜欢通过患者给他们打的第一个电话为患者做一个小小的评估（看你的病大概属于哪类），看看他是否适合给你看病。以防万一，你可以找个僻静、好说话的地方打第一个电话。

接下来该你做选择了，一旦选择好了你就要大胆地相信他们。去看病的时候，要配合医生，不要以貌取人，也不要妄下结论，你通常还需要去个两三次才能判断那名医生是否真的适合你。

接下来，该医生应该对以下两个问题有了答案：

- 他认为你到底得了什么病；
- 他准备为你推荐用什么治疗方法。

然后，下面的关键问题就应该你回答了：

- 我能相信他吗？
- 他看起来是可靠的吗？

此时，你可能要回去和全科医生讨论一下心理医生为你提供的诊断结果和治疗计划。和另外一位专业人士进行讨论是很明智的选择，这样可以帮助你看看心理医生的判断是否准确。因为治疗可能需要花很长时间，所以听取第三方意见尤其必要。

稍稍提醒你一下，在你开始治疗后，病情可能会恶化，这很正常。所以，如果一开始你感觉情况更糟糕了，不要放弃，也不必惊慌。不过，如果你们之间没有融洽的关系，或者你觉得除了关于症状的内容之外自己没有被倾听，这时就要更换医生了。万事开头难。打个比喻，你要想在花园里种新的植物，就得先把之前种的挖出来，不破不立。一定要坚持下去。

小心你的心理医生是个冒牌货

这个世界并不完美，有一些心理医生并不合格，这里给你一些小贴士让你远离他们，注意以下这些人。

- 诊断速度太快。如果他们在 30 分钟内做出诊断，这是不正常的，他们在投机取巧。
- 对于诊断结果过于确定。在精神病学中，非常确定的病例几乎没有。过于肯定的心理医生往往看不见其他的可能性。
- 自认为是"大师"。一些心理医生认为他们在找到病因方面具有"超能力"，这只能反映出他们傲慢的态度。但是，这些人的说辞很有诱惑力，他们会吹得神乎其神，让你觉得自己是个特例，只有他们有秘方能医好你。但是，这只是他们给你制造的假象，结果通常令人失望。当你有困难的时候，你需要的是理智的、诚实的人来帮助你。
- 价格异常昂贵。与资本世界的其他领域不同，医疗保健业在成本和产品（服务）质量之间并没有非常明确的必然联系。不过，医生的人品和医术之间有着相当明确的必然联系。好的心理医生大多聪明诚实，他们从事这个工作有多种原因，比如，他们喜欢帮助别人，他们喜欢完善自己的技能，他们重视自己的声誉，他们想要体面的生活。但是，他们很少贪得无厌，他们会收取合理的费用。冒牌的心理医生往往贪得无厌，他们是以赚钱为目的。如果医生的收费高于市场价格，你就需要警惕了。全科医生可以告诉你一个大致的市场价格。

谨记，给你看病的第一个医生可能不是合适的人选，你得多试几次，这很正常，这就是这个行业的特色：不同的患者以不同的方式向不同的心理医生提供反馈。

你不能仅仅因为给你看病的第一位心理医生或精神科医生不适合你，就认为你找不到能给你看病的人了。这只能说明你还没有找到适合的人，要继续尝试，搜寻更多的相关资料，尝试不同的医生（心理医生、精神科医生、治疗师）。问问全科医生为什么（治疗）没有效果，再问问他们有没有其他的选择，但是一定不要放弃。

大多数心理健康问题得需要一段时间才能解决，所以从长远来看，努力寻找合适的医生可以为你节省大量的时间、金钱、精力。

你如何鼓励别人接受治疗呢

这是我们经常会遇到的问题：在人生的某个阶段，总会遇到一位亲戚、朋友或同事似乎需要帮助。但是，帮助别人处理像心理健康这样很私人的问题，尺度有点难以把握，搞不好就变成打听别人的隐私了。你得在自己的意见和他们的意见之间找一个平衡点。这里面有很多坑，小心行事，尽量避开，友谊的小船说翻就翻，一定要三思而后行。你可以先问问自己下面这些问题。

是什么让你觉得这个人有心理问题

这个问题看似平常，却至关重要。把控尺度很重要，有时你很难知道何时应该适可而止、何时该让别人吐露心事。人们很容易把自己的生活和身边亲近的人的生活混在一起。

例如，你在某种情况下需要帮助，但是并不一定意味着其他人也需要。一个典型的案例是针对悲伤的处理。父母过世可能会让你悲痛难抑，你需要别人的帮助才能渡过难关。所以当你亲近的朋友父母过世的时候，你可能会把自己的经历带入进去，然后不断地鼓励他们去寻求帮助。你要尽量一直保持一种客观的心态：他们此时可能并不需要治疗。

通常，和别人聊聊你所担心的那个人是个好主意，看看他们是否也和你有一样的想法。

他们的问题会影响你吗

如果是，请谨慎对待。我们所爱的人的心理健康会对我们产生影响。所以，我们可能会误以为我们的需求就是他们的需求。不要把你的需求加到别人身上。帮助别人寻求治疗的时候应该只关注别人的需求。你自己的问题要单独解决，自己去看心理医生。在帮助你的朋友的时候，尽量把他们的需求放在第一位。

实用小贴士

先问问你的朋友他们最近是否感觉自己的状态良好，其实这个挺难的。你这么问会让人觉得很奇怪，因为你问这个问题的时候就代表你觉得他们最近状况不怎么好，并且会说一些支持你观点的证据。所以，你可以试着这么问："最近感觉咋样啊？"或者"你最近怪怪的，不知道是我的错觉还是怎么样，你最近是不是发生什么事了？"

然后，你就静静地倾听，不要打断他们，让他们按自己的节奏讲。如果他们说"没事"，也不要强迫他们讲，因为这样没有什么帮助，你可以这样说："哦，好的，我希望你不要往心里去，我就是有点担心你，如果想聊聊的话就告诉我。"然后你就等着，很多人会听进去的，在稍晚一点的时候就会来找你。

一旦你确定他们需要帮助，就要弄清楚你帮多少、留多少。最好的结果是能让我们每个人都自己解决自己的问题，但事实并不总是这样。可以问问他们："需要我帮忙吗？"根据情况，还可以加上一句："我想帮忙，但是怕打扰你。你可以告诉我该怎么帮你吗。"

一些心理健康问题会使患者完全被击垮。患有严重抑郁症的人没有生活的动力，他们的注意力和计划力全都被削弱，他们感到绝望，活得毫无价值，他们不相信有什么能帮到他们。有时他们还有自杀倾向。在这种情况下，你必须主动一点，你必须去干预。如果你认为他们有生命危险，你甚至可能还要背着他们做点什么阻止危险发生。可以通过像"生命热线"[①]（Lifeline）这样的服务热线（网站）去寻求专家意见。

但在某些情况下，你就不能强迫别人寻求治疗。对于成瘾问题（吸毒和赌博往往是这一类，但也并不绝对）和创伤问题，他们必须在感觉自己做好了准备之后才能直面自己心中的"魔鬼"。温和的鼓励是有帮助的，但如果带有强迫性就不好了。

要想帮助身边的人，其中最麻烦的一点就是搜寻治疗方案。如果你真的想为你的朋友提供切实可行的帮助，你就需要帮你的朋友做一些调查研究。可以上网搜索或者与专业人士交流，列出一个简单的治疗方案清单，供你的朋友参考。治疗方案要多一些，因为你不知道他们所面临的问题的程度，也不知道怎样的治疗会使他们会觉得舒服。给他们推荐几个网站，这些网站上的内容或许能够帮助他们；向他们介绍一名好的全科医生或者你可以找到的其他专业人士。这样做比较简单，也可以真的帮到他们。

---

① "生命热线"是澳大利亚的一个提供24小时心理服务的热线（网站），旨在帮助患者渡过难关、预防自杀。——译者注

第 4 章

忐忑不安的第一次问诊

第一次去看心理医生会让人比较忐忑。不过，我们俩都过了这一关。我们不知道医生会看到什么，是我们身上的一些害怕被公之于众的东西吗？

史蒂夫·艾伦想知道他的心理医生是否会看到他最阴暗的一面，可能他也不是一个很好的人，也许坏的一面会胜过好的一面？医生可能会说："史蒂夫，原来你是个混蛋啊！"

但是，凯瑟琳·德韦尼却一点也不紧张。作为一名作家，她不介意向公众公开私生活，她也不介意别人知道她在看心理医生，但她的心理医生希望她保密，所以她没有公开治疗过程。现在回想起来，德韦尼觉得她的心理医生为她营造一个私密、安全的治疗环境是非常明智的决定。

很多人想知道他们可以和治疗师分享多少。大多数人知道他们不会什么都说，说多少取决于他们对心理医生的信任程度。大多数人也知道，要想从治疗过程中获得最大效果，必须尽可能地敞开心扉。不过你也不用担心，你不必把所有事都告诉心理医生。他们可能希望你言无不尽，但前提是你想和他们说，你并不是非这么做不可。此外，信任是随着时间的推移而建立的。建立起信任后，你才会说出更多的个人信息。不过，就算你分享的信息有限，治疗仍然会有效。

你还会发现，在治疗早期，你会情不自禁地怀疑你的心理医生。在他们评估你的同时，你也在评估他们。这种怀疑是正常的，我们很难避免对整个事件进行"元认知"，这种感觉就像是坐过山车的时候从上面看过山车，同时也享受乘坐过程。要让你自己融入治疗过程中，你可以问很多问题，这样做可以帮助你打开心扉。当然，每个人的情况不一样，有些人不想了解其中的过程，有些人在信任别人的过程中获得了安全感。我们每个人都不一样。

心理医生知道患者通常很敏感，特别是在最初阶段。他们知道，想要听到你生活中的全部故事，以及在你们彼此之间建立信任所需要的时间。他们知道你会难为情，最开始的时候你只会说一些基本情况，不过随着时间的推移，如果进展顺利，你会说更多的细节。

有经验的心理医生很擅长洞悉你什么时候在掩饰，或者说他们所发现的事实真相远比你说的要多；这样的心理医生有一种强烈的直觉，能够知道你什么时候在烦恼、焦虑、自我保护；他们也很善于获悉你何时准备好敞开心扉，他们不会强迫你，会让你按照自己的节奏敞开心扉。有时，他们可能会温柔地指引你前进，给你一个探索的机会，但他们只会把你引到他们认为安全和有助于治疗的地方。

信息会在意想不到的时刻留下，不仅是在心理治疗的案例中，在其他的临床治疗案例中这也是非常普遍的，比如患者会在准备离开的时候透露一些关键信息。

在第一次约诊的时候会发生什么事

当你第一次去看心理医生的时侯，他们会对你进行评估：收集信息，找出问题所在，然后制订治疗计划。有时评估过程会很快，只需要进行一次一个小时的评估；但有些时候也可能在之后的咨询中评估多次。例如，对于抑郁症之类的单一问题的标准评估时间通常是一个小时左右，更多的信息将会在治疗阶段呈现，基本信息通常在第一次评估的时候就可以被涵盖。

评估有两个目的，一是找出你的问题，二是建立信任关系，这两个目标一直是相辅相成的。

治疗师通常会先解释接下来要发生的事情。下面就是一个非常典型的例子：

> 你好，你喜欢我怎么称呼你？请放松，叫我史蒂夫就好。你已经知道了吧，我是心理医生，之前有人跟我提到过你，说了这些，还有那些。准确地说，今天是一次评估诊疗，我想让你自己说说为什么要来，我会根据你所讲的内容来问你一些问

题。之后，我还会了解一下你的背景，把你的所有的事情结合起来，比如你是如何成长的、你以什么谋生、你的人际关系，等等。

如果有时你不理解这些问题，或者你想知道我为什么要这么问，你可以提出来，我会向你解释说明。如果有什么事你不想说，尽管告诉我。

最后，我会告诉你我听了你的讲述之后的想法，如果有必要，我们还可以聊聊治疗方案。

让我来确认一下你的基本信息，你的姓名、年龄、职业是……

好了，我们开始吧！首先，你为什么要来看心理医生？

虽然每一个心理医生都会以他们自己的方式和风格来做这件事，但相同的是他们一直在拼凑信息。患者说一次话，信息就会被收集一次。有时信息很容易出来，而且不需要太多引导（特别是在患者之前已经看过心理医生，并且已经将他们自己的故事讲过很多次了的情况下）。有时，信息需要医生进行很多引导和提问才会出来。

经验丰富的心理医生会问开放式的问题，比如"给我讲讲你的家人"，而不是封闭式的问题，比如"你和你的家人生活了多久"。开放式问题会引出更多信息，但需要更长时间，这取决于患者，以及他们是否乐于就自己的问题进行沟通。

在医学上，这个过程被称为"做记录"，不是"做检查"。医学上有句老话：90% 的诊断来自记录，9% 来自检查，1% 来自测试（尽管现在有了各种各样的测试手段，其他两种手段所起到的效果在提高，但还是无法超越做记录的效果）。

在第一次问诊中，心理医生会以如下几个方面为切入点，对你的情况进行了解。

探寻你来寻求帮助的原因

心理医生会试图探寻你的认知在哪里出现了偏差。大多数患者会向他们的医生透露一点关键信息，比如"我有恐慌症"，然后告诉医生他们认为那是怎么发生的。如果患者的叙述不是很长，那么有经验的心理医生至少会给你几分钟的时间诉说和解释，他们不会打断你，等你说完他们才会问一些问题以核实情况。

能找出问题所在的提问

最初的几个问题会逐渐变成就你的问题所展开的对话。心理医生喜欢挑出你描述的问题的几个方面提问。例如，如果你说你有进食障碍，他们会问："有多长时间了""怎么开始的""你告诉过别人吗""你一天里都吃些什么""你的体重是多少""你会暴饮暴食吗""你会呕吐吗"，等等。类似的问题有很多，但是在第一次问诊的时候他们只会提出有限的几个问题，因为心理医生知道随着信任（通常称为融洽）的增强，之后你会告诉他们更多。

系统回顾

你的心理医生会问一系列问题，这些问题会涵盖你可能忘记提及或你认为与此不相关的其他问题，这被称为"系统回顾"。这就像是一次全面检查，有点像你去打流感疫苗的时候，医生同时还会检查你的血压。

他们会问各种可能的问题，包括心理和身体问题。例如，如果你是因为抑郁症而来，在问完所有关于你抑郁的细节之后，他们会问关于其他事情的问题，如"你曾经感到焦虑吗""饮食有问题吗""你有没有患过狂躁症""你有没有一般性健康问题"。几乎所有的健康问题都会相互影响，所以医生需要从整体把握一下。

在精神病学中，系统回顾能帮助我们探究心理健康的关键领域，比如情绪、精神疾病、认知功能、焦虑、行为举止、吸毒或酗酒。我们通常也会检查患者有无自杀的想法或计划。

有时患者认为这是在浪费时间，会有点沮丧。但是全面的评估对于制订治疗计划和做出正确的诊断是很重要的。

既往史

患病史指的是你曾经得过的所有疾病，以及相关的治疗经历。预测未来的最好方法就是了解过去发生的事，所以这些信息非常重要。过去患过的疾病为你现在面临的问题的性质和原因提供了线索，也会告诉我们什么治疗方法对你有效。

家族史

在这个阶段，你的心理医生会问一些关于你的家人的问题，你在哪里成长的，以及家庭关系质量怎样。然后，他们还会问你家人的心理健康怎么样。

许多心理障碍在一定程度上都与遗传因素有关，抑或是在某种程度上与你的成长经历有关，还与你的大家庭有关。例如，患有精神分裂症的亲属越多，你患精神分裂症的概率就越高（不过，有时就算你的家人都有精神疾病，你可能也不会患病）。

个人史

这是开始的几次咨询中的一个重要组成部分，基本上就是你的人生故事，是心理医生看清你目前生活状态的窗口。这部分的叙述重点围绕你个人的问题展开，但会涉及不同维度：你母亲怀上你的日期、你的出生日期、婴儿时期、小学教育、中学教育、大学教育、人际关系、工作，以及你现在的生活状态。心理医生会检查在你不同人生阶段中出现过什么问题，比如是否有犯罪前科、吸毒史、重大创伤，以及其他可能会对你人生有重要影响的事件。他们会从大量的信息中寻找蛛丝马迹，例如，如果你的母亲在她怀你的第四至第五个月里患上流感，你患精神分裂症的概率会小幅增加，你所有的一切组合起来，"拼凑"成了独一无二的你！

个性因素

所有的心理医生都在试图对你的个性进行评估，但这难度不小。他们一般会问的问题有"你如何看待你自己""别人又如何看待你"以及"你的人际关系如何"，等等。他们在听取你在各种情况下会做出的反应后，会慢慢形成一些观点。他们也会慢慢地观察你在咨询室里对各种情况的反应。

个性本就很难定义，而且最终对个性的评估都是从旁观者的角度对其做出判断。但是我们都是透过自己的个性来评估他人的个性，所以我们得出的观点必然会有偏颇。尽管如此，我们还是尽力得出客观的观点。有经验的心理医生会保持开放的心态，并认识到他们自己的局限性。

精神状态检查

这个检查就相当于全科医生给你做的身体检查。到目前为止，心理医生听到的都是你告诉他的，对他而言都是主观的，因为全是你的一面之词！心理医生试图通过精神状态检查为你做出客观的评估。从你一开始进入咨询室的时候，他们就在观察你，给你做精神状态检查，他们通常会在咨询后将你的表现记录下来（有些人也会在咨询过程中做记录）。

接下来，心理医生试图将精神状态检查分为不同的板块，每个板块都对应不同的精神障碍，并给出相应的信息，它们之间是相互联系的。

- 外表和行为，即你在咨询时的行为和举止。例如，你是不是很激动？这暗示着你可能抑郁了；你的穿着是否不太得体？这可能暗示你有点狂躁。

- 言谈，即你的语速、语调、音量。例如，抑郁的人说话往往轻声细语，语调平缓。狂躁的人说话又快又大声，急急忙忙，恨不得把所有的东西都说出来。

- 情绪，即在咨询时心理医生观察到的你的情绪状态。心理医生会观察你情绪的种类（快乐、悲伤、焦虑、愤怒、沮丧等）、强度、范围（从一种情绪状态到另一种情绪状态的速度快慢），他们还会观察你的情绪状态是否与你所讲的内容相符，比如你在谈论悲伤的事情时看起来悲伤吗？

- 思维活动。你的思考过程和你的思考内容一样重要。心理医生对思维活动的各个方面进行评估，用"思维流"描述你的想法的出现速度，用"思维形式"描述你的逻辑，即在这些思维之间是否有清晰的联系。有些时候患者说的话让人不知所云，要么从内容上看没有什么联系，要么虽然有联系，但是不能引出任何结论。最后，心理医生会观察思维内容，即你目前所谈论的内容是关于悲伤的、偏执的，还是有关人际关系的或者是创伤事件。这些话题对你来说都很重要。

- 感知，即精神障碍会让感知出现问题。你的视觉、听觉、味觉、嗅觉和触觉都可能出现幻觉，最常见的是出现幻听。虽然不是说出现幻觉就说明你一定患有精神障碍，但是幻觉通常暗示着你可能患有精神障碍。

- 认知，即获取知识和理解知识的过程。我们的大脑远比我们所了解的复杂得多（至少现在如此），不过我们目前也了解了大脑的一些基本功能。认知功能测试通过一系列的问题对你的一些认知功能做出评估，包括你的记忆力、注意力，以及解决问题和规划未来的能力。有些测试很简单，比如要求你说出日期和你住的地方（即"定向"），但还有些测试就复杂很多。大多数认知测试可以用纸笔在咨询室完成，但如果发现被测试人有问题，心理医生会用电脑对其进行更高级的测试，还会把患者交给神经心理学家，让他们用一至两个小时进行全面的测试。认知测试最常用于检测痴呆症，但也可用于检测其他精神障碍。

- 洞察力和判断力。心理医生会对你进行观察：看你能否做出正确的是非判断以及合理的决策。有时候这种判断很容易做出。例如，一个精神分裂症患者以为自己是国家总统，那他就是缺乏洞察力。但有时候判断起来比较困难，比如心理医生认为你有抑郁症，但你不相信，你们谁缺乏洞察力？

做出诊断

在记录和精神状态检查做完后，心理医生应该知道哪里出了问题，这个时候，他们会继续做以下三件事。

- 做出诊断。
- 鉴别诊断：列出其他备选诊断结果。
- 病例分析：写出患者显现目前症状的原因。

如果患者的问题属于比较典型的心理障碍，那很快就可以出诊断结果。例如，医生可能在做出抑郁症的诊断后，还会做出一份鉴别诊断，列举其他备选诊断结果，如适应障碍（你被一件事弄得焦头烂额但还没有到抑郁的程度）、焦虑障碍（焦虑和抑郁有时很难区分）。

除了对你做出诊断之外，大多数的心理医生还会写病例分析。这里面会记录以下问题：为什么此时患者会显现此症状？病例分析对你的个人史和精神状态的检查结果进行总结，看看是什么因素诱发了你的这些问题（如童年经历或过去的创伤），哪些因素可能使你陷入这种状态（如离婚或其他压力源），以及哪些因素会让你的问题持续存在（如你的个性或财务困难等长期压力源）。对于使疾病诱发、产生、持续存在的原因，病例分析会从生理、心理和社会因素进行考量。

以下是一个病例分析的示例（不过大多数的病例分析会比这个示例长很多）：

阿黛尔·阮是一名 49 岁的女性，九个月前发生严重车祸后出现一系列抑郁症状。她认为自己得了很严重的抑郁症，以前从未出现过这种症状。她说她每晚只睡几个小时，经常担心，并想过自杀，但没有做出自杀计划。她说她永远不能对她的家人这么做。精神状态检查显示：她语速缓慢，情绪低落，但没有认知障碍。目前她的伴侣和其他亲人都对她很关心。她还在服用高剂量的止痛药。

阿黛尔的家族病史在某种程度上是她患抑郁症的主要诱因。她的母亲和两位姨妈在她们一生中的大部分时间都患有抑郁症，其中一位姨妈是自杀身亡的。阿黛尔回忆说，在大多数时候，母亲的情绪都很低落。她还说，在她的成长过程中，她的母亲很少能表现出一个母亲该有的样子。阿黛尔在成长过程中也经历过一些创伤。她最好的朋友于16岁死于车祸，她在20岁出头时在一家夜总会遭到过袭击。她说，这两件事一直在她脑海里挥之不去，最近关于这些遭遇的记忆又袭来了。

导致她出现这些症状的直接原因是一场车祸，车祸中阿黛尔的小腿骨折，肩膀脱臼，头部没有受伤。之后她住了10天院，虽然她的肩膀有持续性疼痛，但总体来说她恢复得很好。诱发这些症状的长期性因素包括：没能重返工作岗位给她带来的经济压力（她害怕自己可能没机会重返工作岗位了）；肩膀还没有好。此外，她还担心她的伴侣会离开她，因为这次车祸让他们的关系变得紧张，她觉得她的伴侣是在等她恢复后就准备离开她。

对她来说，最有可能的诊断结果是抑郁症，主要的鉴别诊断结果是创伤后应激障碍，以及药物（止痛药）引发的抑郁。

进行调查和检测

大多数精神科医生会考虑通过做医学检测的方式来排除由生理原因引起的心理疾病，检测的种类有很多。实际上，由未探明的生理原因引起的心理疾病极不常见，所以检测结果上常常出现"正常"的字样。

最常见的检测方式是验血，检测患者是否患有一般性疾病；或者对特定器官，如肾、肝、甲状腺的功能进行检测。我们有时还会检测患者身上是否有可能导致精神问题的特定病毒，比如艾滋病毒、梅毒。

我们偶尔会要求患者做大脑成像来排除神经疾病的可能性（虽然由神经疾病导致患者出现精神病性症状的情况很少见，但是如果出现这种状况，也实属正常）。这类检测分为如下几种：磁共振成像（MRI），可以很好地观察大脑结构的细节，特别适合做肿瘤检测；计算机断层扫描（CT），速度快、价格低，显示的结构细节可以媲美磁共振成像；功能成像，如正电子发射断层成像（PET），可以检测大脑的功能，适用于检测痴呆症。

有时还可能做其他的检测，比如神经心理学测试。这些经过设计的问题和谜题可以全面测试大脑功能，比如你的记忆力、推理能力、甚至智商。大部分神经心理学测试都可以在电脑上做，有点像电子游戏，大约需要一个小时，通常用于诊断痴呆症或后天性脑损伤。

制订康复计划

这是心理健康状态评估的最后一个环节，基本上是心理医生为你推荐的一系列治疗计划。你可以接受或者拒绝，或者自己回去做一些调查研究，也可以再去找别的心理医生咨询一下。

关于什么能让我们感觉好受一点这件事，我们都有自己的想法：有些人喜欢谈话疗法，有些人喜欢药物疗法；有些人喜欢完全听心理医生的，有些人喜欢自己研究探索；有些人治病心切，有些人则不慌不忙。心理医生要做的不仅是推荐治疗方法，而且要帮助你找出适合你的治疗方法。各式各样的治疗方法令人眼花缭乱。

我们的目标是找到一个使医生和患者都能接受的治疗方案，求同存异很重要。你要是遇到喜欢"一刀切"的医生，只有他们的方法碰巧刚好适合你的时候，你的问题才能够解决。管理计划通常有短期建议和长期建议，以及一些其他的建议；该计划还会标出可能会出现的风险（如自残或自杀），并提供相应的处理方法。

有些心理医生会做出一个大致的表格，大致从生理、心理和社会三个层面为患者提供短期和长期的参考治疗方案。以下是一个示例。

姓名：本·迪伦

初步诊断结果：创伤后应激障碍（中度、没有工作、婚姻破裂、饮酒量适中）

本·迪伦的康复计划表

	生理层面	心理层面	社会层面
短期	• 减少酒精摄入 • 进行锻炼	• 认知行为疗法（个体化治疗或在本地进行团体治疗） • 尝试一种让自己放松的方法，比如瑜伽	• 婚姻咨询（紧急）
中期	• 尝试抗抑郁药物	• 如有必要，参加戒酒互助团体，如匿名戒酒协会（Alcoholics Anonymous，AA）	• 建议做财务方面的咨询
长期			• 职业康复

尽管这个计划看起来很简单，但每一条都需要花 2~12 周才能完成。在此期间，心理医生会收集更多信息，不断更新诊断结果，并根据患者在每个阶段的反应调整行为管理计划。

那些记录会被写下来让你看到吗

会的。在过去，医生常常把这个计划记在心里，但现在这样做已经不被允许了，因为申诉机构、法院和各种其他条例明确要求，诊疗记录必须保留。这些记录可以帮助心理医生辅助记忆，也可以对已发生的事情进行记录，以防后续出现问题。这些记录要么是边咨询边写，要么是在咨询结束后马上写。现在患者可以要求看诊疗记录，大多数国家都有法律保障患者的这项权利。例如，在澳大利亚，私人机构和公共机构都要遵守这一规定。有些机构要求你填写一份申请表格。但是，越来越多诸如此类的规定和要求正在被逐渐取消。

一些医院新启用的病历记录系统，允许患者通过输入密码安全地访问他们的诊疗记录。这样，患者就可以轻松地登录系统，查看心理医生对他们病情的诊断记录。该系统最近才被开发出来，正在推广中。尽管在该系统全面推广之前还有一些地方需要完善，但我们相信，我们已经朝着正确的方向迈进了一步。目前针对患者能够完全获取自己诊疗记录这件事还存在争议，不过我们对此持支持态度，因为这样能使患者积极地参与到治疗过程中，明确了解医生给出的推荐治疗方案。这也意味着医生必须改变他们诊断书的写作风格，即少用行话、简写、缩写，要做到这一点也是需要时间和训练的。

当然，有些东西是不能写出来的。有一些诊断分析，写出来会吓着患者，只能装在医生的脑袋里，不能告知患者。例如，医生可能想知道你是否感染了艾滋病毒，但在排除其他可能导致你的问题的原因之前，并不想提及这件事，医生也不想无端地让你担惊受怕。

不同的医生，不同的风格

每位心理医生的工作方法都不尽相同。上面介绍的只是基本工作流程，有些医生会换一下顺序，有些医生会把以上板块都展开进行，有些医生会使用自己开发出来的一套流程。有些医生的行事风格较商业化、效率高；有些医生工作起来会慢一点，思考得更多一点。同样，每个人的记录风格也略有不同，但这并不意味着谁对谁错、谁强谁弱，这套体系本身就具有多样性。

第 5 章

现身说法：我们是如何战胜精神疾病的

我们都认为在这本书中讲一下我们自己患心理疾病的经历是很重要的。对于这件事，凯瑟琳·德韦尼显得非常热心，但是史蒂夫·艾伦非常不情愿。然而，我们都认为这很重要。不管我们有多少相关知识和经验，我们重视的都是不同的东西，所以我们的康复方式也不一样。

我们在这本书中和你分享的信息只是一方面；另一方面，你个人的信念、直觉、境遇和选择也是至关重要的。通过写下我们的患病经历，我们希望能向你展示我们是如何将已有的知识与自己的生活相结合并最终得出自己的结论的。我们不认为我们的结论对你也适用，也不认为我们的结论就是正确的。我们只是想单纯地分享我们的患病经历，然后让你看看我们是如何应对的。

史蒂夫·艾伦篇

我一直都感到很抑郁，对所有事都提不起劲，每天都很悲伤。晚上哭泣，注意力涣散，每晚睡眠都很差，总是感到愤怒，还会动不动就发火，脑海中无休止地重复着同一件事。我害怕一直会这样，有时我会想还不如死了算了。

回想一下，我这样的感觉已经持续了有一段时间了，但是我还是无法相信自己已经患抑郁症了！我完全被吓到了！

一名心理医生能无视自己的情绪吗？一名心理医生能避免抑郁吗？很明显，答案是

"不能"。很多人可能都认为，心理医生可以自医。但是，并不是说掌握了心理健康方面的知识，你就可以对心理疾病"免疫"了，这些知识并不能一直保护你，它是一把双刃剑——虽然你了解自己的症状，知道去哪里寻找相关的医疗服务，也可以快速寻求帮助，但是你的判断会有偏差，你会误诊自己，会低估了自己需要的帮助，会害怕同事发现自己不对劲。

所以，当我感觉不对劲的时候，我没有告诉任何人，包括我的同事、最好的朋友以及家人。至少只要我还没到最糟糕的时候，我就不会告诉他们。就算最后到了那一步，我也没告诉别人，包括那些对我来讲非常重要的人。

我之所以现在写下这些文字，是因为德韦尼跟我说我应该坦诚一些——从理智上我是同意的。这听起来挺讽刺的，像足球运动员这样的公众人物会在媒体上公开谈论他们患有抑郁症和精神疾病，但医生们却始终隐瞒其病情，同时还呼吁大家要减轻对自己患病的耻辱情绪。所以我想，如果连我们自己都不能坦然地聊聊自己的患病经历，还有谁能呢？

虽然我知道我们需要坦诚一些，但我还是感到不自在。为什么呢？我感觉一方面是因为我不确定自己是否已经从之前的经历中完全抽离出来了，可以清楚地表达事实；另一方面是因为我不太喜欢表达自己的情感。还有一点，我讨厌接受别人的同情，一想到会有人满怀同情地过来拥抱我，我就害怕。如果你认识我，你很可能会这么做，但是我想说："谢谢你，但是别这样！"

还有一点就是，我害怕别人对我指手画脚、评头论足。对别人的生活指指点点是很愚蠢的行为，但这是生活中的常事。别人会说："一名心理医生连自己都看不好，他还怎么去给别人看病？"这样的说法乍一听还挺对。有人认为，他的治疗根本就不管用，你看他还把自己给弄抑郁了。这感觉就像去找江湖游医看病一样不靠谱！事实上，我们在咨询室里做的事情是很专业的，是有医学研究和专业培训基础的。不过还是要强调一下，并不是说了解心理疾病就能免受其害。

我的抑郁起源于一次感情破裂。我恋爱的时候被甩了。但这次分手并不残忍，也不出人意料，更非始料未及：我们已经分分合合好几次了，太累了。

虽然分手有一段时间了，但是最终的结局还是给了我重重一击。我先是一个人生活了一段时间，想冷静一下，整理自己的感情。之后感觉像是找到了一种解决我们分歧的方法，我很兴奋地回来找她，迫不及待地想要挽回残局，但一切都迟了，这段感情对她来说已经是过去式了。

这次我们是真的分手了，突然之间我孑然一身，而且根本没有选择的余地！各种关于失恋的陈词滥调涌上心头——我失去了我最好的朋友、我的知己、我的爱人、我睡前思念的那个人、我最想触摸的那个人，这个人的笑容能给予我最大的快乐！但这就是我当时的真实感觉。起初，我觉得这只不过是分手后的典型状态：悲伤，愤怒，相互埋怨，还希望有复合的可能。我情绪波动，不断沉思，头脑中不停地思考着我说什么可以挽回这段感情。对于这些不良情绪，我一点也不担心。我离过婚，也分手过几次，我知道这都会过去的，只是时间问题。

大约过了四周，我的情况变得更糟了，没有好转，有生以来我第一次无法集中精神，这是最让我吃惊。有人发短信约我喝咖啡，我说我 15 分钟后到，然后我就忘了！20 分钟后他们打电话问我在哪里。这真是非常奇怪。我睡得也很差，凌晨 4 点就醒了，然后就开始东想西想。

脑子里不断胡思乱想是最让我难以忍受的，这是一种重复的、消极的思想循环，永远没有尽头。思考的内容不只是失恋这个事，还有最近发生的所有乱七八糟的事。我的脑子感觉就像是一个"破唱片"，我好像好几个小时都在重复思考同一句话，这真是吓到我了，我根本停不下来！

无论什么时候，只要一个人待着我就很难过。如果有人在我身边，我还能分散下自己的注意力，但我觉得自己很抽离，就像是一部电影中的演员，眼睁睁看着每件事发生，就是融不进去。我也没法开怀大笑了，微笑还可以做到，但是再也不能开怀大笑了，以前我是很爱笑的。

有时候我会哭泣，特别是在晚上，感觉很好，觉得是一种情绪宣泄。但不总是这样，有时我会感到绝望。

我感觉自己很可怜，尤其是在早期，我还没有意识到我自己抑郁了的时候，我不停地想："这就是一次分手，赶紧让它过去，是个人都会分手，没啥大不了的，别再顾影自怜了，大老爷们用得着这样吗？"但是我办不到！

我该怎么办？！生活还要继续，大约两个月之后，我开始想办法。那时候我有点担心，因为我从来没有情绪低落这么长时间！

我的第一个计划是先自己治疗一下试试。我想知道我还有没有希望挽回这段感情，我做得够不够努力。但是每次我联系她以后我都感觉更糟，挽回这段感情看起来是不太可能了。然后，我开始有规律地锻炼，我一直都喜欢健身，只是现在变得更勤了。

我又开始吸烟，这不是为了治疗，而是因为我无法克制住。在恋爱之前，我都戒烟八年了，但是恋爱的时候有时抽，有时不抽。分手之后，我再一次戒烟，但很快就发现我根本没有意志力拒绝香烟。我也喝酒，但是严格控制，我控制自己每晚只喝两杯啤酒来放松一下，除非是和朋友一起出去——我每隔几周就把自己灌醉一次。我从上大学开始就没碰过大麻，但我发现这奇特的大麻烟卷能让我不再感到难过。我超级绝望，什么都敢去尝试——我不建议别人也去尝试。说实话，我就只是试试，没有别的目的，我也不知道这些东西是不是真有帮助。

我本来就是一个比较亢奋的人，一直精力充沛。我的同事经常开玩笑说我有点疯疯癫癫的，不知道有多少回他们对我说："史蒂夫，你今天是不是又没吃药？"但在这段时间里，我会欣然面对摆在我面前的每一个任务或项目。

我想过去找专业人士帮助，但我觉得现在还为时尚早，我想再等等。让我惊讶的是我在工作上表现还很好。我工作的时候是我感觉最好的时候，虽然我还是会感到有些分神，但是除了这个其他的都挺正常。为了保证我能不受其他症状影响，我做了些额外的事情。我开始列出大量的待办事项清单来弥补我注意力不集中的问题，过一小时就会去看一下。我推掉了一些面对面的咨询工作（因为看到沮丧的人会让我泪流满面，我不确定我能不能忍得住流泪）。幸运的是，我在一家公立医院做精神科医生，有很多其他的工作可以做，还有很多其他的医生可以补我的缺，我似乎没有引起任何人的注意，我在其他的工作上更加卖力。

我开始用写日记的方式来管理自己的情绪，每天给自己的情绪打分，以10分为满分，看我今天有多抑郁。我发现写日记能防止我胡思乱想。如果我把想法写在了纸上，似乎就可以把它们从我脑海里剔除。写日记的感觉也很好，在此之前我很不情愿写东西（之前有一次我和别人合写过一本书，我的合著者甚至会为了让我把东西写完把我锁在房间里）。但现在，写作给我的感觉像是一种有创造性的追求，这次我一共写了15 000多字，到现在再回过头去看的时候感觉一次写这么多字也挺吓人的。

搞笑的是，就在这个时候，我还为前女友买了凯瑟琳·德韦尼的"冈纳斯写作大师班"的课程。这种努力很令人伤感，有点用力过猛：我想送给她作为生日礼物（这么做当然是为了赢回她的心），她是个对写作痴迷的业余作家。在网上付款的时候，我就知道这是一种有点用力过猛、类似于恳求的行为。所以，考虑到我现在很喜欢写日记，我决定自己去上这个课，而不是把这门课作为一份奢侈的礼物送给她（我之前给她寄了一本小说，我原以为她会喜欢）。

正是有了那门课，才有了这本书，有得有失。

大约过了四个月，我还是没有好转。我决定在这时寻求治疗。我上一次离婚的时候，一位恋爱顾问曾建议我做个体治疗。我试过一次，但是感觉不适合我，不过我同意她的说法，所以我想约一个新的治疗师。我本来想找一位精神科医生，但是不知道找谁，小镇上的人我几乎全认识，所以我找了一位没有医学背景的治疗师。

这是我的转折点。很难用语言来描述治疗的过程，不过我有一些简短的、零散的感想。这种治疗让我每周有一个小时可以向别人倾诉、获得关心。这给了我一些新的视角，我发现导致我抑郁的不仅仅是这次分手，还有别的原因。我聊了很多关于我母亲去世的事、很多其他已经结束了的感情，有些事情甚至可以追溯到我十几岁的时候。我谈到了我难以和别人建立的亲密和信任关系。我谈到了我失败的婚姻和那些被我辜负的人。我还说了恋爱之外其他的一些事，比如生活中的压力、期待。我最怕的就是接受心理咨询。但是在那之后，我感觉如释重负，心情变得轻松许多。渐渐地，我开始不胡思乱想了。

我的悲伤慢慢消失了。我又可以开心地笑了。

我接受了一年多的治疗，我其实应该多治疗一段时间，但我没有精力了，我知道治疗肯定还没有完成。

那一年发生了很多事情，我又开始了新的恋情，我参与的项目都完成了，从某种程度上说，那是我最高产的一段时间。

除此之外，还有什么帮助了我呢？当然是我朋友和家人对我的支持。我当时不知道，现在也不知道，他们在当时是否知道我有抑郁症。不过，我感觉有些人似乎是感觉到我出了问题，于是他们给予了我更多的关心。他们叫我一起出去吃饭，出去玩的次数越来越多，他们邀请我参加更多的活动，通过各种方式向我释放善意。朋友和家人能在你遇到困难时提供最大的帮助。

也许最重要的是我与我的儿子关系一直很好。当我处于人生最低谷、不想继续活下去的时候，我总会想到儿子，这时我就不想结束我的生命了。当我和他在一起的时候，我感觉很好。只要这种感觉没有消失，我打心底里知道，我很快就会好起来的。

现在回想一下，我到底为什么会变得抑郁？我还是不知道原因。可能是很多事情叠加起来，量变引起了质变。我不擅长处理恋爱关系，这可能是诸多原因之中最主要的一个，分手只是压死骆驼的最后一根稻草。我也认为我的情绪比较容易出现波动，虽然不是很极端，但也有点神神道道的。

最后，我知道我很难发现、承认自己的某些情绪。对我来说，表达一些特殊的情感就像拔牙一样困难。我知道，这对一名心理医生来说很奇怪，但我认为这并不是那么罕见的事。实际上，在我的同事身上也会有这种情况发生。

得过抑郁症对我来说有什么好处吗？我认为是有的。医生常说，得病能改变他们对疾病的看法，能使他们成为更好的医生。我以前觉得这是陈词滥调，但是我现在认可这种说法，我感觉我现在更能理解别人的感受了。当然，当医生的一个最大的乐趣就是能够帮助别人，现在这种乐趣对我来说加倍了。帮助了那么多的人，又看到他们好转，我从中得到的快乐比以往更多了。

我还感觉我对别人的态度温和了许多。我一直都在尝试不要对别人过于评头论足，但是不能经常做到。我现在觉得我比以前更包容了。我迷茫过，也曾需要帮助，我现在更能理解别人迷茫无助时，渴望他人给予帮助的那种心情了。

我现在能更好地理解我在恋爱中的行为了（这多亏了治疗），在这方面我还差得很远！我要比以往更加能打开心扉，尽量坦诚地面对自己的情况。有没有变化，时间会告诉我答案。

还有一个收获，就是我在写作中找到了新的乐趣。我一直认为写作很无趣——就是一件你在念大学时为了取得学分必须做的事情。但是现在，我很享受写作，感觉像是打开了新世界的大门。

我确实还感觉自己有点脆弱，担心抑郁症会复发，但我并不是惶惶不安，我相信如果再次得抑郁症的话我能更好地应对它。不过，我会在某些方面比较小心，以后我会量力而行，在为他人提供帮助的同时也要兼顾自己的身心健康。虽然我还怀有很多抱负，但是我现在会劝自己不要把它们看得那么重，在失败的时候尽量不责怪自己。

我真希望我从来没有得过抑郁症，但是从某种程度上讲，我又很庆幸我得过，我也说不清楚为什么。

德韦尼问我有没有考虑过找一个有医学背景的医生，我考虑过，但是因为我感觉得了这个病有点难为情，所以不想见其他的医生，我担心他们在背后议论我，也害怕他们又告诉其他人。我过去已经习惯了以医生和同事的身份和其他医生进行交流，但是现在我得以患者的身份和他们交流，光是想想就让我觉得不舒服。我可以自己开处方，但是我知道独自服用抗抑郁药的风险太大了。当然，这也是违法的！

这让我想到一个重要的问题，我思考过很多次了：作为医生，我们常居高临下地说要患者降低对自己得病的耻辱感，但是我们言行不一。我们不能正视自己的问题，我们没有和别人分享我们的患病经历。与此同时，我们还声称我们正在为精神疾病去污名化而斗争。我已经记不清我为患有精神疾病的医生组织过多少次跨州心理诊疗了，这些医生不想让自己的同事知道自己正在寻求治疗。对于律师、知名媒体专业人士和政治家来说也是这样的。

看到越来越多的普通大众开始关注精神疾病去污名化真是令人鼓舞。看但是在那些从事专业心理治疗的人看来，情况却没有什么改变。

每当我们掩盖一个问题时，我们就在放任这个问题继续发展。我们努力隐藏秘密的同时，就使得其他有和我们有相同遭遇的人更难获取帮助。

我们需要改变。

凯瑟琳·德韦尼篇

正是我那段患抑郁症和焦虑症的经历造就了如今的我，我很高兴事情能这么发展。我这么说，并不是在美化苦难，而是说作为一名患有抑郁症、阅读障碍、成长期间身边的人不是有神经功能障碍就是有情感障碍的人来说，这些经历使我能够挣脱固有社会建构对自己的束缚，看待问题能够更加深刻、清晰。这些经历让我变得更睿智、更友善、更善于用正确的方式去爱那些值得我爱的人。

我的家人都有心理疾病，这给了我一个独特的视角。完美的人、完美的家庭、完美的父母，这些理想的概念与我的现实生活之间的巨大鸿沟，让我质疑所有传统的观念。如今我 47 岁了，有三个儿子和一个爱人。我和我儿子的父亲分居了，经过双方的努力，我们保持了很好的关系。我是一个经济独立、有创造性、能独立思考、情感独立的女性主义者和无神论者。我也不确定，如果我没有经历过之前现实与理想的错位，我是否能像现在这样通达明理、头脑清醒、自由洒脱、心态平和。在达到以上这些境界的过程中，现实中遇到的困难甚至会令你恼羞成怒。但是，就像他们说的，地狱是太晚被发现的真相，但是真相会让你获得自由。

我能回忆起在我两岁左右发生的一件事。记得那是一个晚上，我正躺在一张能看到前院的床上换尿布。我记得我妈妈说："你爸爸去酒吧了，把眼镜忘在家里了。"我转过头，看见爸爸走出家门，正沿着一小条路行走。我仍然清楚地记得那一刻。我想着："妈妈很伤心，我想让她开心，让事情变好。"我父亲有很多身份标签，而酒鬼就是其中一个。

在我的一生中，这段记忆经常浮现在我的脑海中，我一开始把它当作一个梦，因为我父亲从来没有戴过眼镜。但记忆中的情感是如此生动和清晰。有一天，我向妈妈提起这件事，说我知道这不是真的，因为爸爸从来不戴眼镜。"哦，他是戴眼镜的，"妈妈说，"但是他总是把眼镜弄丢，所以他最后不再买了。"

妈妈坚持说我那时还这么小，不可能记得清楚。不过，好在我不需要她相信我到底记不记得清楚。她不愿相信的事多了，也不只这一件，而且这也不是什么重要的事情。

抑郁和我的生活如影随形。现在回想起那段早期的记忆，我可以将我两岁时的情绪更准确地描述为："我很难过，因为妈妈很难过。所以，我拼命想让她开心来让自己开心，并解决这种不开心的情况。"

有很多次（虽然经过治疗，我已经不再这样了），我感觉我和我所爱的、遭受精神疾病折磨的人们之间好像有一根看不见的管子，我会感觉到他们的情绪通过这根管子涌向我。我不顾一切地想"修复"他们，以阻止情感的逆流流入我的身体。

他们说五个人之中就有一个人患有心理疾病，但我觉得这样的观点很奇怪而且不准确，因为在我的成长过程中，我周围都是患有精神疾病的人和受其影响的人。我认识的人里没有一个不受精神疾病影响的，还有很多人神经衰弱——神经衰弱的人会怎么样？到底什么是神经衰弱？我们现在管它叫什么？

> 德韦尼，这是一个通俗称呼，指的是急性心理疾病，通常是由压力引起的抑郁或焦虑。有些人还在使用这个称呼，我很喜欢这个称呼，它比"心理疾病"更容易让人面对。
>
> 史蒂夫

在我的一生中，我妈妈都患有心理疾病，或许这个病也伴随了她一生。她也不确定自己是什么时候患上抑郁症的，因为抑郁症与自尊心低下有着千丝万缕的联系，很难把它们分开来看。我所知道的是，直到今天，她在整段婚姻生活中都在遭受抑郁症的折磨，已经超过50年了。我敢肯定我爸爸有人格障碍，他嗜酒如命，而且还有其他劣迹。我敢肯定的是我爸爸有自恋型人格障碍。我的表妹、曾祖母，以及爸爸最好的朋友都有心理疾病，最后都自杀了。他们患的是双相情感障碍。

我永远都不会知道我患有抑郁症和焦虑症是不是因为在我成长的过程中身边的很多

人都患有心理疾病，但这就是我所记得的。我的童年充满了悲伤、愤怒、贫穷、怨恨、失望和嫉妒，所有这些都交织在一起，快乐的时刻偶尔穿插其中，但往往又会带来无尽的悲伤。当情况变得糟糕的时候，你总是会想也许不久就会柳暗花明；当快乐的时光来临的时候，你知道它不会持续很久，害怕接下来会发生的事。你想知道下一轮苦痛何时到来，会持续多久，你将遭受的苦难会有多么深重。每个人似乎都要把自己在现实中的情况与乌托邦式的理想生活、家庭、人际关系进行比较：宗教、性别歧视、种族主义、爱国主义、古典主义、家庭、真理、公平、社会期望、性别角色，这些概念搅和在一起就是一个巨大的精神泥潭。

我小时候就很抑郁，那时候我们称之为悲伤。我也很焦虑，我们当时称之为担心。因为我和父母生活在一个混乱的环境中，他们几乎无法应付，所以我什么也没说。祈祷、做手工、在家帮忙、努力表现得好，这能让我感觉好受得多。回想起来，我现在意识到这些都是用自我安慰的方式来处理自己的焦虑和抑郁，如今我还会做很多这样的事。情况总是非常糟糕，所以我总觉得很悲伤，我尽力使自己振作起来，使自己高兴起来。

在我们家，我们五个孩子从不发脾气，但大人总是发脾气。当人们讲述他们家处于青春期的孩子多么桀骜不驯、多么叛逆的时候，我会说："这是对孩子进行培养教育的好时机。在孩子的青春期，父母需要学会如何成为一个心智成熟的成年人，与孩子共同成长，这样孩子才能健康成长，进行必要的情绪锻炼。"

我的青少年时期过得特别艰难，认识我的人可能都会说我健谈有趣。但可悲的是，很多时候我都非常抑郁、焦虑。

我也是个恋爱狂。我认为，我对浪漫爱情那么渴望，与我从小就没有感觉到被人爱过、接纳过、关心过有关；也与我的家庭缺乏温情，以及我与父亲的关系不和有关。我对男孩的疯狂追求感觉就像是如果我没有男朋友，我就会感到深深的失落。我以为有一个男朋友会让我不再悲伤和担心、不再焦虑和沮丧。不知道怎么回事，我感觉如果我被某人"选中"了，就会让我觉得自己"足够好""足够特别"。我知道这听起来很悲哀，但我的确是这么认为的。

对我来说，"唯一伴侣"的概念是这样的：我相信每个人都有一个完美的爱情伴侣，如果没有他／她，我们就会一直处于绝望的状态。这个"唯一"的信念渗透在我童年的每一件事中。我们每个人都是有缺陷的、扭曲的罐子，当我们能找到一个刚好合适的、同样扭曲的盖子将罐子盖上的时候，突然之间，我们就完整了，不再是一个无用的、毫无价值的、空空的容器。这就是我那时的想法。我在祈祷文、广告、笑话、音乐、童话故事、书籍、电视和电影里都听到过这个有关"唯一"的概念，而且此时往往配以人们不断抱怨他们的伴侣、恋情的场景。

找到"唯一伴侣"这种撞大运的方法成了我"逃离现状"的唯一途径。教育、自我实现、文艺创作、另类的生活方式、旅行等方法都没有被我提上日程。

作为一名信奉天主教、出身于工人阶级家庭的年轻女孩，我唯一的价值就是我的童贞，成为父权制和教会的奴隶、生育机器、侍女。

这令我感到非常困惑和压抑。

我在 12 岁的时候和一位所谓的"积极倾听"的心理咨询师相处了几周，结果非常糟糕。直到上了大学，我才和一位相当称职的心理医生度过了愉快的两年。我去找心理医生看病，为的是打破我总是和那些对我不好的男人约会的怪圈，这是一个 20 出头的女孩经常会遇到的问题。探寻我糟糕童年的某些隐秘的角落，探究我与我那有人格缺陷的父母之间的关系，看看我的家庭互动模式是如何产生的，以及这种互动模式又是如何影响我现在的行为的，这一切都很有意思。我记得在那个治疗室里有一盏电灯，当时我大概 22 岁，我正在和医生讨论我对父母的担忧，以及我对他们应负有的责任。

我的心理医生说："你父母都是成年人了。"

我感觉世界像是停止了一会儿。我的父母是成年人，应该是他们照顾我们，而不是我们照顾他们！我从来没有意识到这一点！我这一辈子都觉得应该是我去拯救他们，治愈他们，让他们快乐！

从那时开始，一切似乎有了转机。那一天，我在治疗室里像是经历了一次脱胎换骨，仿佛能清晰地听见骨头重新排列的声音。我原来不断地为父母担心和负责，现在我开始学会了如何照顾好自己。

当我自己有了孩子的时候，我发现做父母比我想象的要容易得多。我把这归因为我在成为孩子之前已经成为了"父母"，即一个已经成为自己父母"监护人"的孩子。我也很幸运，我有很多天生的能力、特点和兴趣，这些都让我更容易成为父母：我的期望值很低；我是一个完成主义者，而不是一个完美主义者；我喜欢与人交际、做饭、组织活动；我非常独立，热衷于培养独立和适应力强的孩子。我从来没有为了孩子而活，我不要孩子是因为我想过自己的生活，我要了孩子是因为我想和他们分享生活。我对做父母的渴望与我认为这是一种成人仪式有很大关系。我想体验怀孕、分娩的过程，观察孩子的成长过程，参与到为人父母这一伟大"实验"中。

有句老话说得好："如果你想让上帝发笑，不妨告诉他你的计划。"当我们的小儿子六岁时，我和孩子父亲的关系开始恶化。当你开始一段恋情的时候，你根本不会想到那些你原以为不久就会烟消云散，或者你们两个人能够共同解决的一些芝麻大小的烦心事，最终会成为你们一切矛盾的根源。与我儿子的父亲关系破裂的同时，我的公众形象大幅提升。在这期间我患上了长期的、严重的抑郁症。孩子的父亲（我不想称他为我前夫）也有情绪方面的问题，我俩从互相帮扶的过程中学到了很多东西。

医生发现我有抑郁症，我自己根本没有意识到。我每天都很忙，要抚养三个孩子，每周写两篇报纸专栏，跑 50 公里，到剧院里演出。我看起来比以往任何时候都好，我挣的钱更多了，身体很好，工作效率很高。可是，我肚子一直不舒服。我的胃里总是咕噜咕噜的，还有口臭，吃不下东西，头脑里的东西就像走马灯一样转个不停。医生给我做了一些测试，我的心理健康问题突然就暴露了，他建议我做些治疗。我完全赞成。

为我诊治的全科医生向我推荐了心理医生乔尔（Joel），我们马上就展开了一周一次的精神动力学心理治疗。考虑到我有双相情感障碍的家族病史，再加上我一方面表现得非常亢奋、工作效率很高，另一方面又非常抑郁，全科医生和乔尔都认为我很有可能是双相情感障碍。他们建议我服用抗抑郁药。

"不，谢谢，"我说，"现在不行。"

为什么我拒绝了一种可以缓解我痛苦的神奇药丸呢？

有两个原因。首先，我并不认为服用抗抑郁药会让我好起来，我一个非常信任的朋友觉得我不是双相情感障碍。他说，你仍然可以一周写两个专栏，而且已经写了很多年了。尽管如此，乔尔仍认为我可能是双相情感障碍，但他向我阐明了他的观点："为了应对童年时期的抑郁状态，你似乎已经发生了一种转变，你开始变得忙碌，工作效率很高。你通过不停地创作竭力使自己摆脱抑郁；你把自己的日程排得满满当当，以此来分散注意力，耗尽精力，这样你就可以使自己避免陷入抑郁和胡思乱想的状态。"

我并非抗拒服用抗抑郁药，但我认为这不应该是我的首选。在我的完美世界里，没有人会在没有接受心理治疗的情况下就开始服药。在我得抑郁症期间，我一直处于深深的、持续的痛苦，以及绝望和恐惧之中。我认为，即使坚持服药，我的病情可能也不会有所缓解；而且药物的疗效也没有保证，服药可能会让我的情况变得更糟。现在的我再向前一步就会跌入万丈深渊，我担心药物会让我的情况变得更糟糕。一想到还会变得更糟，我就感到很害怕。一想到他们要我吃药，我就感觉他们仿佛要把我架到火堆上，逼我在上面玩杂耍。

同时，我也很清楚，在没有麻醉的情况下治疗的效果最好（如果可以，也不要用毒品、酒精、赌博、鲁莽的性行为或药物来麻醉自己）。我认为，要想弄清自己的情感伤痛究竟来自何方，你必须保持神志清醒。为了能让自己深切地感受这些痛苦，你要直接、自然地流露情感，不要加以控制。

我认为服用抗抑郁药最可能导致的结果是，我的感觉会被塞进一个"信箱"里，两种极端的情感都会被消减或者完全消除。

其次，我不愿意吃药的另一个原因是药物会极大地扼杀创造力。创作是唯一能给我带来积极情绪的事情。当我写作的时候，我感到自己充满力量，能够掌控自己的生活，尽情地宣泄，非常满足、平和，因此我拒绝药物治疗。如果我到了不能写专栏的地步，那我就去找家庭医生开处方。在那之前，我会尽自己最大的努力扛过去。

隆冬时节的一个早晨，我醒过来，感到有点害怕。我在厨房为孩子们准备早餐，然后穿着睡衣在庭前闲逛，点了根烟。在黑暗中，寒冷刺骨，已经是早上 6:30 了。我抑郁的时候，每天抽三四根烟。我不喜欢这样，但是我没有办法。当我坐在门廊上看着太阳升起时，心想："我再也撑不下去了。我今天应该写一篇专栏文章的，但我什么也写不出来了。待会儿我会把孩子们送去学校，再去看医生，吃点开心药。我决定放弃挣扎了。这实在是太难了，我再也不能靠自己撑下去了。"

我和医生约在上午 11:30 看病。我把孩子们送到学校，回到自己的笔记本电脑旁边。我想："和医生约定的时间是 11:30，现在还有两个小时，看看能不能写出什么来。"

所以我就开始写。我写了下面这篇文章。我写好了专栏，取消了预约，到最后我也没吃药。这篇文章带给我的积极反馈比我以往写过的任何东西都多。

继续前进：向平凡的英雄致敬

每天早上，我都会坐在露台上喝咖啡，看着人们在生活中奋力前行。我很敬畏人们奋勇向前的精神。人类的精神真是一个神奇的东西。

闹钟把上班族从睡梦中吵醒，他们快速吃完早餐，穿上衣服，赶着火车、硬着头皮去上班。我向年迈的邻居们道早安，他们小心翼翼地在街区里走来走去，试图让他们吱吱作响的骨头和昏沉沉的脑袋在一夜的持续疼痛和少量的睡眠之后继续运转。我站在路的尽头向一位妇女挥手打招呼，她的母亲在与癌症长期抗争之后去世了，她沉浸在悲痛之中，但她让孩子们起床穿好衣服，做了午餐，克服各种困难，让她的孩子们能够准时上学。我为我的伴侣加油打气，他被焦虑和压抑包围着，但还是每天早上坚持去跑步。

当他想拉过羽绒被盖过头顶，从世界上消失的时候，他会强迫自己起床。他是打哪来的那么大的毅力呢？其他人又是打哪来的那么大的毅力呢？

没有人知道别人有多么的挣扎，生活有多么艰难。他们哪来的勇气，他们是如何凭借着渺茫的希望熬过这一天的呢？当完成每件事都需要付出很大努力的时候，有些人只能一分钟一分钟地熬过每一天：喝完一杯咖啡后再喝另一杯；从一种情绪切转换到另一种情绪；熬过一段痛苦后再迎接下一段痛苦。这些人一天中最喜欢的时刻就是入睡前的那一刻，因为他们知道只有此时自己才会从痛苦中解脱出来。这些人平凡普通，靠着微弱的希望坚持下去，他们就是我的英雄。温斯顿·丘吉尔说过："如果你正在遭遇地狱般的挫折或磨难，不要放弃，继续前进。"

当我们中的许多人在悠闲地讨论着房价，讨论着玛丽·凯特（Mary Kate）和玛丽·阿什莉（Mary Ashley）①的拿铁咖啡里是不是兑了全脂牛奶，或者在讨论"这到底是艺术还是黄片"的时候，我们周围的很多人都在各自的生活中苦苦挣扎。上周我看到一张明信片，上面的文字提醒了我别人的生活是多么的艰难："要与人为善，因为你遇到的每个人都在打一场艰苦卓绝的硬仗。"

我们很少在报纸上看到关于痛苦的报道，上面尽是些关于政治、体育、恐袭、商业、名人、经济和食谱的内容。但事实上，痛苦无处不在。对许多人来说，别人的沮丧和厄运可以暂时让他们转移一下注意力，让他们从内心的痛苦中解脱出来，摆脱抑郁的重压和成瘾问题对他们身心的摧残。

生命只有一次，我们要好好珍惜。在很多情况下，有选择权本身就是一种幸运，而有些人的选择会比其他人多。

做出改变能让你过上更好的生活吗？如果是，要做什么样的改变呢？如果我们的生命可以找一个经纪人来管理就好了，他可以通过电脑来管理我们的所有数据，并为我们提供最好的解决方案。"方案5能为您带来最高的满足感和最低的痛苦感。你应该减肥，卖掉房子，和妻子待在一起，做一名牙医，不再吃奶酪，买一张新床垫。"

不是每个人都能坚持下去。有些人的痛苦如此之深，以至于他们只有在死亡中才能找到安宁。和许多人一样，我也曾有过自杀的念头，虽然这很难理解，但在我的内心深处，我非常清楚，那些我所爱的人之所以走上绝路是因为他们在不顾一切地寻求安宁。

让我们帮助那些处于痛苦中的人解脱出来。让我们为那些饱受情感伤痛、身体疼痛、精疲力竭和失眠障碍折磨的人们鼓劲，为那些夜以继日养育孩子的父母、照顾患者和残

---

① 玛丽·凯特和阿什莉是异卵双生姐妹，她们因为独特而又富有品位的穿衣风格成为美国的时尚偶像。——译者注

疾人的人鼓劲，为那些在生活的重压下濒临崩溃的人鼓劲。让我们在场边为他们加油："你是个传奇！你是个英雄！坚持下去！"在这里，我想送给大家一些忠告：不管生活中发生什么变故，太阳都会照常升起，每天都是充满无限可能的一天。一切都会过去的。希望你能在快乐的时候保持庄严，在悲伤的时候保持快乐。请永远记住这些。

你是很了不起的！你做得很好！继续坚持！

我的情况有所好转。

孩子的爸爸搬走了。一切开始变得明朗和安定。

在他离开的几周之后，一天我正在洗澡，焦虑、悲伤和恐惧突然袭上心头。我清楚地记得我当时在想："我们分开生活了，一切都会好起来。"

曾经有一度，我觉得，即使我们已然分开了，也仍旧生活在同一屋檐下。

这让我想起了治疗师告诉我的关于打鼾的事。人们通常不会在睡梦中被别人的鼾声吵醒。他们醒的时候听到了鼾声，就以为是鼾声吵醒了他们。很有可能他们已经在打鼾人的枕边睡了好几天、好几个月，甚至好几年，自己却浑然不觉。

相关性和有因果关系是两码事。不要以为你有一栋心仪的房子、一份体面的工作、一副健康的身体、一个善解人意的伴侣，你的抑郁就会消失。有了这些条件，你的生活会比较顺利，但如果你把情绪低落全部归咎于外部因素，那么你就很容易在心理健康自我护理方面变得比较被动。

我不知道是什么帮助我摆脱了深深的抑郁。治疗？锻炼？生活环境的改变？读心理自救的书籍？写作？我想大部分时间这些方法都起了作用。我会尽自己所能让自己好起来。

我给别人的建议是：不管你在哪里，用你所有，尽你所能。当你不知道该做什么时，什么都可以尝试一下。感觉不是事实，情感也会转变，现实就是这样。对于所有遭受痛苦的人和他们所爱的人都是这样。

接受心理治疗的过程是很艰辛的，但它给予我的巨大改变和敏锐的洞察力让我在大部分时间都能非常勇敢、乐观地面对生活，虽然也会有少许不如意。

通过治疗，我发现学会直面悲伤能够帮助我渡过难关，摆脱消极的人生模式。即使是在那些悲伤一阵阵袭来的日子里，我也能迅速成长起来，获得宁静、保持清醒。

当治疗起作用时，你会发现你笑的时间更多了，胡思乱想的时间更少了，对自己和他人更友善了，发现自己不再处于不健康的状态了。这就好比在戒烟成功后，即使桌上有一包香烟摆在你面前，你的内心也是毫无波澜。

在我的治疗即将结束时，我曾在一个聚会上和一个自嘲为自恋狂的人聊天。他自称"一只折翼的小鸟"，并和我说除了我没有人能理解他；要是在以往，我肯定会被他迷住。

我丝毫没有被他撩拨到，这让我非常吃惊。我在想："哇！放在以前我肯定会和他纠缠到一起去，然后互相伤害。但是现在，我什么都没有感觉到。"曾经会被拉紧的绳子似乎被割断、烧焦了。

我的伴侣偶尔也会被抑郁情绪所侵扰，但他愿意和我分享他的内心感受，这让我感到非常开心、非常荣幸。他是个很注重隐私的人，但是他信任我。他也是一个超级聪明、善于自省的人，所以我们可以自由、公开、频繁地谈论各自的喜怒哀乐。这也使我更好地了解自己。

我其中的一个儿子能很好地控制自己的抑郁情绪。他能够察觉到自己的抑郁情绪，然后说："我又抑郁了。"他不去买醉，不捶墙，也不将其归咎于在学校的压力或没有女朋友。

最近，他又痛苦了一段时间。我对他说："我可以马上给你找个咨询师，他可以为你推荐心理医生，或者我们也可以把他约到家里来。你告诉我跑步、写作和泡澡对你的病情有帮助，我也发现确实是这样。你可以吃吃含有圣约翰草（贯叶连翘）和镁的药，吃几周看看有没有效果。"他觉得我的建议会有帮助。

根据我的儿子、伴侣、朋友，以及我自己的经验，一个人年龄越大，就越善于预测抑郁症发作的时间，识别自己何时已经抑郁了，知道怎么做能防止它频繁发作、缩短它的持续时间、降低它的严重程度。

降低患者对患病的羞耻感能够极大增强人们主动寻求帮助的动力，这样他们才能够尽最大努力控制好自己的病情。不要再"咬紧牙关强忍着"，不要再"自己挺过去"，不要再"别多想了"。人们应该就他们自己的心理健康问题多多地倾诉，而其他人更应该做的是去倾听，而不是去对别人评头论足。

如果有一个与你亲近的人，他看待事情客观公正，你又可以信任他、向他吐露心声，这将是一笔非常宝贵的财富。他了解你，了解你有什么期许，了解在过去的治疗中什么疗法对你有效。你也许曾经得过某种精神障碍，然后又恢复了。你也许曾经告诉过他们什么疗法对你有效，他们也许会观察到哪些疗法已经对你起作用了、哪些疗法只是暂时能缓解你的病情，必要的时候他们能给你提个醒。

当史蒂夫和我写这本书的时候，我告诉过他我们一家每年冬天去度假屋度假时发生的事。我们每年都会出去度假，在去住度假屋的路上，我会从附近的一个小镇上的教练那里把我 15 岁的儿子接上。当我们驱车驶向度假屋的时候，我儿子说："我的脑海中好像已经浮现出度假屋的样子了。"我非常清楚之后在我儿子身上会发生什么。这一切都太熟悉了。在我离开家之前，我在心中跟自己强调："记住现在的情景，我现在站在家里。"因为当我去度假屋的时候，我会忘记家里的样子；但是在我回家后，我又会忘记度假屋里的样子。当我回家的时候，我感觉自己好像从来没去过度假屋；当我在度假屋的时候，我又记不起家里的样子。就好像所有关于度假屋的记忆与所有关于家里的记忆被分别堆放在两个不同的角落。

得了抑郁症的人就会有这种感觉：感觉自己在两个世界之间游走，当进入其中一个世界的时候，就会感觉自己好像会永远待在那里。

当人们没什么事的时候，很难说服他们去做一些避免抑郁症发作的事情，真的很难。因为乐观主义者认为"那已经结束了，以后再也不会发生了"，而悲观主义者认为"做什么都没意义，我除了逆来顺受什么也做不了"。

我现在 47 岁，很满足，很有成就感。虽然我知道导致我抑郁和焦虑的原因是什么，但是当痛苦袭上心头的时候，我像大多数人一样觉得自己很难面对。我把我的抑郁，以及我自己的不足归咎于外界因素，直到我被抑郁打败。

多年以来，我认为一切都会好起来。比如，我的工作能更稳定一点，我的恋爱关系能不那么紧张，那个人不再是个混蛋，等等。不管你对心理疾病多么了解，抑郁症总是能不知不觉地让你觉得一切都是你的错。

现在，我没有经济上的烦恼，拥有梦想中的事业，有几个可爱的孩子，他们都很独立；我身体健康，拥有一段非常快乐、简单的恋爱关系。但是，我仍然遭受着抑郁症给我带来的折磨。时至今日我才真正明白，抑郁症可能会随时发生在任何人身上，可能与环境、事件或生活中的不如意都没有关系。当然，这些外因会使抑郁症恶化，而且单凭意志力或坚韧的性格是无法战胜抑郁或焦虑的。

虽然我并不缺少关爱，没有压力，孩子们也都很好，我也没有熬夜，工作愉快，有规律地跑步，吃得健康，但有时我仍然情绪低落（我用这个词指代抑郁症）。

通过元认知（对自己的思考过程进行认知与理解）和治疗，我对自己的内心世界有了深刻的认识，这使我的抑郁和焦虑发作得没有那么频繁了，持续时间更短了，严重程度也更低了。

我会选择与抑郁症"相依为命"吗？会的。我将抑郁症发作称为"一次艰苦卓绝的、收拾情感垃圾的过程"。每次我从抑郁中走出来的时候，我会觉得我的心胸又开阔了一些，我对于做人的理解又加深了一些，我能更深切地感受到幸福，变得更加感恩，同时我对自己和别人的了解也加深了。每次抑郁症发作后，我的"个人情绪自救手册"都会增加几页新的内容。

那么焦虑呢？我会选择与焦虑"老死不相往来"吗？当然，我希望焦虑马上消失。焦虑使人非常疲惫，而且毫无益处。我没有经历过太多的焦虑，但每次都很可怕。在某种程度上，焦虑确实让我对手工艺、艺术、锻炼、瑜伽和音乐产生了兴趣，开发了我的创造力，但抑郁也可以。

如果让我选择的话，我宁愿选择与抑郁"共生"，也不要与焦虑"为伍"。我经历抑郁的次数远比焦虑多，但是焦虑让我感觉自己好像会失去控制。焦虑完全可以让任何快乐或安宁瞬间消失。我抑郁的时候，可以通过转换视角找到安宁。抑郁就像一场暴风雨，我看着它慢慢向我逼近。我不知道这场暴风雨会持续多长时间，也不知道会有多严重，但我至少可以提前做好准备，与抑郁做斗争。然而，焦虑就像一辆急速行驶的摩托车，我被捆在上面疾驰，直到汽油耗尽。

我宁可被抑郁侵扰，也不要被焦虑压垮。

前几天我读到了下面这些文字，产生了共鸣：

> 抑郁是什么事都不在乎，而焦虑是什么事都太在乎。

第二部分

心理问题自查

第 6 章

抑郁：生活是一种煎熬

悲伤是一种再正常不过的情绪了，对我们来说，它甚至还有一些好处：能帮助我们从生活的苦难中恢复过来；还可以帮助我们进步。人类的进步得益于谨慎小心，冒险家也会从谨慎中获益。但是在某些时候，悲伤会变为抑郁。抑郁在本质上是一种悲伤，但这种悲伤是非常持久、遍布各处、弊大于利的。有些人会把"抑郁"和"悲伤"混为一谈，但是在医疗保健领域，抑郁指的是一种过度悲伤的综合征，它的程度非常严重，持续时间很长，会影响你的功能正常发挥。

悲伤的潜在好处

- 提高记忆力。当你有一点悲伤的时候，在某种程度上你的大脑会运转得更好。

- 提高判断力。我们在社会环境中做出的判断变化无常，我们对事情的理解主要源于个人偏好。我们越快乐，我们的判断力就越容易受到这些偏好的影响。

- 提高警惕性。这是真的！快乐的人更容易相信别人，而悲伤的人警惕性更高。

- 减少成见。悲伤的人很少基于他人的身份及他人代表何种群体对他人做出评价。

- 提升动力。悲伤的人在完成艰难的任务时更容易坚持下去。快乐的人往往会通过给自己的失败找各种借口来人为地"为自己设限"，因此会过早地放弃。

- 提升社交能力。在某些情况下，悲伤的人可能会表现得更好。例如，他们在提出请求时可能更礼貌和谦虚，而快乐的人的态度则可能比较嚣张。

- 提升公平意识。在测试一个人的自私性和公平意识的心理游戏中我们发现，消极情绪会让被试对他人有更多的关注，从而提升自己的公平意识。而快乐的人往往会更多地考虑自己。

对于确立悲伤和抑郁之间的分界点这个问题存在很多争议。有时悲伤和抑郁的区别是很明显的。例如，如果有人很不愿意起床，行为比平时消极得多，还常常担心，感觉看不到希望，甚至有自杀倾向，这就是抑郁。有时候，人们自己就可以感觉出来自己可能是抑郁了。他们来找医生的时候会说他们感觉自己不像平时的自己了，不能像以前那样享受生活了，感觉一切都不对劲。他们会为那些以前不会引起他们关注的事情而担心。如果出现了这些情况，很明显你已经患上抑郁症了。抑郁症会持续很长时间，让人们无法像以前那样正常生活。

但在更多情况下，抑郁症是很难被发现的。抑郁症会悄悄地找上你，患病的过程可长达数月甚至数年之久，人们在行为上的改变又是很缓慢、很细微的，以至于最后连最亲近的好友和家人都不记得患者不伤心时候的样子了。患者说他们不是那种享受生活的人，他们会说："我的个性就是这样，阴郁又消极。"

如果患者能够意识到自己患有抑郁症，那么对心理医生来讲，展开治疗就比较容易了，心理医生可以直接提供治疗。但是，如果患者说他们觉得自己没有问题，他们来咨询是因为别人叫他们来的，这就比较麻烦。我们需要进行一系列的测试工作，比如倾听、临床诊断，以及一些推测，从而判断他们是否真的患有抑郁症。

许姆

许姆第一次来我（史蒂夫）这里做评估的时候是 21 岁。她 17 岁从学校毕业后一直在当画家。她想知道自己是否得了抑郁症，她说她从来没有真正地享受过生活，就算是很小的时候也没有过。她觉得生活对她来说是煎熬，她对很多人都看不惯，几乎所有的事情都让她感到很烦，都让她比较失望。她对生活并不在意，曾经想过要自杀，但是没有付诸过行动。作为艺术家，她算是比较成功的，但是她的创作主题都比较阴暗。她经常穿一身黑。母亲带她去看过几次医生，也带她去看过心理医生，但是她觉得自己都没有进入治疗状态。她母亲建议她再做一次咨询的时候，她听取了母亲的建议，进行了预约。她想知道，她的黑暗性格在多大程度上反映出了她真实的自我，又在多大程度上是抑郁症导致的。

　　许姆的情况确实让人觉得她很抑郁，但是我实在回答不了她的问题。我告诉许姆，她的情况从医学上来说，可能是抑郁症；但是从哲学上来讲，这是关于她想和这个世界进行怎样的互动的问题。选择权在她手上。我为她做了一次尝试性的治疗，看看是否能帮助她改善情绪，然后让她选择是采取药物治疗还是心理疗法。她选了药物治疗。

　　许姆是幸运的，药物在相对较短的时间内发挥了作用。三个星期后，她带着微笑来到诊疗室。她变得更活泼了。她解释说，大约在上周，她开始注意到一些变化。她能在日常生活中发现更多的乐趣。几天前，她从家门出来，看到街上的树是那么的绿，她说她以前从来没有注意到。她能在一些不起眼的地方看到积极向上的东西。虽然并不是翻天覆地的改变，但她能感觉情况正在改变。她打算买更鲜艳的颜料。随着约诊次数的增多，她的变化也越来越大。

　　许姆的经历能证明她得了抑郁症吗？如果你完全相信抑郁症的医学模型，你就会说她肯定患有抑郁症。我理解这种观点，但并不完全同意。对我来说，她的症状是模糊的，因为作为艺术家，她仍然能正常地画画。她的装扮是她性格的体现。另一方面，也可能是因为慢性抑郁症伴随了她如此长的时间，以至于抑郁已经融入了她的生活，成了她日常"装扮"的一部分，但实际上这是一种不正常的状态。不管怎么样，抗抑郁药都让她的情况有所好转。

　　有趣的是，一年之后，许姆又来了，她说她开始怀疑现在的她还是不是真实的自己。她想试试离开了药物会发生什么。她开始慢慢地停药。她连续六个月每月都来治疗一次，以此来监控自己的情绪变化。她一直都处于快乐的状态。两年后，我又回访了她，她说她经历过几次情绪低谷，但是没有继续吃药也度过了那段时期。我问她能否回答她当初提的那个问题。她耸耸肩说："谁知道呢！"我也这么认为。

抑郁症的症状

　　抑郁症很常见，我们中间有 1/5 的人在人生的某个阶段都会患上抑郁症。抑郁症是目前为止医生治疗过的最常见的精神障碍之一。诊断抑郁症的标准是，出现以下症状之中的五个或五个以上，持续时间至少两周，并且社交和工作受到显著影响。但是实际上，大多数人患抑郁症的时间远远超过了两周。

抑郁症的症状主要包括以下九个方面。

- 情绪低落。这是指你感到悲伤。有些人会说他们很容易哭，但有些人说他们"哭不出来"。他们说如果他们能哭出来的话早就哭了，但就是觉得麻木，哭不出来。

- 对日常活动缺乏兴趣（医学上称之为"快感缺乏"）。

- 饮食模式改变。有些人吃得会比平时多，有些人则会吃得比平时少。

- 睡眠模式改变。大多数人睡眠不足，他们会在床上辗转反侧睡不着。但是也有些例外，有些患者的睡眠时间会比较多。

- 疲劳。这在抑郁症中很常见，但在其他障碍中也很常见，有时会单独出现。因此，疲劳这种症状在区分抑郁症和其他障碍时不是很有用。

- 感觉活着没有价值或者觉得有负罪感。抑郁的人不管自己生活中发生了什么事或者别人出了什么事往往都会责备自己，并且常常觉得自己不值得被帮助，或者认为别人无法帮助自己。

- 注意力不集中。比较典型的是，他们会说看书的时候看完一页却无法记得这一页开头的内容是什么，或者他们在看电影的时候容易走神。

- 感觉焦虑不安。这一点通常被描述为无法放松。

- 反复想到关于死亡或自杀的事。

在判断某人是否患有抑郁症时，医生会寻找抑郁症的表现迹象。通常患者的面部表情看起来是空洞的（在医学上称为"反应缺乏"）；患者可能很容易哭；他们往往不注意个人外表甚至个人卫生；有时候，他们动作迟缓（这被称为"精神运动性抑制"）；有时候他们思维迟钝，在说每句话之间会停顿很久；他们常常感到绝望和无助，觉得自己没有改善的希望，没有人能帮助他们——这类症状危害很大，因为它们会阻碍人们寻求帮助。

医生也会检查导致抑郁症的生理原因。虽然像甲状腺激素低这样的情况并不常见，但是可能导致抑郁症的其他生理原因有很多，如果某些原因被遗漏了，可能就会对健康造成长期的、严重的不良后果。如果潜在的致病的生理原因没有查出来，你采用的治疗方法就可能根本没有效果。

所有经验丰富的心理医生都会非常关注的另一个问题就是自杀。在精神病学中，自杀是最可怕的后果。虽然我们知道在自杀的人身上经常会看到抑郁症的影子，但是抑郁症患者的自杀风险却很难界定。在重度抑郁症患者中，自杀的风险可能在 10% 左右（非常高）。因此，如果有人被确诊为抑郁症，就需要对其进行全面的自杀风险评估（见第4 章）。

抑郁症的种类

抑郁症分为不同的亚型。针对每个亚型，其治疗方法略有不同。

重性抑郁障碍

重性抑郁障碍就是抑郁症的医学名称。重性抑郁障碍很常见，基本上每四个女人或者每六个男人中就会有一个人得过抑郁症。重性抑郁障碍的诊断标准为：在绝大部分时间内，至少需要出现上述九种症状中的五种，并且至少持续两周，扰乱人们的正常生活（通常是社交或工作方面）。一旦被确诊，患者就会被分为轻度、中度或重度抑郁症，医生会根据严重程度推荐治疗方式。

- 轻度：通常只有五种症状出现，没有自杀念头，只有轻微的功能损害。
- 中度：出现五种以上症状，功能明显受损，可能会短时出现自杀想法，但没有自杀计划。
- 重度：有明显的自杀倾向，几乎出现上述所有症状，基本无法正常生活。

恶劣心境

恶劣心境是一种慢性轻度抑郁症。患者会感到抑郁，但并不完全符合前文所述的诊断标准，大概只出现 2~5 种症状，但是这些症状至少持续两年。恶劣心境并不像重性抑郁障碍那样常见，但仍然相当普遍（约 5% 的人在其一生中会经历恶劣心境）。

双相情感障碍

双相情感障碍是一种不太常见的精神疾病，只有 1% 左右的人会患上这种障碍。它以前被称为躁郁症。有躁郁症的患者情绪波动剧烈，他们有时抑郁，有时躁狂。通常这种波动会持续数周甚至数月，患者通常会在两次发作之间恢复正常。也有"快速循环"类的患者，他们的情绪可以在几天内（甚至在几个小时内）发生波动，但这些情况也是不常见的。

当医生碰到抑郁症患者时，他们会向患者提问，以此来判断他们是否有躁狂发作的经历。这一点是很重要的，因为有躁狂发作是双相情感障碍的标志，而双相情感障碍的治疗方法与单纯的抑郁症的治疗方法是非常不同的。

躁狂发作是指一段情绪高涨的时期，至少持续一周的时间。情绪高涨有点像超级快乐的状态。你觉得自己像是处在世界之巅，坚不可摧。躁狂的人几乎不怎么睡觉，他们往往也很少吃东西。他们有宏伟的计划和想法，认为自己可以解决世界上所有的问题（不过很明显，他们的计划都是一些没怎么经过考虑的计划）。他们经常情绪激动、喋喋不休、容易分心。有时候，他们的情绪看起来更像是发怒而不是情绪高涨。由于患者的情绪不稳定（波动大），所以有时候躁郁症会被误诊为抑郁。他们往往前一秒还在笑，后一秒就会哭。当你第一次看到躁郁症患者时，你会觉得很不可思议。他们行事夸张，做出各种冒险行为，能激起别人的种种情感（从痛苦的感觉到幽默的感觉都会有）。严重时，他们还可能出现妄想症。严重到一定程度时，你几乎很难判断他究竟是躁郁症患者还是急性精神分裂症患者。在接受药物治疗之前的几天，躁郁症患者有时会因为无法安定下来吃饭或睡觉而死于疲惫或饥饿。

继发性抑郁症

继发性抑郁症是一种由于一些特定、可识别的原因导致的抑郁症，通常是由药物、毒品或疾病造成的。这一点很重要，因为如果以上任何潜在的诱因（如疾病）未被根除，那么抑郁症的治疗也将失败。导致继发性抑郁症最常见的疾病是引起慢性疼痛的疾病（如甲状腺功能减退），以及影响大脑的疾病（如帕金森病）。引发继发性抑郁症的最常见的药物/物质是酒精和鸦片。

悲伤

悲伤不是抑郁症，但是这里需要提一下。悲伤和抑郁症有重合的地方，两者很难区分。有些时候，悲伤可能成为抑郁症或者抑郁发作的诱因。

悲伤是对失去某人或某物的情绪反应。能够引起悲伤的最常见的原因是心爱的人去世。任何形式的丧失都可以引发悲伤，比如失恋、失业，以及失去宠物、财产等。悲伤会产生一系列的症状，这是很正常的。很多症状是典型的抑郁症的症状，比如悲伤、哭泣、注意力不集中和睡眠不佳。在丧失出现后，这些症状会持续六周左右，然后慢慢减弱。如果这些症状持续的时间超过三个月，我们就要开始怀疑悲伤是否引发了抑郁症。在这种情况下，我们可以开始考虑进行积极的治疗，要么是针对悲伤的治疗，要么是针对抑郁症的治疗（如心理治疗或药物治疗）。

经前期烦躁障碍

许多女性在月经开始的前一周会出现烦躁的症状。烦躁是指一种极度不安或不满的状态，但是和抑郁症又有点不同。经前期烦躁障碍的症状因人而异，通常伴有情绪波动、易怒、焦虑、悲伤、睡眠不足、注意力不集中、紧张等症状，在月经开始前持续一周，然后很快消失。

产后抑郁症

在怀孕期间和产后容易出现抑郁症。孩子出生后发生的变化特别多，产后抑郁症很容易就被这些变化所掩盖。如果不加以治疗，产后抑郁症就有恶化的可能，产妇会出现幻觉和妄想等精神病性症状。这非常危险，因为母婴都有可能受到伤害。

诊断产后抑郁症的难点在于将其与"产后忧郁症"分开。产后忧郁症是指分娩后的3~10 天里一般会出现流泪、焦虑和悲伤的现象（大约每三名女性中会有一名经历这样的情况）。而产后抑郁症的症状具有持续性（超过两周）并影响女性正常功能的发挥。大约每七名女性中就有一名会得产后抑郁症，通常会在分娩后的 1~12 个月内出现这种情况。

我抑郁了吗

自我诊断会比较困难。除非你以前得过抑郁症，否则你很难意识到自己得抑郁症了，它会在你身上潜伏。你的情绪和行为的变化是缓慢的。对于你为什么会变得不像自己了这个问题，你可能会想到许多原因。

自我诊断的诀窍是将病因和症状分离。不要想你感到悲伤的原因，而要问问自己："我难过吗？"如果答案是肯定的，那么再问："我悲伤多久了？"如果超过了两周，可以对照前面提到的症状表查看。如果你出现了三种以上的症状，有几种还特别严重，或者如果你觉得自己有自杀倾向，就要赶紧去看医生！

网上有很多抑郁症自我诊断的测试。大多数测试只需要花几分钟的时间就可以完成，但是对于这些结果你需要持保留态度：它们很有可能属于过度诊断或者是误诊。抑郁症的症状会与许多其他问题的症状重叠，特别是与身体疾病和焦虑的症状重叠。看专业的心理医生是个不错的选择，不过在此之前最好先咨询一下全科医生。找一个了解抑郁症的医生帮你看病是关键，他能客观地看待你的病情（不要找亲戚或朋友），给你指出正确的治疗方向。

当你看全科医生的时候，你必须告诉他你来的目的！有非常非常多的患者都不直接说自己来看什么病，或者什么都说了，就是没说到抑郁症，或者直到咨询结束，才鼓起勇气说出自己的真实情况。一些研究表明，全科医生大约有 50% 的概率诊断不出抑郁症。造成这种情况的原因有很多：患者对患病的耻辱感、诊断时间很紧张、患者无法意识到自己的感受，还有一些全科医生不太熟悉心理健康护理这一领域。有时候患者不好意思提起自己的感受，有时候患者不想给全科医生带来压力。

如果你觉得给你诊治的家庭医生没有在听你说话、行事很匆忙或者让你不放心，不妨去看看别的全科医生或心理医生。那些阻止我们获得精神卫生保健服务的障碍确实存在，这很令人沮丧，尽管每年这些障碍都在减少，但是它们仍然存在。所以，如果你的第一次治疗尝试没有效果，不要拖延，再试一次！

另外，不要妄图立刻弄清楚你抑郁的原因。首先要进行诊断，然后才是找出病因。很多人在还没有搞清楚自己得的是什么病之前就在找病因。最佳的顺序是：我怎么了？我是抑郁了吗？我抑郁了该怎么办？一旦你的病确诊了，你就可以开始思考它是怎么发生的。

找出抑郁症的病因确实很困难，而且也可能会徒劳无功。责怪自己会分散注意力，让我们无法处理眼下的事情，也无法继续治疗。

基于大家不同的处世原则和信仰，对于导致抑郁症的原因或者如何避免患上抑郁症，不同的人肯定会有不同的想法。是经济上的原因吗？是宗教信仰的原因吗？是生活艰辛的原因吗？是你过去经历的原因吗？是你恋爱关系的原因吗？还是说你正处于一段糟糕的生活状态中，但是这段遭遇马上就会过去？

其实到最后，我们发现有很多原因会导致抑郁症，找出导致你抑郁的原因需要凭借知识和经验进行有根据的猜测。我们并不是说自寻病因不重要，只是在早期，这并不是最紧要的。这件事最好是在你康复后再做，在你心态好些的时候平心静气地评估你的生活状态。

为患有抑郁症的人寻求帮助

为患有抑郁症的人寻求帮助真是一个挑战。患上抑郁症的患者疲惫不堪、缺乏动力，常常感到力不从心，觉得别人无法帮助他或者他不值得别人的关心和关注。很难让患者自己主动去医生那里咨询。更糟糕的是，患者的人际关系都比较疏远，因此能在患者身边帮助他们的人就更少了。

尽管如此，近年来全球范围内为抑郁症寻求帮助的人数呈现激增态势。一部分原因是一些组织和国家开展了倡导减少患者患病羞耻感、提高人们对精神疾病的认知的项目，这些项目取得了一些成效，如澳大利亚的"战胜忧伤"（Beyondblue）网站；还有一部分原因是分配给心理健康专家的资金更多了，治疗的选择也更多了。

在治疗抑郁症的时候，有 5 个关键步骤。对于轻度抑郁症，通常进行到第 3 步（诊断、自我教育和心理急救）就足够了。对于中度抑郁症，通常还需要进行到第 4 步或第 5 步（心理治疗或药物治疗）。重度抑郁症需要进行完所有的步骤，而且可能还需要住院观察一段时间，防止患者自杀。下面简单介绍一下治疗抑郁症的 5 个步骤。

步骤 1：诊断

抑郁症除了有许多不同的亚型之外，还常常与其他各种疾病的症状相重叠，尤其是会与焦虑、药物和酒精滥用，以及人格问题的症状相重叠。有时诊断的结果可能并不是单一的抑郁症，而是一系列的病症，甚至可能是多种障碍的交叠。多重障碍（共病）实际上比单一障碍更常见。不同障碍的治疗方法是不一样的。因此，找出核心问题并制定治疗方案是非常重要的，同时还需要有备选方案。

关于在什么情况下开启治疗抑郁的第 1 步是有争议的。和别的心理健康问题一样，你可以先去咨询全科医生，你还可以去咨询本地医院的精神科护士、心理医生或咨询师。只有全科医生建议你去看精神科医生的时候，你才可以去。

当然，你也可以选择自我诊疗：自我诊断和自我治疗。很多人会说这是在冒险（如果你的抑郁症很严重，或者你有自杀的念头，就应该杜绝这种做法）。但只要你认真对待这个问题，并给自己设定个期限，自我诊疗也是可以的。如果你在两个月内没有好转，就需要去看全科医生了。

步骤 2：自我教育

用知识武装自己，好的心理医生会在你第一次就诊时就推荐你这么做：了解治疗方案、浏览这方面的权威网站、与有同样经历的人交谈。

自我教育的一部分内容是学习如何评估疗法的循证医学证据级别，这项技能终身适用。在医学领域中，我们通常会把证据级别分为五级，一般每一种疗法会对应其中的某一个级别的循证医学证据。排在级别顶端的疗法是被不同国家的科学家通过最先进的科学技术研究验证过的，这些疗法在目前看来是最先进的。当然，并非所有疾病都有相对应的一级疗法。排在级别末端的疗法则是缺乏科学证据的，或者对于该疗法的不同研究结果是相互矛盾的。查询一下你正在考虑使用的疗法，权衡一下该疗法的循证医学证据。专业人士接受过这样的训练，当然训练方式各不相同。不过，与其他人相比，有些专业人士比较固执己见。所以，你最好一直能够自己查查，用知识武装自己。

步骤 3：心理急救

要想拥有良好的心理健康状态，你可以尝试以下五种核心方法，它们也被称为"心理急救"。所有人都应该把它们铭记于心。当你患抑郁症时，下面的这五点要求你需要尤其注意，努力改善自己的状态。在第 17 章中，我们会对这五种核心方法进行详述，它们是：

1. 保证良好的睡眠；

2. 健康的膳食：尽量减少咖啡因、酒精和药物的摄入；

3. 锻炼；

4. 进行压力管理（包括妥善处理好所面临的问题）；

5. 保持良好的人际关系。

步骤 4：心理治疗

如果你已经完成了前三个步骤，情况还没有得到改善，你就需要决定要不要做心理治疗了。关于抑郁症的治疗，主要的心理疗法是认知行为疗法（CBT）。认知行为疗法可以治疗 70% 的抑郁症。认知行为疗法需要每周治疗一小时，持续治疗三个月。比起药物治疗，经过认知行为疗法治疗的患者复发率较低。心理治疗可以由训练有素的医生进行，包括心理医生、精神科医生和一些心理咨询师（不是所有的咨询师都可以）。治疗需要付出努力，不过从长远来看这些努力是值得的。

你可能还听说过正念疗法，它是认知行为疗法下的一种新疗法，冥想也被包括在内。

很多人一开始的时候说他们讨厌心理治疗，拒绝尝试心理治疗，因为他们从电影和电视上看到过一些心理治疗，对心理治疗产生了一些不好的印象。实际上，电视电影作品里所展现的几乎没有一个是真正的心理治疗！不过，从长远来看，大多数人最终都会改变他们对心理治疗的最初看法并尝试治疗，甚至会很珍惜这段治疗经历。在本书的第18 章，我们将对此进行详述。

步骤 5：药物治疗

市面上有很多抗抑郁的药物（详见第 19 章），这些药物的效果几乎差不多，也都有副作用（可以说每一种有效的药物都有副作用）。这些药物对于一半以上的抑郁症都有效。如果每天按照正确的剂量服用一种抗抑郁药，连续四周后仍不起作用，我们就换用另一种药，通常是换用化学成分不同的药物。有些时候可能无法在一开始就确定用药的合适剂量，需要服用几周后经过不断调整才能确定剂量。

如果你决定吃抗抑郁药，要知道以下信息。

- 药物要在服用两到四周后才会有效果，但是副作用却会立刻出现。用药一周后不要因为没有效果就放弃用药，你需要再观察一段时间。

- 药物需要每天服用，以确保见效。

- 在临床上，改善的过程不是直线推进的，会有波动和反复（可能向前三步，退后两步）。对这一点，你需要心里有数。这样一来，当不可避免的挫折发生时，你就不会灰心丧气，停止治疗。

- 就算症状消失，也还要继续服药。如果这是你第一次抑郁症发作，通常需要服药六个月。如果不是第一次，服药时间会更长。

- 所有的抗抑郁药都有副作用。你的医生必须和你讨论药物的副作用。你也可以和药剂师讨论。通常会有一本小册子供你阅读，预先警告能让你做好准备。大多数副作用都比较轻微，大约一周过后就会消失。有些副作用需要调整剂量，或者停止服药才会消失。如果有任何不清楚的地方，请电话咨询你的医生。

- 抗抑郁药在性方面的副作用尤其常见，包括性欲降低、性唤起减少、女性性快感缺失（无法达到高潮）、男性延迟射精。这些副作用会受到用药剂量的影响，不同的药物会有不同程度的副作用。更多信息请参阅第 19 章，并询问你的医生。

- 一些抗抑郁药会有镇静作用或导致失眠。会导致失眠的抗抑郁药一般在早间服用，有镇静作用的药一般在晚间服用。如果你的抑郁症会导致你失眠，药物的镇静作用就会有帮助。

- 其他不太常见的副作用包括体重增加、头痛和恶心。其实还有很多其他的副作用，但好消息是，大多数的副作用都比较短暂，很快就会消失。

使用药物治疗还是心理治疗

这是关于中度抑郁症治疗的常见问题。你通常不需要治疗轻度抑郁症，而对于重度抑郁症，两种治疗手段都需要使用。以我的经验来看，大约有 1/4 的患者会说"医生，我对那些神经兮兮的胡言乱语不感兴趣。给我开点开心药，吃了我就好了。""医生，我很清楚你们心理医生是什么样的：总是强迫患者服用劣质药片敷衍了事。我想好好治治我这个病，我想探索病因，想从头到尾地好好看一下我的病，我想进行心理治疗。"我不介意患者选择哪一种方法，所以我总是尊重患者的意愿。但有时，他们选择的方法治疗费用会很高。费用是需要考虑的。

其他的患者会说："我也不知道选哪个，您给我推荐个吧！"在这种情况下，如果他们的症状不严重，我就会建议他们从心理治疗开始，如果没有效果，我就会推荐他们服药试试。

双相情感障碍的治疗

双相情感障碍的情况非常复杂，我建议患者要在专业精神科医生的指导下进行治疗。几乎每位双相情感障碍的患者至少都需要一段时间的药物治疗。这种障碍的用药也是很复杂的，有些药物有很强的副作用，所以用药需要仔细权衡，而且治疗不足的风险也很高。由这种障碍导致的自杀也是很常见的。双相情感障碍还会带来很多其他的风险，比如危险的行为、有风险的性接触、大肆挥霍金钱造成经济损失，等等。双相情感障碍通常需要住院治疗，尤其是躁郁症患者，让他们住院有时会违背患者的意愿（被称为"非自愿入院"）。

精神科医生治疗双相情感障碍的工作分为三个关键阶段：

1. 治疗抑郁症发作；

2. 治疗躁郁症发作；

3. 阻止病情进一步发作。

治疗抑郁发作

抑郁发作的治疗方法与前面描述的没有双相情感障碍的抑郁症的治疗方法基本相同，只是我们通常不单独开抗抑郁药，因为这些药物会引发躁郁症发作。因此，如果需要药物治疗，我们就会先开稳定情绪的药物。如果这还不够，以后再添加抗抑郁药。

治疗躁狂发作

在没有药物治疗的情况下，躁郁症很少能得到缓解，并且通常会恶化。可以考虑使用两类药物：抗精神病药和情绪稳定剂。这两类药物既有作用又有风险，有时还需要同时使用。有些人还需要吃苯二氮䓬类药物（如安定），特别是在需要助眠和缓解焦虑的时候需要服用这类药物。

阻止病情的进一步发作

稳定情绪的药物可以降低病情进一步发作的频率和严重程度，含锂盐的药物是其中的第一种。锂盐药物是有效的，但是需要密切监测血液浓度，所以现在不太受欢迎。抗癫痫药物现在是最受欢迎的，常见的是丙戊酸和卡马西平，患者需要长期服用。

你什么时候应该去看精神科医生或心理医生

需要转诊的情况包括：

- 出现严重症状；
- 自杀风险高；

- 治疗无效；

- 对诊断结果不确定；

- 可能患有器质性脑疾病或痴呆；

- 双相情感障碍；

- 需要更多的资源、帮助（可能需要的专业服务包括社会工作者、同伴支持，以及进一步治疗所需要的资金支持）；

- 出现由药物、酒精引发的共病或其他精神障碍。

如果治疗无效怎么办

这是本章要重点说明的内容！只有大约一半的轻度到中度的抑郁症患者在第一次治疗尝试后会好转。你一定要有第二个治疗方案，你的心理医生还一定要有第三、第四个方案。如果给你看病的是这个领域的专家，他们还应该有第五、第六甚至第七个方案。

如果患者在治疗期间出现"难治性抑郁"的情况时，心理医生就需要思考以下问题。

- 诊断结果是否正确？也许最初的诊断过于仓促，还需要更多的检查。

- 是否有被遗漏的共病？换言之，是否还有其他一些病症因为抑郁症而被忽视了，并且影响了治疗的效果？这种情况很常见，焦虑障碍、药物和酒精滥用问题尤其容易被忽视。患者过度饮酒经常会导致抑郁症的治疗失败，但是患者却没有告诉他们的心理医生（通常是因为患者感到很不好意思）。

- 患者是否在坚持治疗？他们在服药吗？他们按照医生的要求在家做心理治疗了吗？

- 是否还需要治疗更长的时间？有时候情况改善得很慢，我们还需要观察更长的时间。

如果所有这些问题都解决了，那么就该考虑其他的方法了。理论上讲，治疗抑郁症的方法有几十种，但是每一种都有利有弊，这取决于患者自身的情况和特点。此时，心理医生需要考虑以下这些事情。

- 药开对了吗？如果四周后还没有见效，就要换药或增加剂量。有很多种抗抑郁药可以选择。不同的人对不同的药，反应也不一样，不能"一刀切"，只有反复试验才知道效果如何。

- 心理治疗的形式正确吗？心理治疗像药物一样，也有很多不同类型。此外，有时治疗结果还取决于患者和他们的治疗师之间的关系（也就是适合不适合）。有时候，换换不同的治疗师也是值得一试的。

- 组合治疗。有一些药物组合对难治性抑郁症特别有效。药物和心理治疗可以结合起来，不同的疗法也可以结合起来，有时个体疗法和团体疗法相结合。至于怎么结合，全都视情况而定。

- 第二意见。有时需要从不同的心理医生那里获取新的意见。每位心理医生对世界和患者的看法都略有不同。一个新的视角真的很有用。注意，如果你的医生对你寻求第二意见的要求很生气，那就更换医生吧！好的医生一定会欣然接受其他意见，是不会生气的。

- 补充疗法或替代疗法。因为精神病学还处于起步阶段，所以要保持开放的心态。如果有一种替代疗法对患者有吸引力，那是很值得探索一下的。有许多所谓的补充疗法——从营养疗法到瑜伽，再到非处方补充剂，这些方法在如今几乎成了主流方法。你需要知道的是，所有的治疗方法都会与其他疗法产生相互作用，所以要让所有给你看病的医生及时了解你目前的情况。

只要坚持治疗，几乎每个人都会好起来的。人们没有好转的最常见原因是他们没有完成治疗，并且很容易就放弃了。这在抑郁症患者中尤其常见，因为该障碍的主要症状之一是绝望，也就是患者觉得没有什么能帮助他们，生活是无情和凄凉的。抑郁症的症状会阻碍人们坚持治疗！所以，需要给他们更多支持！同时，还需要患者、心理医生，以及他们的家人和朋友们多一些耐心。不要放弃，贵在坚持。

第 7 章

焦虑：每天都在担心天塌下来

欢迎来到焦虑这一章！凯瑟琳·德韦尼想在这一章的开头定义焦虑、担忧和紧张这些概念；但是史蒂夫·艾伦对此有点缺乏信心，因为即使有着20年的精神疾病治疗经验，要对这些术语的概念进行区分还是很难的。普遍的共识是，担忧是一种很正常的情绪，并且担忧的程度与你所遇到的问题的严重程度有关系；而焦虑是在担忧之上还附着一丝恐惧感，还会令人有失控的感觉。担忧是指担忧某一个问题，而焦虑的范围往往更广，基本上看什么都会感到焦虑。担忧往往是指对更实际的东西担忧，而且大多数时候是会有办法解决的。担忧往往只存在于我们的头脑中，而焦虑会更多地表现在生理上。当问题被解决时，担忧会消散，焦虑则会持续。担忧不会损害我们的功能，但是焦虑会损害我们的功能。

紧张是一个过程。紧张会在我们承受压力，并且觉得自己可能会失败的时候发生。紧张包括一些苛刻的条件和我们身体的反应，身体反应可能包括担心、焦虑、沮丧等（我们的身体有压力时会释放应激激素）。压力可以是好事，也可以是坏事。压力可以催生解决方案，但在失去控制的时候可能造成破坏。压力与各种身体疾病相关，如心血管疾病。

心理学上有一个著名的法则，被称为耶基斯－多德森法则。它表明，随着生理或心理的唤醒，人们的表现力会增加，但是增加到一定程度之后就会下降。所以当我们被唤醒时，我们的记忆力、注意力和思考速度都会加强加快。但如果唤醒过度了，我们就会受苦。适度的压力对于提升我们的表现或帮助我们应对威胁都是有好处的，但是如果压力太多了，我们就会有麻烦（如图 7-1 所示）。

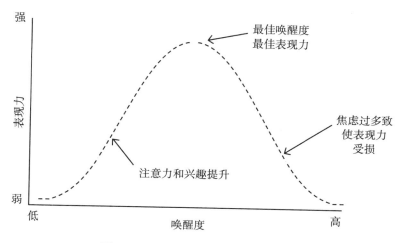

图 7-1　唤醒度与表现力的关系示意图

对大多数心理医生来说，焦虑和担忧之间的界限很模糊。大多数人去看医生时会说："我应付不来了。"然后，医生帮助患者判断他们对困境的反应是正常的还是异常的，如果是异常的，那我们就可以判定患者出现焦虑问题了。

焦虑的症状

用语言描述焦虑是很困难的，这就好比仅靠说教是无法教会你骑自行车一样。在你继续阅读之前，请把眼睛闭上一分钟，想象一下你现在很焦虑，试着用语言表达你的所有感觉和症状。你的感觉可能是这样的：担心、头脑急速运转、不确定、害怕、恶心、头痛、心事重重、头晕、心跳加速、不知所措、极度紧张、易怒、急躁、厌恶、恼怒。

恐惧和担忧是每个人都会经历的。对我们大多数人来说，这是一种日常体验，太常见了，以至于我们几乎都注意不到脑袋里那没完没了的对话。

事实上，当焦虑的人们第一次出现在医生面前时，超过一半的人开始时都在描述自己的躯体症状，比如肚子痛、头痛和失眠，但他们并没有提到过焦虑。不过，好的心理医生会很警觉，他们会提出恰当的问题来检测患者是否患有焦虑症。当我们焦虑时，我们会出现很多搅和在一起的想法、感觉，躯体上也会产生一些不适的感受。

- 思维方面的问题。害怕很多东西，特别是害怕失控的感觉，害怕自己会发疯，感觉尴尬，甚至感到自己即将死亡。
- 情绪方面的问题，包括害怕、恐惧、易怒、易分心。
- 躯体感受方面的问题。会出现一系列症状，尤其是：
  - 心血管方面，如心悸、胸痛、心跳加速、脸红；
  - 呼吸方面，如换气过度、呼吸急促；
  - 神经方面，如头晕、头痛、眩晕；
  - 胃肠道方面，如窒息、口干、恶心、呕吐、腹泻；
  - 肌肉骨骼方面，如无法放松、肌肉疼痛和紧张。

对于思维、情绪和躯体感受之间有着怎样的联系，我们并没有达成共识。哪一个先出现？它们是如何相互联系的？是什么促使我们做出反应？尽管几十年来对此已有几十种理论和猜测，但这一切对我们来说都还是有一点神秘。思维和身体协同工作，任何一方的变化都会导致另一方发生改变，而行之有效的疗法可以解决以上三个方面的问题（思维、情绪、身体感受）。

焦虑是一个宽泛的概念。那么，正常焦虑与异常焦虑之间有分界点吗？大多数人会说，正常的焦虑，顾名思义就是担忧；也有些人会说，有些焦虑是正常的。稍稍有一点焦虑通常不会被视为健康问题。不过，在临床实践中，我们很难找到正常焦虑和异常焦虑的分界点。从本质上说，如果一个人从主观上感到焦虑达到了失控的程度（比如"我应付不来了"），并且焦虑干扰了他们的功能，那么这种焦虑就是异常的。

焦虑障碍的种类

焦虑失控的成因有很多，有些是已知的，有些是未知的。在医学上，我们把主要成因分为两类：原发性成因和继发性成因。

- 原发性焦虑障碍是指那些无明显生理诱因的焦虑障碍。
- 继发性焦虑障碍是指具有明确生理诱因的焦虑障碍。常见诱因包括躯体疾病（如甲亢）或药物／物质依赖（如咖啡因或安非他命）。当心理医生对你的焦虑进行评估时，他们总是会问你有没有别的精神疾病，以排除其他精神障碍的可能。他们还将进行一系列血液检查，以寻找潜在的生理问题。

原发性焦虑障碍是最常见的心理健康障碍，甚至比抑郁症更常见，典型的有惊恐障碍、恐惧症、强迫症、创伤后应激障碍和广泛性焦虑障碍。

惊恐障碍

惊恐障碍是惊恐发作和担心惊恐症会在以后发作的混合型恐惧障碍，这种障碍会使人达到一种无法正常发挥人体功能的程度。惊恐发作是指严重焦虑的突然发作，通常会让人们觉得自己快要死了。最开始经历恐慌发作的时候，人们常常以为自己心脏病犯了，然后叫救护车把自己送到医院。他们说自己胸痛、心悸、窒息、头晕、恶心，等等。惊恐发作可能只持续几秒钟，但平均时长在 10~20 分钟，有时会长达 1 个小时。急性发作平息后，人们常常会感到筋疲力尽和担惊受怕，这种感觉会持续几个小时。

一旦一个人经历过一次惊恐发作，他们通常会害怕几周后会再发作一次。有时，他们还会出现广场恐怖症，这是一种害怕自己身处一个地方，万一遭遇惊恐发作，可能很难逃离的恐惧。人们最可能经历广场恐怖症的地方是超市：周围全是灯光、噪音、人群，要脱身的话还得经过收银台。这并不奇怪，因为如果我们追溯"广场恐怖症"这个词的来历，就会发现它源于希腊语，在希腊语里的意思就是"对市场的恐惧"！

一旦广场恐怖症出现，人们就会开始限制自己的活动。有些人会待在家里，到外面去的话只去几处他们觉得安全的地方。

值得一提的是，广场恐怖症也会在惊恐发作未出现的时候发作，但很少见。有时城市（通常是处于战争中的城市）里的人们受到暴力威胁，可能会患上广场恐怖症，还有一些人会因为其他原因在出门之后就会感觉自己很不安全。

恐惧症

特定恐怖症是对特定对象或情况的恐惧。这种恐惧是持续的、过度的、不合理的，最后会让人逃离他所恐惧的对象或情景。

特定恐怖症比单纯的害怕要严重得多。例如，大多数人害怕蜘蛛，当他们遇到蜘蛛时就会因为害怕而避开它。而有蜘蛛恐惧症的人，尽管他们也害怕蜘蛛，但是却总留意周围有没有蜘蛛，即当他们进入任何新环境的时候，他们也会担心会在这里看到蜘蛛。如果他们认为在这很可能看到蜘蛛，那他们可能就会逃离这里。光是一提到"蜘蛛"二字就会引起他们的恐惧，比如只是读这一段文字可能就会引发蜘蛛恐惧症。

社交恐惧症又称社交焦虑障碍，是最常见的恐惧症。这是一种害怕受到公众关注的恐惧，通常还会伴随惊恐发作，或者从患者的表现中可以看出他感到很尴尬、很羞辱。社交恐惧症非常普遍，以至于很多人都在争论它到底是一种障碍还是仅仅是人类情感的一部分。没有多少人能不带一丝紧张地公开演讲，而社交恐惧症患者的紧张程度很严重，以至于让他无法充分表现自己。这个临界点对我们每个人都是不一样的，因为我们对紧张及其后果的接受程度各不相同。

常见的恐惧症包括：

- 幽闭恐惧症，指对封闭空间的恐惧；
- 恐蛇症，指对蛇的恐惧；
- 恐高症，指害怕去高处；
- 恐犬症，指害怕狗；
- 雷电恐惧症，指害怕雷电；
- 恐针症，指害怕打针；
- 恐飞症，指害怕飞行；
- 不洁恐怖症，指害怕污垢或细菌；
- 假人/蜡像恐惧症，指害怕任何看起来有知觉的东西或事物，如面具、木偶、小丑和雕像；
- 恐恐惧症，指对恐惧情绪本身感到恐惧。

强迫症

强迫症患者与社交恐惧症患者一样，都有一些强迫观念和强迫行为。但强迫症患者身上的这些症状尤其严重，以至于他们的日常生活都会受到影响。

强迫观念是指反复出现的想法、欲望或形象。对一些人来说，是害怕被细菌污染；对其他人来说，是害怕对某些可怕的事情负责。有些强迫观念是关于性行为的，人们总是认为他们可能会逾越某些界限。当强迫观念出现时，我们的某些想法就像坏了的唱片一样在脑海里不停地转来转去，我们就会变得焦虑，而强迫行为就是我们用来减少焦虑的行为。

强迫行为是指重复做某些行为，或总是抑制不住要做出某些行为的想法。典型的强迫行为包括反复清洗、检查门锁、打开和关闭电源开关，以及数数。而有些强迫行为是精神上的，比如在脑子里一遍又一遍地想些什么。

当一个人的强迫观念和强迫行为持续时间很长（通常每天超过一小时），或对一个人的功能会造成严重的影响或损害的时候，就可以诊断他患有强迫症了。大约1%的人会患有强迫症。

强迫症通常是一种慢性的、终身的、时好时坏的精神障碍。通常情况下，压力越大，情况就越糟。

对于强迫症，我们了解得还不太充分。它与一系列类似的障碍同时发生，比如躯体变形障碍（过度关注假想的或轻微的身体缺陷的障碍）、囤积障碍、拔毛障碍、皮肤搔抓障碍。强迫症也与抽动障碍有关（即出现重复的、持续时间短的运动或声音），大约30%的强迫症患者在一生中也曾经历过抽动障碍。

创伤后应激障碍

创伤是人类常见的经历。创伤事件包括目睹或经历战争、遭受身体或性侵犯、遭遇恐怖袭击和车祸之类的严重事故。

几乎每个人在其一生中都经历过创伤事件。人们对这些事件的反应因人而异，这些反应部分是受以前的创伤经历、社会支持以及创伤后事件的影响。

创伤发生时的情绪反应包括恐惧、无助、不安全感，以及一种世界上所有秩序都已丧失的感觉。

创伤事件发生后，会出现三种不同程度的典型症状。第一种是我们"再次"体验创伤。这可能是闯入性的回忆、噩梦，甚至是闪回（片段式的记忆生动再现，就像创伤真的再次发生了一样）。第二种是竭尽全力避免想起创伤，比如避免谈论创伤、拒绝看新闻以防看到类似的事件，以及使用避免引发该记忆的心理技巧。第三种是创伤后思维和情绪的变化，包括易怒、紧张、对周围环境中的危险"过敏"、注意力不集中、睡眠中断。抑郁也是创伤后常见的症状之一。

如果以上的症状严重、持续一个月以上、影响正常功能的发挥，那么就可以被诊断为创伤后应激障碍，大约8%的人在生活中的某个阶段会得创伤后应激障碍。在经历创伤后，根据创伤的性质和周围发生的事情，患上创伤后应激障碍的概率有高有低，但如果遭遇了强奸和战争等可怕的事件，这一比例可能高达50%。

广泛性焦虑障碍

直到最近，广泛性焦虑障碍这个概念才出现。广泛性焦虑障碍是指不以上述任何一种更容易识别的焦虑形式出现的一种焦虑障碍。最近的研究表明，广泛性焦虑障碍比我们原先所认为的更常见、更具危害性。

广泛性焦虑障碍的特征是过度地、无法控制地担忧很多事情，这种担忧无处不在、难以控制、与目前形势不符。担忧的内容通常涉及生活中的多个领域，比如家庭、经济、工作，以及个人健康。

广泛性焦虑障碍患者似乎有一大堆的焦虑，它们堆积在那里，想找一个突破口释放。就是说不管事情有多顺利，他们都在寻找值得担忧的事情。广泛性焦虑障碍如果严重的话，会对人体的功能造成很大的损害。

焦虑到什么程度算是过度焦虑

几年前的一个下午，我（史蒂夫）的诊所有两个新患者接连预约了几次。

第一位叫特雷弗，他是一名47岁的男性，他说他有20多年的焦虑症病史。他的焦虑是从他在一家大型百货公司当店员时开始的。他在早上通勤的火车上惊恐发作，几个月后不能正常工作了。那时，他看了心理医生和精神科医生。虽然他的症状有了一些好转，但他一直没能回去工作。后来，他靠领取残疾补助与母亲和兄弟在家相依为命。特雷弗除了去当地的便利店买面包和日用品外，很少外出。他没有谈过恋爱，有一个会经常见面的老校友，他主要的消遣是和母亲一起看电视。我诊断他患有惊恐障碍和广场恐怖症，这些疾病为其带来严重的功能性损伤。我推荐他使用药物和认知行为疗法治疗。

第二位叫克里斯，是一位31岁的经理。他说他在社交情境下会焦虑，偶尔还会出现惊恐发作。他这些症状出现了大约有12个月。克里斯是一家运输公司的大区经理，负责一个州的业务。他管理着大约25名员工，每周至少要在全州走一遍。他发现待在密闭的空间里对他来讲很困难，他从不搭电梯。如果几天后要做汇报并且听他汇报的人数超过五个，那么他在要做汇报前的这几天，晚上肯定睡不好。他也避免搭乘飞机。他的惊恐发作大约每两周出现一次，很短暂，他可以找一个安静的地方坐下来，调整呼吸，从而使自己得到缓解。后来，他被升为负责全国业务的经理，不得不来看医生了，因为他需要每月至少州际飞行一次。他的新办公室在写字楼的第 15 层，所以他就需要搭乘电梯，并且他还需比以往更频繁地向更多的人做报告。我对克里斯的诊断为：轻度社交恐惧症，偶尔会有惊恐发作，但很少或根本没有功能损害。所以我认为，对他进行认知行为疗法治疗就够了。

但是，这两个患者对我的观点都有异议。

特雷弗说他不需要治疗，他对自己的生活非常满意。他和母亲住在一起过得很愉快，一点也不想工作（想想在那之后的 20 多年，他再也没有找过一份工作），他不想改变。他是在他母亲的要求下才来找我的，但是他说："说实话，医生，我觉得我的生活很好。我只是有点焦虑而已，但那只是我个人的焦虑，也不会影响到别人。我喜欢现在的生活。"

克里斯也不同意我的观点。虽然我说他的症状很轻微，单靠心理治疗就可以了，但是他说，以他现在的职位和工作，任何焦虑都不能有，他想要最高级别的治疗，要尽快治好。他对他的新工作充满热情，不想因为任何的焦虑妨碍他的工作。

实际上，克里斯只有轻微的焦虑，但是他想要最高级别的治疗；而特雷弗有严重的焦虑，但是他不想治疗。通过这两个案例我想说明的是，焦虑是很私人的事情。对于何时干预没有统一的标准，大家可以视自己的情况而定。

其他障碍中的焦虑

虽然焦虑通常是作为一个单独的问题出现，但是在其他障碍中也可能会出现焦虑，表现为另一种障碍的组成部分，或者是由兴奋药物导致的障碍。

抑郁症伴随焦虑症出现的情况非常普遍，以至于有些人认为它们都是同一种综合征里面的症状。实际上，抑郁的人总是焦虑，但焦虑的人并不总是抑郁。因此，如果一个人既抑郁又焦虑，医生通常不会诊断他是焦虑障碍，除非抑郁消失后焦虑障碍仍然存在。

各种焦虑障碍之间也有很多重叠。因为不同的焦虑障碍对不同的药物有不同的症状反应，所以对这些障碍进行区分是很有帮助的，不同的障碍需要用到的心理治疗的方法也不同。

焦虑也会导致其他问题的出现，最常见的是酗酒。酒很容易买到，并且又是一种治疗焦虑的"灵丹妙药"，大多数有焦虑问题的人都会通过饮酒的方式进行自我治疗，而有些人喝得太多了。

如果你有焦虑障碍，酒精中毒的概率会增加两至三倍。焦虑和酒精滥用的相关性在创伤后应激障碍、惊恐障碍和广泛性焦虑障碍中体现得尤为显著。

用于筛查焦虑障碍的问题有：

- 你认为你可能会焦虑吗？（要先问显而易见的问题）

- 你感到焦躁、烦躁或者紧张吗？

- 你的焦虑或担忧是否与躯体症状有关，比如心跳加速、呼吸急促和出汗等？

- 你的焦虑或担忧会消失吗？

- 控制你的担忧有多困难？

- 你的担忧是真实和合理的，还是失控了？

- 你的担忧对你有帮助吗？还是会干扰你，让你反应变慢？

- 你的焦虑或担忧是可以预测的吗？

- 是否只是在某些情况下或到了某些地方才会发生焦虑或担忧？（检查是否有恐惧症）

- 你是否有不知从何而来的焦虑？（检查是否有惊恐发作）

- 你脑子里有什么让你担忧的想法吗？（检查是否有强迫观念）

- 有没有什么事情是你必须做了才能让你不再感到担忧？（检查是否有强迫症）

- 你是否经历过导致持续焦虑的创伤事件？（检查是否有创伤后应激障碍）

焦虑患者如何寻求治疗帮助

对于焦虑症患者来说，知道什么时候该寻求帮助并不容易。我们每个人的担心、担忧和害怕的程度都不同。一些忍耐力很高的人甚至都不会考虑寻求帮助，他们认为这只是他们日常生活或者个性中的一部分。另一些人则对寻求帮助持更具思辨性的反对意见，他们认为焦虑是正常的，并试图将治疗焦虑类比为人们生活中的"过度用药"。他们对使用药物治疗焦虑症尤其不屑一顾，他们认为这是"大型制药公司"为追求利润而把人的正常经历病态化的一种营销手段。

虽然我们欣赏这种观点，但我们倾向于采取更实际的做法。如果一个人的焦虑正在影响他的生活或干扰他的功能，那么他至少应该考虑一下可以减少焦虑的方法。

有很多方法可以减轻焦虑。

首先，是自我救助。任何人都可以先做一些相关的研究，包括阅读自助书籍、上网查找相关信息研究；广泛阅读，研究你的焦虑的相关信息，制订自己的自助计划。试试锻炼和其他放松方式，比如冥想和瑜伽。想想你有没有摄入会导致兴奋的物质，特别是咖啡因和烟草，有的话要减少或戒掉。试着找出给你的生活中带来最大的压力的东西是什么，并制订一个计划慢慢地改变。有时候把你有的问题列一个清单会很有帮助，思考每一个问题，然后写一个可行的解决问题的方案清单，一次试一个。慢慢来，耐心一些，坚持下去。如果你喝酒是为了缓解焦虑，那就要少喝。因为喝酒只能在很短的时间内（几个小时）缓解焦虑，而且常常会导致焦虑的反弹和耐受性的出现（意思是饮酒对缓解焦虑的作用下降，必然会导致你饮用更多的酒）。

寻求帮助的途径有很多。你可以从打电话救助或者上网寻找这方面的服务开始。像"生命热线""战胜忧伤"等网站，以及其他许多在线资源，可以帮助你确定从哪里寻求帮助。

你还可以去找你的医生咨询。大多数全科医生都很擅长评估焦虑，筛查所有的次要原因（如躯体疾病），向你推荐你所在社区的相关治疗机构。全科医生也应该知道当地擅长治疗焦虑的心理医生或咨询师。大多数全科医生也很了解可以解决焦虑的其他方法（见下文）。有些全科医生比较热衷于药物治疗。虽然在治疗的过程中经常需要药物治疗，但是史蒂夫·艾伦本人认为，药物治疗应该是最后的手段。因此，如果你的医生一开始就推荐你进行药物治疗，可以考虑换一个医生再看看。

另外，不要忘记所有的心理健康治疗都是从心理急救开始的（见第 17 章），你可以自己单独进行，也可以与医生或咨询师一起进行。尤其需要注意的是，尽量减少咖啡因、酒精和药物的摄入对缓解焦虑很重要。特别推荐你做瑜伽。此外，尝试找出问题的解决方案有利于对自己的压力进行管理。治疗焦虑的主要方法包括心理疗法、药物疗法和组合疗法。同时，别忘了制订备选治疗计划。

心理疗法

针对焦虑，有一系列的心理疗法。最受欢迎的和被研究得最充分的疗法是认知行为疗法。认知行为疗法在第 18 章中将有详细介绍，简言之，它是旨在减少焦虑的一系列方法，包括教育、放松、焦虑监控（写日记）和锻炼。认知行为疗法通常需要 6~12 次的治疗，每次的治疗时间在 30~60 分钟。大多数人大约在四周后就可以看到效果，通常在治疗结束后的很长一段时间后，症状还会持续改善，并且复发率似乎也低于药物治疗。

正念疗法是另一种流行的疗法，源于认知行为疗法和佛教的修禅。正念包括专注于一个人的时时刻刻的主观体验，学习和练习冥想，再将这些融入认知行为疗法中。虽然关于正念疗法的研究基础不如认知行为疗法的研究基础扎实，但是该疗法也正不断积蓄发展的动力。相信等研究更充分一些的时候，正念疗法将会成为继认知行为疗法后治疗焦虑的最佳选择。当然，研究结果可能也会说这种疗法不是很有效，不过现在说什么都还为时尚早。

催眠经常用于减轻焦虑，特别是针对恐惧症的治疗。催眠和冥想非常相似。对患者进行催眠的人需要经过专门的训练，通常由心理医生、全科医生和一些精神科医生来担任。

团体治疗也不失为一种治疗焦虑的好方法。团体治疗的类型通常取决于你所经受的焦虑障碍的类型。团体治疗通常被认为是对个体治疗的补充。所以，你还可以上网搜索或询问全科医生或心理医生关于当地的团体治疗的信息。

眼动脱敏与再处理是一种专门针对具有惨痛回忆的创伤后应激障碍患者的心理治疗方法。治疗师将放松技巧和眼动技术相结合，使患者逐渐对他们惨痛的记忆脱敏。虽然这种疗法看起来不太寻常，但是效果非常好，是一种公认的治疗创伤后应激障碍的好方法。

药物疗法

药物治疗焦虑症的效果很好，并且有很多药物可供选择。但是在治疗焦虑症的过程中应将其视为最后的手段，除非症状严重。这在医学界是一个有点争议的说法，很多心理医生看到药物的效果良好，开处方和使用起来也很方便，所以将药物治疗作为第一选择。但是，由于焦虑往往是相当慢性的障碍，史蒂夫·艾伦建议首先采用心理疗法，因为一旦停药，病情的复发率更高，并且会产生药物依赖的风险（虽然处方开得合适或者监控得当的话风险会比较小）。另外，药物治疗有时只是治标不治本，并且还可能会使人们停止寻求心理治疗或者改变生活方式以获得持续改善。但是，这也并不意味着你应该害怕使用药物。如果你的焦虑非常严重，并且影响了你的日常生活，那么药物治疗会有很好的效果。

被广泛应用于治疗焦虑障碍的药物包括以下几种。

抗抑郁药。尽管叫抗抑郁药这个名字，但是所有的抗抑郁药对治疗焦虑都很有效，如果要服药，它们是最好的选择。

经验丰富的医生会根据你的焦虑类型、具体症状，帮你选择最适合你的抗抑郁药（比如，如果你的睡眠有问题，某些药会更适合你）。他们还会根据你最能接受的副作用来推荐用药。

服用抗抑郁药治疗焦虑症的时候，需要知道一些实用的技巧。你通常需要从低剂量开始服用，慢慢增加剂量（焦虑有时会在你刚开始吃药的时候变得更严重）。最后定下的剂量通常需要比治疗抑郁症的剂量高一点。你需要做好准备，从症状开始改善后至少还要服用六个月的药物。而且要注意的是，所有的抗抑郁药至少需要服用两个星期才能起效，有时甚至需要长达六个星期才能起效。

如果你尝试的第一种抗抑郁药不起作用，那么你就换用另一种抗抑郁药。总的来说，每种抗抑郁药都有大约 60% 的概率会起作用。

抗抑郁药阻止惊恐发作和强迫症的效果特别好，但是对于恐惧症和创伤后应激障碍的作用不大。

苯二氮䓬类药物。这类药物包括安定、阿普唑仑、奥沙西泮、替马西泮等药物。多年来，它们被认为是治疗焦虑最好的药物，但是心理医生渐渐不再开这类药了，主要是因为这类药容易让人产生依赖性。它们的药效发挥很快，在药理上有点像酒精（在大脑中对类似的受体起作用），通常在 30~60 分钟后开始起作用，但是一旦药效过了，焦虑就又开始了。

耐药性也是一个问题，如果你太频繁地服用此类药物，药效会减弱，需要加大剂量才能达到同样的效果，因此你需要严格控制剂量，否则很容易上瘾。由于长期使用这类药物很容易上瘾，所以如果你想要停药，还需要戒断，戒断期间普遍还有癫痫发作的风险。长期服药后应在医学监督下停药。

对于某些患者来讲，如果对用药监督得当，他们可以免受焦虑之苦。如果谨慎服用这类药物，它们确实有效。所以如果你需要服用这类药物，不要被上述风险吓到。和你的医生聊聊并按照用药说明使用。

丁螺环酮。这类药物偶尔被用于治疗焦虑症。和抗抑郁药一样，丁螺环酮也需要用药后几个星期才能起作用。它几乎不会有镇静作用，也没有戒断问题，主要用于治疗广泛性焦虑症。丁螺环酮的主要问题是一天需要吃三次。当其他药都不起作用的时候，可以试试这个。

镇静剂。这一类药物主要用于治疗精神分裂症和双相情感障碍，目前在焦虑治疗领域很受欢迎。常用的镇静剂包括奎硫平和奥氮平。它们对于减少焦虑很有效，主要的副作用有体重增加、动作迟缓等，还会增加患糖尿病的概率。

组合疗法

药物治疗和心理治疗可以组合使用，比单独使用任何一种疗法都更有效。例如，对于惊恐障碍，药物通常能很好地阻止惊恐发作，而认知行为疗法可以帮助减少与之伴随的广场恐怖症的产生，教授患者基本生活技能，让患者在生活中防止焦虑症再次发生。类似地，对于创伤后应激障碍，药物通常会减少一些易怒、紧张和注意力不集中的症状，而心理疗法（如眼动脱敏与再处理）则会减少创伤的侵入性思维。

制订备选计划

治疗任何心理健康问题都需要有一个计划，以防你的第一次治疗不起作用。最好制订一个时间表，比如，如果一种疗法在使用六周以后还没有见效，那就试试下一种疗法。

对于焦虑的治疗，下面有一个清单，简单地列出了你需要考虑的一些治疗方法，从解决轻度焦虑的简单步骤到更专业的治疗方案，都被包含了进去：

- 自助和心理急救；
- 瑜伽或冥想；
- 征求专业人士的意见；
- 心理治疗；
- 药物治疗；
- 组合疗法；
- 寻求第二意见，如果你还没去看精神科医生的话可以去咨询一下；
- 尝试不同的药物或心理治疗。

＊ ＊ ＊

当我们说到焦虑的时候，有时很容易把它视为生活的一部分，对治疗不太有信心，并且认为焦虑已经成为自己生活中的一部分了。但你不必忍受它，治疗会有效果的，只要你肯继续尝试，直到找到适合你和你所处环境的疗法。而且，即使治疗效果很好，焦虑也会在你有个人困难或压力的时候悄悄地死灰复燃。所以要随时有所防范，并及早采取行动，重新开始治疗。自助治疗、心理急救、药物疗法以及心理疗法都可以尝试。此外，有没有什么你最近停下来没有再做，但是回想起来是有助于抑制焦虑的事情？没有人能完全摆脱焦虑，但每当你战胜焦虑一次，你在控制焦虑方面就会做得更好，下次焦虑来临的时候应付起来就会更容易。

第 8 章

精神病性障碍：史上最难处理的心理问题

精神病性障碍是最难理解、最难处理的心理问题。为什么呢？因为它十分复杂，所以最好是先了解一下关键术语。相信我们，花几分钟时间学习一些关于精神疾病的定义是很有好处的。

- 患了精神病意味着与现实脱节了。精神疾病（Psychosis）这个词是拉丁语，从古希腊传进来的。在拉丁语中，psyche 的意思是"心智"，osis 的意思是"异常状态"。精神病性障碍是一种由四种症状组成的综合征：幻觉、妄想、思维（言语）紊乱、明显紊乱或异常的运动行为。精神病性障碍的产生总是有原因的，并且有很多原因，最常见的成因是精神分裂症和服用安非他命之类的药物。

- 精神分裂症是一种能引起精神病性症状的精神障碍，早在 20 世纪 20 年代初就已被发现。这种障碍大多是长期障碍，有时会导致患者的社会功能、个性和人际关系的恶化。精神分裂症有很多亚型。

- 药物所致的精神病性障碍是由于服用消遣性药物所导致的精神疾病。最常见的消遣性药物是致幻剂（如 LSD 或迷幻蘑菇）、各种苯丙胺类药物（包括冰毒）和可卡因等兴奋剂。但是由药物引起的精神病性障碍几乎是在药物代谢出体外时就消失了，这是该类疾病与精神分裂症的不同之处。

没有人会忘记他们第一次遇到精神病患者时的情景，他们异想天开、激动不安、不合逻辑，让人恐惧、沮丧、觉得不可思议。

史蒂夫·艾伦清楚地记得第一次遇到精神病患者时的情景。那时他 25 岁，是一名初级医生，在精神科工作。他的患者是一位 19 岁的女性，她是一名非常优秀的学生，在最后一年成绩下降了。她从长期的第一名变成了一名落后生，她把自己关在房间里，一待就是好几个小时，但是什么也没做，她最后一年的考试成绩勉强及格。她无法解释她坐在房间里的时候在想什么。她的父母很生气，她弟弟也已经不再和她说话了。有一些时候她的行为举止很古怪，例如，她会盯着镜子看好几个小时或者问一些奇怪的问题。她曾经多次问父母过去是否犯过罪，之后又把他们的犯罪事实掩盖起来。

她否认自己有幻觉，治疗小组也找不到任何有关幻觉的证据。她的思维似乎不合逻辑，不像以前一样有活力，但几乎没有其他迹象表明她患有精神疾病。她否认服用了消遣性药物，家人也没有看到任何嗑药的证据，毒品检测也呈阴性。精神科的主任医师怀疑她受到过虐待，但因为害怕不敢讲。她也否认有过抑郁的经历，但她说的是实话吗？

治疗小组认为她可能患上了精神病性障碍，所以要她住院观察。几天后，她向一位护士坦白说，有间谍监视了她的卧室。她之前不敢说是因为她觉得一切都被窃听了。如果间谍发现她知道这件事，他们会杀了她的父母和弟弟。她无法解释为什么会这样。不过她在医院里感到很安全，因为她相信间谍不会侵入防护严密的病房。她的确患上了精神分裂症。

这样的结果真是令人心碎。精神分裂症常常会带来（但并不总是）令人心碎的后果。它通常影响到的是年轻人，家人经常对此感到迷惑不解，社区也不会同情患者，说服患者寻求治疗可能也有困难，有时需要强行治疗。

虽然这位患者的举止平和，但是精神分裂症可能会以更具威胁性的方式出现。比如，如果一个年轻、强壮的男性有妄想症，又感觉他自己受到威胁的话，这就会比较可怕。史蒂夫·艾伦第一次被安排在一间上锁的病房工作的时候（病症最严重的、最危险的患者经常被安排在那里接受治疗），他既害怕又紧张，一整天都没敢离开护士站。

随着时间的推移，你会知道患者什么时候会情绪激动、什么时候会实施暴力或自伤，那时候你就会感到安全。我们可以看到患者的情况在好转。当他们情况好转时，他们会变成不同的人：一个刚进病房看起来是很奇怪的、衣冠不整的、有妄想症的人，他会与鬼魂交谈，并对着想象中的声音做出回应，但是离开病房的时候他已经是一个平静的、衣着整齐的、能为自己的行为道歉的正常人了。

一旦精神病患者恢复正常，等待他们的往往都不是什么好的结果，有时他们的结局还是非常悲惨的，比如失去工作、朋友、家庭，遭受刑事指控，最悲惨的结果是自杀。

精神病性障碍的症状

精神病性障碍有四种主要症状：幻觉、妄想、思维（言语）紊乱以及明显紊乱或异常的行为。

幻觉

幻觉是指在没有刺激物的情况下产生的感觉，即人们感觉到一些不存在的东西。幻觉有以下几种常见的类型。

- 幻听：是指听到的东西不是真实的，通常是人的声音，但有时是音乐或奇怪的噪音。
- 幻视：人们能看到诸如颜色、形状、人或鬼之类的东西。
- 幻触：可能是皮肤下的怪异感觉，如感觉到蚂蚁或蜘蛛在爬。
- 幻嗅：通常是指闻见不存在的气味，通常是不愉快的气味。

精神病性障碍的不同病因往往导致不同类型的幻觉出现。例如，在精神分裂症患者中，幻听最为常见；而在谵妄患者中，幻视和幻触更为常见。

妄想

妄想是指错误的、虚假的、僵化的，以及不符合个人、社会、文化和教育背景的信仰或思想。把妄想和独特的信仰分开是很困难的。比如说，宗教信仰就是一个很好的例子。人们经常提出一些奇怪的想法，声称这些想法是他们宗教的一部分。有时，我们需要请来一位相关宗教的神职人员与患者交谈，神职人员通常很快就把问题解决了，他们会和患者说："不，那些想法很奇怪，我们谁也不相信。"或者说："那当然是我们的信仰，我们已经知道它很久了，是神说的。"

常见的妄想类型

- 钟情妄想：认为有人爱上自己了。
- 夸大妄想：认为你有一些伟大的天赋、洞察力或想法，但是尚未被发现。
- 嫉妒妄想：认为你的伴侣不忠。
- 被害妄想：认为有人迫害或密谋反对你。
- 躯体妄想：认为你有身体疾病或身体机能改变。

思维（言语）紊乱

在精神病学中，思维言语紊乱也被称为思维障碍。正常的思维（言语）紊乱（正常人的思维有时也没有逻辑）和病理性的思维（言语）紊乱很难区分。常见的思维（言语）紊乱类型有：

- 思维（言语）脱轨：某人的思维方式（也包括语言）越来越偏离他们试图表达的观点。
- 思维（言语）中断：说话人的思维和语言突然停止。当他们重新开始说的时候，话题往往不一样。
- 语词新作：某人创造的新词只对他自己有意义。

明显紊乱或异常的行为

明显紊乱或异常的行为包括激动、愚蠢的举止、奇怪的动作和姿势，有时甚至是行为阻滞，就是一点动作也没有。紧张症是一种严重的异常行为。紧张症患者要么完全没有自发运动，要么运动过多。前面一种情况的患者可以保持僵硬的姿势数小时，不受外界刺激的干扰；后一种情况的患者则异常活跃。

精神病性障碍的种类

精神病性障碍主要分为器质性精神障碍、药物所致的精神病性障碍、精神分裂症、抑郁与双相情感障碍、分裂情感性障碍，以及妄想障碍。

器质性精神障碍

器质性精神障碍是由脑功能障碍引起的。最常见的是谵妄，也就是意识混乱。这在传染病、中风和心脏病患者中很常见。在医院里随便走走就会发现许多患者都有某种程度的谵妄——他们没有方向感、短时记忆差、性格发生改变。大约 1/3 的患者都有精神病性症状，不过基本都是短暂的（不到一周的时间）。这是因为他们的大脑功能受到了某种疾病的扰乱，只要让大脑恢复正常功能，精神病性症状就会消失。

药物所致的精神病性障碍

精神病性障碍可以由消遣性药物引起，由这些药物引起的精神病性症状与精神分裂症的症状很难区分，只是一旦药物从人的身体中代谢出去，精神性症状就会消失（这可能需要几个小时或几天，具体情况取决于服用了何种药物，在第 9 章会有更多这方面的内容）。对于在急诊室就诊的患者，他们的精神病性症状几乎都是由药物引起的；在收容所里，几乎所有的精神病性障碍都是由精神分裂症引起的。当然，也有时候精神病性障碍是由药物和精神分裂症共同导致的。

精神分裂症

精神分裂症通常最先出现在年轻人身上。男性的平均发病年龄约为 18~25 岁，女性为 25~35 岁，但精神分裂症其实可以在任何年龄段发病。大约有一半的精神分裂症患者在患病之前，他们的身上就已经显现出一些古怪之处了。

一旦患病，假设他们坚持治疗，大约 1/3 的人会有好转；1/3 的人的病情会反反复复；还有 1/3 的人的病情会恶化。精神分裂症大约会影响 1% 的人，并且与文化和人口因素无关（如受教育程度和个人财富）。

关于精神分裂症，最需要被打破的误区是很多人认为精神分裂症与人格分裂以及暴力之间存在联系。精神分裂症与人格分裂无关，只是电影和小说传播了这种无稽之谈！精神分裂症患者也常常被误认为过于暴力。事实上，他们的暴力风险仅略高于正常人平均水平。比起伤害其他人，他们更容易伤害自己，更可能成为暴力的受害者，而不是施暴者。

虽然精神分裂症患者的主要症状是精神错乱（妄想、幻觉、思维障碍和行为紊乱），但是他们也有严重的情绪障碍（有时抑郁，有时躁狂），他们还会遭遇心理及社会处境恶化的困境。也就是说，随着时间的推移，他们似乎会改变或失去自己的个性，社会地位还会下降：收入减少，住房困难，经常失业。

患者的症状要以某种形式出现且至少持续六个月，此时患者才会被诊断为患有精神分裂症。这一点很重要，因为有许多短期的精神病性障碍，它们对患者的负面影响与精神分裂症不同，治疗起来也不太一样。

如果症状出现的时间不到一个月，我们倾向于做出"短暂精神性障碍"这一诊断；如果症状超过一个月但不到六个月，我们称其为"精神分裂症样障碍"。这种区分在临床上是有必要的，可以防止患者在病情还没有加重并且有机会康复的时候被过早地诊断为患有精神分裂症。这就可以让包括患者、家人、朋友和医生在内的每个人，在解决长期问题之前专注于帮助患者解决眼前的问题，即恢复心智。

抑郁与双相情感障碍（躁郁症）

当抑郁症或躁郁症变得严重时，可能会伴随出现精神病性症状，可能会出现妄想、幻觉、思维障碍和行为障碍的混合症状，出现妄想的情况尤其常见。

妄想通常会反映人的情绪。所以，抑郁的人往往会出现与痛苦有关的妄想，主要是内疚、失败，以及感到自己毫无价值；而躁狂的人往往妄想自己大权在握或自己有解决世界难题的办法。

如果抑郁症和双相情感障碍患者出现了精神病性症状，这说明病情已经严重了，大多数出现此类症状的患者需要紧急住院，他们很可能会做出伤害自己的行为。抑郁症患者极有可能自杀，躁郁症患者极有可能通过危险行为（经济方面或性方面）对自己造成伤害。

出现精神病性症状会让患者的行为变得不可预测，所以我们通常会对患者做风险评估，比如询问患者的意图和计划。通常患者说的内容都不可靠，他们很快就会改变主意。前一分钟他们还可以安静地坐着，后一分钟在他们的头脑中就可能有一个声音告诉他们去做一些危险的事情。在这种情况下，准确地预测他们的行为是不可能的。对精神病性障碍可以做出的唯一准确的预测就是：它是不可预测的。

分裂情感性障碍

分裂情感性障碍混合了精神分裂症和双相情感障碍的特征，包括一些精神病性症状和一些情绪症状（抑郁或躁狂）。如果患病期间这两种疾病症状在大多数时间内都出现了，那么可诊断为患有分裂情感性障碍。

妄想障碍

妄想障碍的主要症状是出现妄想。其他精神病性症状也可能出现，但与妄想相比，这些症状往往很轻微。妄想障碍对人体功能的影响远不如精神分裂症明显。而且，患者的行为远不像精神分裂症患者那么奇怪。妄想症状必须至少出现一个月才能被诊断为妄想障碍。

妄想症患者可能是最难参与治疗的一类精神病患者。如果是其他类型的精神障碍，随着病情的加重，患者在功能上或者是行为上或早或晚会受损，有时就需要强制治疗。

但是，妄想症患者可以长期坚持他们的奇怪信仰，不会因为妄想的原因受到足够的损害，因此无法达到强制治疗的规定标准。对于患者家人来讲，眼睁睁看着自己所爱的人将生命奉献给他们的妄想信念，却被医生告知因为他们的功能还没有受到足够的损害，所以他们还不能被强制治疗，这是很令人心碎的。关于这一点，在治疗部分有更多阐述。

首发精神病

当一个人第一次出现精神病性症状时，医生会考虑以下两个非常重要的问题。

- 这是哪种类型的精神疾病？（这决定了需要提供哪些治疗，以及是否需要进行紧急治疗。）
- 我们如何说服那些不相信自己精神有问题的人接受治疗？

首发精神病不是一种诊断，而是一种事实陈述，表明我们正处于一个不确定的阶段。这是一个很有用的术语，因为它鼓励我们每个人在确定导致精神疾病的原因之前对诊断保持开放的心态，避免过早地对某种障碍进行讨论，比如精神分裂症，以及由此病症带来的其他令人担心的事情。

在过去的十多年里，一个叫作帕特里克·麦戈里（Patrik McGorry）的澳大利亚精神科医生领导的国际专家小组支持这一理念。帕特里克·麦戈里教授是2010年的澳大利亚年度人物。鉴于高质量的早期治疗可减轻精神疾病造成的长期不良后果，该小组倡议各国政府在首发精神疾病的治疗及研究领域投入足够的资源。

这里传递的信息是：精神疾病第一次发作时是对精神疾病进行干预的关键时间。对于首发精神病的治疗将为患者与卫生服务机构之间奠定信任和互动的基础，也可以为患者接受和坚持药物治疗奠定基调，同时，也决定了他们的朋友和家人会对其做出怎样的理解和反应。此时对治疗进行大量的投入，费用会比较昂贵，但是长期来看可以减少后续问题和降低治疗成本。

说服精神病患者接受帮助

在精神疾病的早期阶段，大多数患者是拒绝接受帮助的。他们认为出现问题的是这个世界，而不是他们自己。因此，让精神病患者去寻求帮助通常需要很多人做出努力，需要家人、朋友、医护人员，还有警察的帮助。通常需要几天、几周甚至几个月的时间。

早期劝说某人去卫生保健工作者那里看病往往始于温和的请求、充满爱心的建议，也许还需要些许恳求，但往往会以某种程度的胁迫、操纵和欺骗而告终。

这听起来让人很难办。家人和朋友通常都很绝望，他们看着自己爱的人情况恶化，把自己置于危险之中，却常常感到无能为力和困惑。家人和朋友通常非常想去提供帮助，但不知道怎么做。

大多数发达国家有专门针对这一问题的法律、法规，大多被称为《精神卫生法》（ *Mental Health Act* ）。这类法案通常赋予警察这样的权力，即如果某人看起来有精神疾病，就可以送他去医院接受强制评估。一旦进入医疗环境，精神病患者就需要违背自己的意愿接受进一步的评估。如果做完这些评估后表明此人确实患有精神疾病，对自己或他人有危险，并且拒绝治疗，该法案还允许可以违背患者的意愿对其进行治疗，这被叫作"强制治疗"。

但是关于这些法律也存在很大争议。有些人认为，这是对个人权利的侵犯；另一些人则认为，法律的力度太弱，还无法达到目的。不过，这之间也存在多重制衡的机制，比如必须有补充性意见，要经过审查委员会、法庭、律师的评估，等等。总的来说，澳大利亚的《精神卫生法》是不错的。

我们无法介绍所有关于鼓励患者寻求治疗，以及帮助他们家人的方法。有很多不同的情况，如果你需要和一个精神病患者打交道，这里有一些建议。

- 尽量不要花费太多精力去说服精神病患者承认他们错了。相反，我们需要极力说服他们去和专业人士谈谈。试着对他们说："你对我们讲的一切都很令人担忧，你一定承受着巨大的压力，难怪会心烦意乱。让我们帮你安排一位医生，至少他们也许能帮你缓解压力。"

- 找找本地的资源，打电话为患者征求意见。你可以上网，拨打其中任何一条求助热线，或者去找全科医生。

- 了解有哪些危机干预团队。这些团队的成员会专门去帮助那些有可能受到伤害的人（通常在家里，也可能在医院），并评估他们是否有心理健康问题。

- 当你开始寻求帮助时，列一份包括你能想到的所有计划的清单。从最不打扰别人的选择开始，向前推进，直到你帮别人得到帮助。

  方案 1：把患者交给医护人员。

  方案 2：联系一个危机干预团队。

  方案 3：把他们送到最近的医院急诊室。

  方案 4：如果其他方案都失败了，或者患者有施暴的举动，报警。

- 如果精神病患者有任何自杀的迹象，需要立即对其进行风险评估，此时已没有时间采取上述所有温和的做法（看全科医生或联系当地的危机服务团队）。

治疗

治疗精神病性障碍我们会使用许多手段，比如药物治疗、心理支持和社会支持；但是，如何使用，以及何时使用这些手段，取决于精神疾病的类型和疾病所处的阶段。

药物治疗

大多数精神病患者在某些时候需要通过药物治疗。有几种不同类型的药物可以使用。

抗精神病药。这些药物专门针对精神疾病的症状（幻觉、妄想、思维障碍和行为障碍），在过去被称为镇静剂。常见的有氟哌啶醇、奥氮平、利培酮、奎硫平和氯氮平，可以是片剂或针剂。你甚至可以注射长效针剂，有效时间长达四周。

这类药对有些人效果很好，对有些人则基本没有效果。幸运的是，有很多不同类型的抗精神病药物供我们选择，所以如果一种药物不起作用，我们可以换另一种药物。

抗精神病药最大的问题是它们都有相当大的副作用。有些会导致运动障碍，有些会导致糖尿病等问题，几乎所有的药都有镇静或口干等比较轻微的副作用。

大多数患有精神疾病的人，特别是在初期不想服药。每次医生开抗精神病药的时候他们都会权衡副作用和效果。大多数情况下，未经治疗的精神疾病（症状进一步恶化、自伤、对他人的伤害）的风险远远超过药物的风险，尤其是在有良好的监测的情况下，我们发现事实更是如此。

情绪稳定剂。虽然这类药物主要用于治疗双相情感障碍，但是也经常会用到治疗精神病性障碍中，特别是在抗精神病药物的作用发挥得不充分的时候，就会用这类药来补充一下。常见的情绪稳定剂有锂盐、卡马西平和丙戊酸钠。这些药物远不如抗精神病药物有效，所以往往会被作为最后的挽救手段，或者如果怀疑精神病性症状是由双相情感障碍或分裂性情感障碍引起的也会使用这些药物。这些药物也有一系列副作用，因此用药时需要仔细监测。

苯二氮䓬类药物。这类药品主要用于治疗精神病患者的焦虑和不安。大多数精神病患者都是担惊受怕的，他们睡不好、坐不住，不能放松而且非常痛苦。这些药物虽然不能缓解精神病性症状，但有助于缓解由精神病性障碍引起的焦虑。它们有效但是容易上瘾，需要仔细监测用量。常见的药物有安定、阿普唑仑、奥沙西泮和替马西泮。

心理支持

几乎每个精神病患者都需要药物治疗和心理干预。不管是谁患了精神病，这对他来说都是人生中的一大创伤。为帮助患者恢复，需要向其提供很多的帮助。针对不同的精神病性障碍有不同的治疗方法。下面列出了几种比较流行的心理支持的方法。

心理教育。顾名思义，就是向患者提供有关其障碍和治疗方案的信息。这是至关重要的。正规的心理教育会更为深入，你与心理医生（有时是一个小组）一起探寻关于你的具体情况的信息。有研究表明，这能让患者更好地坚持治疗、会有更好的结果、能更好地管理未来复发的情况，以及带来更大的幸福感。

家庭干预。史蒂夫·艾伦曾经去过印度的一家著名医院的大型精神科病房访学了一个月。患者住院期间必须至少有一名家人与他们待在一起，否则不能住院。这名家人必须去了解这种障碍、相关治疗和医疗服务。印度医生知道，如果没有家人参与，治疗会出现问题。

在澳大利亚，直到最近，精神病患者的家庭陪护率仍然不甚理想。现在，对于家庭干预的效果有可靠的研究支持。研究显示，家庭干预可以减少复发，帮助患者康复。大多数干预措施侧重于让家庭参与治疗、教育、解决问题、减少痛苦的过程，在家庭和治疗团队之间建立良好的合作关系。

认知行为疗法。在第 18 章中对其有详细阐述。总而言之，这是侧重于认知（思想）和行为的疗法。对于精神病患者，该疗法可以教给他们一些技巧，用以减少幻觉和妄想带来的痛苦；还可以教给他们一些策略，用以克服注意力不集中的情况和解决问题，等等。

社会支持

社会工作者和社会支持是治疗精神病性障碍的关键因素。与心理支持一样，社会支持有很多种类。

社交技能培训。精神病通常是最先发生在年轻人身上，因此他们可能会错过许多能够习得社交技能的经历，这里所教授的技能包括对话技能、人际关系技能和独立生活的技能。

职业康复。精神病患者的就业率很低，解决这一问题就是职业康复的中心目标，这些项目要么帮人们在进入工作岗位前做准备，要么在人们开始第一次工作的时候提供支持。职业康复对于精神分裂症患者尤其重要。

住房保障。患有精神病的人会经常失去住房或难以获得住房。无家可归是所有精神病患者的共同问题。住房支持包括帮助患者申请住房、为患者提供住房资，以及帮助患者适应独立生活。

病例管理

病例管理人员可以通过病例管理监测治疗的各个方面。管理人员通常是精神科护士、社会工作者或心理医生。他们确保患者能按时治疗、吃药，并得到应有的社会和心理干预。他们自己就可以提供许多干预措施，这些管理人员在临床支持和帮助精神分裂症患者的实践方面都非常有经验。

治疗地点

心理医生每接手一个精神病患者，都会考虑是在医院外还是在医院内治疗。

有些精神病性障碍可以在社区治疗，但如果患者有重大风险，例如自残、暴力、让自己名誉受损、在性或其他方面容易受伤、潜逃或犯罪等，那么需要考虑入院治疗。

现在大多数精神科病房跟普通医院的病房没什么两样。以前的那种精神卫生机构已经不复存在，谢天谢地。史蒂夫·艾伦最开始是在那些令人畏惧、资源匮乏的机构工作，那里什么条件都达不到当时综合医院的标准，伙食标准比别处低，医疗设备也短缺，每天都人满为患，患者基本没有隐私，而且医院的人手也一直不够。

如今情况已经大为不同了。在 20 世纪 80 年代到 90 年代，大多数国家都做了这两件事来改善上述状况：整合发展和去机构化。整合发展的意思是一些条件差的机构被关闭，精神科病房被转移到综合医院。去机构化是指治疗场所从医院转移到社区。但是资金并不是总能到位，因此过程往往不太理想。但从长远来看，我们最终会建立一个更好的体系。之所以要提这个，原因是有些人没有意识到医疗体制已经改变了，还是害怕精神病院。其实，精神病患者在医院接受治疗通常是最安全、最能得到照料的。

治疗共病

共病简单说来就是指多种疾病共同发展，这在精神病性障碍中很常见。许多人既患有像精神分裂症这样的精神病性障碍，还会有另外一种疾病。最常见的共病是成瘾性疾病，我们也看到过别的共病，比如抑郁症和许多其他生理疾病结合在一起的共病。

这种疾病通常需要让其他领域的专家一起参与治疗。毒品与酒精成瘾问题非常普遍，针对同时患有精神病性障碍和毒品与酒精成瘾问题的患者，我们有专门服务，即"双重诊断"服务。

毒品与酒精成瘾单独来讲已是一个很棘手的问题了，这对于精神分裂症（或者双相情感障碍）患者来说则是致命的。大多数接受双重诊断的患者需要大量的支持、帮助和时间。

患了精神病性障碍，未来都会笼罩在阴云下吗

绝对不是。很多人的精神病性障碍只会发作一次，病情好转后就再也不会发生了。即使是那些患有精神分裂症的人，许多人的治疗效果也良好，并在之后学会了控制自己的症状。

这有点像糖尿病、关节炎、哮喘等慢性病，一路上都会有挑战；但只要保持乐观的心态、管理得当，再结合现代治疗技术，结果会比大多数人认为的好得多。

当然，有些时候一个患者并不真的认为自己生病了，因为这比你身体上出了问题，做简单的血液检查就可以确认是否得病了要困难得多。不过就算得了精神病性障碍，好的结果也比坏的结果多很多。虽然没人希望自己得精神病性障碍，但结果也远没有人们想象得那么糟。

第 9 章

成瘾：根本停不下来

你肯定认识一位有成瘾问题的人，并且你有可能也有成瘾问题。在澳大利亚，一年中每个人约有 5% 的机会对一种物质或行为上瘾。

好的一面，坏的一面，丑的一面

每一种药物 / 物质都可以有积极的治疗效果或消遣效果，但也都有可能造成严重的健康后果和社会后果。

酒精，好的方面是它有一系列的医学用途，可以预防感染并降低一些癌症和心脏病的发病率。酒精能够激活气氛、减轻压力以及振奋精神，但是它也会导致疾病、个人不幸和社会解体。

海洛因和其他阿片类药物被用于与疼痛有关的疾病治疗和外科手术，缓解了人们的病痛，每年挽救了数百万人的生命。不管是头痛还是得了关节炎，人们都会吃止痛药。但海洛因及其衍生品也会摧毁生命、撕裂家庭。海洛因还支撑着全世界价值数十亿美元的与犯罪相关的产业。

所以，这里有一个很重要的问题：是什么左右了我们对于好与坏的看法？简言之，这是由时尚、文化、宗教、政治、你生活的时代和你个人对药物 / 物质的使用模式所共同决定的。

要弄清楚这一问题非常困难，因为我们每个人都被不同的哲学思想和意识形态所左右。不过，政治学、社会学、医学、警务学和法学都给出了不同的视角。

我们都想以最小的代价换取最好的结果，但是妖魔化药物／物质的做法弊大于利。"一味拒绝"只会让我们停止思考。但是对于这个问题，也许要说"不"，也许要说"是"，但无论你持有什么态度，都要以知识和证据为基础。

哪种药物／物质最危险

要想确定哪种药物／物质最危险非常难。有关药物／物质使用的相关法律不仅要将医学和健康风险考虑进去，也要反映社会价值观和政治态度。酒精和烟草是合法的，但在与药物／物质滥用相关的死亡案例中大约有90%是由酒精或烟草滥用导致的。

最近，英国的一个组织中的成员尝试根据业内专家的意见来评估风险，该组织聚集了一批专业人员和科学家，这些人都是各自专业领域的专家，他们根据三个关键参数对成瘾药物／物质进行了评级，这三个参数分别是：对身体的伤害、对社会的伤害和依赖风险。

- 对身体的伤害。这项参数可以反映出三个主要方面的危害：急性损害，包括对心脏和肺的直接影响，以及安全际界问题，比如过量服用风险；慢性危害，比如一直重复使用对健康的影响；最后是关于静脉注射药物使用的危害。
- 对社会的伤害。对社会的伤害从三个方面评估：第一，中毒（醉酒）的影响，比如对使用者和其他人造成的意外伤害；第二，对使用者家庭和社会生活造成的损害；第三，与药物／物质有关的医疗花费。
- 依赖风险。根据药物／物质引起的快感、身体上的依赖、心理上的依赖这三个相关变量评估这一风险。身体依赖包括药物耐受性和戒断症状，这两种症状都表明身体已经从生理上适应了药物／物质并对其产生热烈渴求；心理依赖是在身体依赖消除后，衡量患者停止使用药物的困难程度的一项指标。

根据每种药物／物质的相关评估结果就上面提到的问题达成共识并不容易，因为没有统一的衡量标准。表9-1是这些英国专家的主要的研究成果，他们将药物／物质的风险等级分为1（低）到3（高）级，对每种药物／物质进行评估。这些结果是每个类别的药物物质的风险平均值。

表 9–1　　　各类药物／物质对身体的伤害、对社会的伤害，以及依赖风险

药物名称	对身体的伤害	依赖风险	对社会的伤害
海洛因	2.8	3.0	2.5
可卡因	2.3	2.4	2.2
烟草	1.2	2.2	1.4
酒精	1.4	1.9	2.2
苯丙胺类药物	1.8	1.7	1.5
大麻	1.0	1.5	1.5
LSD 致幻剂	1.1	1.2	1.3
摇头丸	1.1	1.1	1.1

不过基本的观点是，目前还没有纯粹的科学手段能够评估这些药物／物质的风险及其可能造成的损害。尽管如此，根据目前的证据所得出的专家共识，最危险的药物／物质包括海洛因、可卡因。

有一点比较复杂，即不同的药物／物质对不同的人群产生的影响是不尽相同的。一个人也许能以一种安全的方式长期使用某些药物／物质，但他也许会对酒精上瘾，甚至失控。

酒精和烟草对健康的危害很大，但是它们是合法的，而且被普遍使用。大多数饮酒的人都是以安全的方式饮酒的。我们不知道有多少人以安全的方式使用海洛因，主要是因为海洛因是非法的，调查海洛因的安全使用状况（不是调查最后因为海洛因使用住院的人）几乎是不可能的。

成瘾的预防

预防药物／物质上瘾的最好方法是什么？其实没人知道。目前，在澳大利亚，我们花费在监管非法药物上的钱是花费在监管教育和治疗成瘾者上的 10 倍左右。卫生工作者认为这不是理智的做法，我们应就药物／物质的风险防范方面对公众进行更广泛的教育。

成瘾的治疗

成瘾治疗会起作用的，而且有确凿的证据证明其有效性。大多数接受过治疗的人要么不再滥用药物／物质，要么对药物／物质的依赖会显著减少。虽然复发也是很常见的，但是患者可以重新治疗，取得进一步改善。

关于成瘾的悲观主义情绪传播得很广泛，但是形成这种情绪的做法和逻辑都是错误的。人们因为过分注意坏的结果而忽略了所有好的结果，有很多人克服了成瘾，但是没有被看到，或者他们选择隐瞒自己的成瘾史。

问题的部分原因在于，没有一个适合所有人的方案。治疗理念五花八门，接受治疗的患者也是形形色色，有的人喜欢自助治疗，有的人喜欢团体治疗，有的人喜欢主流医学疗法，还有的人喜欢补充疗法或替代疗法。每个人戒除上瘾的途径都不一样，这取决于个人偏好、药品（或行为）、上瘾的严重程度，以及能够获得的社会支持和服务。每个国家和地区的情况都不一样。

关键是要及时获取信息，用知识武装自己。如果你有成瘾问题，要广泛阅读相关资料，与了解成瘾问题的人对话。列一个戒断计划清单，不要只做一个计划清单，把你能想到的计划都列出来，一个一个试下去，不要放弃。列出所有你喜欢的治疗方法，然后对其排序，从列表的顶端开始尝试治疗。

何时寻求治疗

当成瘾问题开始影响你的健康、家庭、朋友、学业或工作的时候，就该寻求治疗了。

当然，这种判断标准非常主观。药物／物质的安全使用和不安全使用之间没有明确的界限。很多人认为使用药物／物质只是一种生活方式，与吃饭、度假、上班、搭乘交通工具没有什么区别。是在川流不息的车流中骑摩托车更危险，还是偶尔抽点大麻更危险？有的人会说所有的药品／物质使用行为都是危险的，但他们在喝完啤酒或者是吃完一个热量很高的汉堡后也经常会说这样的话。我们每个人衡量风险的标准都是不一样的。

网上有成百上千个快速自我评估测试，可以用来评估你是否面临成瘾问题。其中出现最早的一个测试是 CAGE[①] 测试。最初这个测试是用来检测酒精成瘾问题的，但现在也

---

① CAGE 是 cut down（减少）、annoyed（恼怒）、guilt（内疚）和 eye-opener（睁眼第一件事）的缩略语。——译者注

被用来检测其他类型的药物 / 物质成瘾问题。

以下是其中的问题：

- 减少——你是否觉得应该减少饮酒或嗑药？
- 恼怒——你曾经因为饮酒或嗑药被人批评而生气吗？
- 内疚——你认识到自己的饮酒或嗑药行为不好或因此感到过内疚吗？
- 睁眼第一件事——你早晨起来的第一件事就是饮酒或嗑药，并以此来使你的神经镇静或者摆脱宿醉？

如果你对这四个问题中的一个的回答为"是"，那么你要考虑你是否有成瘾问题；如果对其中两个或两个以上的问题的回答为"是"，建议你去寻求帮助。

一个被普遍应用的成瘾评估模型是"行为转变理论"（TTM），俗称"阶段变化模型"。它描述了人们在思考自己的行为改变时所经历的阶段。

- 预思考阶段：患者意识到他们有成瘾问题，但并不认为他们需要立即停止成瘾行为。
- 深思熟虑阶段：此时的问题更为明显，人们想要改变，但内心矛盾重重。在这个阶段，他们在权衡获取帮助的利弊。
- 准备阶段：处于这个阶段的人已经接受了他们需要改变的这个事实，并开始考虑改变现状的最佳方式。
- 行动阶段：处于这个阶段的人正在采取实际行动尝试改变或正在寻求帮助。
- 保持阶段：处于这个阶段的人已经做出了改变，并形成了新的行为和控制模式。
- 复发阶段：处于这个阶段的人已到达了保持阶段，但是又开始药物 / 物质滥用了。

这些阶段构成一个完整的闭环。但这并不意味着复发是无法避免的，一个人实际上可以无限期地停留在任意一个阶段，能够停留在保持阶段是最好的。

成瘾咨询师通常会用这个模型评估一个人是否已经准备好接受治疗。治疗成瘾的方法可以说是无穷无尽的，以下是最流行的方法。

成瘾评估

通常这是治疗的第一步，不过许多人跳过了这一步，他们自己选择了一种治疗方法，然后直接开始治疗。评估需要找解决过成瘾问题的咨询师来做，可以是全科医生、专业的药物和酒精成瘾咨询师或成瘾专家。评估可以通过电话进行或由被评估者亲自前往诊疗室。评估的目的是了解问题的概况及其严重程度，然后根据个人的情况裁定治疗方案。大多数成瘾服务机构在治疗开始之前都会进行某种形式的评估工作，患者接受治疗计划之前也可能会要求安排某一领域的专家对其进行评估。

成瘾咨询

成瘾问题咨询很受欢迎，也是卓有成效的。具体内容是定期与受过训练的专家会面，专家会使用某种理论模型来指导上瘾的人康复。咨询可以是个体形式，也可以是团体形式；可以在康复中心进行，也可以在家进行。

不同的咨询师可能接受过不同的训练。他们可能是社会工作者、心理医生、普通医生，或者仅仅是上过一门培训课的外行（通常是自己有过戒瘾经历的人）。有的人会使用专门的心理学方法，比较流行的两种方法是认知行为疗法和动机式访谈。有的人还会使用匿名戒酒协会开发的 12 步骤疗法（见下文）。

康复治疗

康复治疗的形式有很多种，包括家庭康复治疗和寄居康复治疗（在治疗期间你会住在某种康复机构里）。寄居康复治疗所需要的时间短则几周、长则一年。有的人选择在自己家附近进行康复治疗，有些人则选择去一个能消除诱惑的地方进行康复治疗。去国外的康复中心也越来越受欢迎。泰国的康复中心的治疗费用比很多国家便宜得多，效果一样好。康复治疗的目的是探寻成瘾的原因，帮助患者养成新的行为模式，从而使患者摆脱对药物 / 物质的依赖。

戒断

戒断（也称为脱毒）是指停止使用药物 / 物质，并且克服在戒断过程中出现的相关综合征的过程。酒精、海洛因和苯并二氮平类药物特别难应付，戒断期间通常需要提供医疗急救保障，以防危险的并发症（如癫痫）出现。戒断大多是在类似医院的环境下完成的，也可以在家中按结构化的程序完成，医生每天探访的次数要达到两次。

药物治疗

有几十种药物可以用来治疗成瘾障碍。有些药物是用来抑制需求的；有些药物是用来防止成瘾复发的。而在有些情况下，我们用一种更安全的药物来代替令人成瘾的危险药物（例如，用美沙酮替代海洛因）。现在，有一种用于治疗酒精成瘾的药物（戒酒硫），如果患者服药后再次饮酒，会引起恶心和呕吐。所有已批准上市的药物都有很充分的循证医学证据，但是也有一系列副作用，因此选择一种药物时应与相关专家一起探讨该药物的风险和效果。

同伴支持

匿名戒酒协会是最著名的同伴支持项目。这类同伴支持项目是由有过成瘾经历的人运作的。匿名戒酒协会成立于 1935 年，可能是所有这类项目中最成功的。匿名戒酒协会的模式被用于治疗许多其他成瘾行为。例如，戒毒互助所（Narcotics Anonymous，NA）是针对所有毒品成瘾类型的互助项目。

大多数同伴支持项目都使用匿名戒酒协会开发的"12 步骤"疗法。世界上大多数地方都有这些项目，而且基本上是免费的。大多数 12 步骤项目都有开放会议模式和非开放会议模式。非开放的会议仅限会员参加，而开放会议允许非会员作为观察员出席。如果你没有参加过匿名戒酒协会的会议，参加一次是非常值得的，尤其是当你想帮助一个有成瘾问题的人戒瘾时。

社会支持

现在有各种各样的社会支持服务，虽然并不一定是专门针对戒瘾康复的，但这些服务也是以各种实际的方式为成瘾者提供帮助，包括住房保障、法律援助和经济援助。

互联网和电话服务

许多服务都是通过电话或互联网进行的。你很快就能在互联网上搜索到针对毒品、酒精和赌博成瘾的服务；有的由政府部门管理，有的由非营利组织管理，有的由社区团体管理。

如果复发了怎么办

相关数据表明，50%~80% 的人会在一年后复发。但大多数复发患者在接受治疗后会减少使用药物 / 物质的剂量，因此他们在下一次治疗时康复率会更高。同时，他们很可能会从每次复发中吸取教训，减少下次复发的可能性。许多人需要经过多次治疗才能康复，这就是为什么每个人都需要准备一个备选方案，以备不时之需。人们在成功之前平均会放弃八次。这应该是一个鼓舞人心的消息：成瘾很正常，复发很正常，恢复也很正常。听听温斯顿·丘吉尔的话，振作起来：

> 如果你正遭遇地狱般的挫折或磨难，不要放弃，继续前进。

复发的一些常见原因主要包括以下几点。

- 不遵守治疗计划。这是很常见的，尤其是当戒瘾者仍然处于否认自己成瘾的阶段或预思考阶段。当缺乏家人或朋友的支持时，也很容易不遵守治疗计划。

- 无法获得治疗。这是个非常严重的问题。虽然有许多治疗可供选择，但获得治疗并不总是很容易。总是会有很多人排队等待治疗。但一般来说，当一个人想戒瘾的时候，最好趁热打铁！此外，还要考虑到成本问题。医疗保险并不总是能承担患者所有的开销。许多成瘾者没有保险，无力支付医疗费用。

- 精神问题。一些研究表明，多达 50% 的成瘾者有其他方面的精神问题，特别是患有抑郁症或焦虑障碍。未能发现和治疗这些精神问题也是成瘾者康复治疗失败的常见原因。

- 未能使用所有可行的方案治疗。有些人需要同时进行多种形式的帮助：药物治疗、咨询和同伴支持。但有时僵化的思维会将治疗的形式局限于某一种类型。要开放思想，考虑所有的选择，"一切皆可行"是最好的行事准则！

所以，如果真的复发了，就重新开始治疗。可以选择之前的治疗方式，也可以尝试不同的方法，或者多管齐下，不管怎么样都可以，只要你愿意继续尝试。

如何为成瘾的人提供帮助

对于每一个成瘾的人来说，通常他的身边会有 1~10 个人受其影响，比如父母、伴侣、孩子、朋友和同事。大多数人都在绞尽脑汁地想自己是否能帮上忙、如何帮忙、是否应该帮忙。实际上很多人非常苦恼。

首先要记住，在大多数情况下你不能强迫别人寻求帮助。所以，你要是强迫别人、引诱别人或威胁别人寻求帮助的话要小心：这通常只会导致你们起冲突或关系破裂。

作为一名协助者，你的主要作用就是在成瘾者主动寻求帮助的时候准备好提供帮助，这可能需要很长时间。与此同时，这并不意味着你不能激励他们，或者在此期间用其他方式帮助他们——为他们提供食宿，这只是意味着你必须在关键时刻到来时做好准备。

为了做好准备，你需要这样做。

- 搜寻信息。让自己对相关成瘾药物／物质进行了解，了解你所在地区能够提供的戒瘾服务。等时机到了，你需要引导成瘾的人寻求帮助。

- 边界要明晰。这个边界是指我们人与人之间的界限。如果你过分卷入别人的事情，你会筋疲力尽的。你既要能帮上忙，也要把握尺度。如果你贡献你的全部精力，全天候支持和鼓励一个成瘾的人接受治疗，从长远来看，这样做产生的效果很小，大概只有 5% 的成功率。更可能会导致的结果是：你会感到沮丧、筋疲力尽、愤怒和悲观，然后当关键时刻到来的时候，当对方请求帮助的时候，你将不会以良好的心态来面对他。所以说，照顾好自己很重要。

- 在提供帮助时，要一以贯之、沉着冷静，想方设法提供帮助，不要做那些会进一步助长成瘾问题的事情。例如，借钱给一个赌棍或瘾君子可能会导致进一步的成瘾行为。这种做法被称为"助长"，避免"助长"并不总是很容易。有时候，作为父母或爱人，你觉得你必须保护他们。你可能还会面临承担诉讼费用或向第三方支付费用的风险，所以你需要小心，权衡利弊。既要提供帮助又要避免助长其成瘾行为的进一步升级。

- 抓住黄金时间，不要贻误战机。在遭遇法律诉讼或个人厄运等危机时，成瘾的人一般会向你求助。成瘾的人为了赢得你对他的支持，常常觉得他应该向你承诺他会就成瘾问题去寻求帮助。但是，一旦危机结束，他们寻求帮助的动机也就消失了。

你能强迫别人去治疗吗

强制治疗确实有效，但是很难强迫别人去寻求帮助。

研究表明，被法院强制执行的治疗是有一定效果的，虽然效果不如自愿治疗好。

在大多数国家，成瘾通常不属于精神卫生法律条款管辖的范畴。《精神卫生法》通常规定，如果你患有抑郁症或精神病性障碍，并且你伤害自己，你可能会被强制接受治疗，但是这不包括单纯的成瘾。如果成瘾的人患有抑郁症或精神病性障碍，那么他们可能会被强制治疗，但是如果他们的抑郁症或精神病性障碍在经过治疗后度过了危险期，他们就不会再被强制治疗了。通常在成瘾障碍被疗愈之前这些精神疾病就已经被控制住了。

患者的家人常常会感到沮丧：他们所爱的人吸毒、精神失常、被强制入院，但是一旦毒品从他们的身体中排出，精神病性症状就消失了。然后这个人回来后又开始吸毒，毒瘾并没有得到治疗。

澳大利亚的一些州有一项法律，能够强制人们进行成瘾治疗，但只适用于那些因为成瘾问题而认知严重受损的人，这项法律也很少在临床上被使用。

唯一有效的强迫某人接受治疗的方法是法院强制执行。许多法院会强制成瘾人员在服刑期间（或缓刑期间）进行治疗。监狱里也有戒瘾的项目。

当然，强制治疗是最后的手段。每个人都更喜欢自愿治疗，但有时自愿是不可能的，任何有帮助的方法都值得尝试。

* * *

本章的剩余部分是关于成瘾的一些定义和介绍。你可能需要这些信息，也可能不需要，这也是我们把这些内容放在本章最后的原因。可以浏览一下，看看哪些部分是你需要的。如果你想成为一名业余的心理医生，就把这些看完吧！

关于成瘾障碍的主要术语

在成瘾这个领域，不同的人会使用不同的术语。主要的术语在下面列了出来。你会注意到一些术语相互重复，这看起来令人困惑，但这些是你需要了解的，因为药物和酒精成瘾问题在不同阶段需要不同的治疗。如果你真的想简化一下你的术语库，记住三个最重要的就行，它们是：中毒、戒断、依赖。

- 成瘾：成瘾有很多含义。通俗地讲，这是一种强烈的强迫性需求，迫使你必须经常做一些事情，尽管会给你带来伤害，你还是想做，比如吸毒、赌博。关于成瘾，没有公认的医学定义。事实上，在整个成瘾药物学领域，这个术语包罗万象。它可与"依赖"一词互换使用。

- 中毒：中毒是指服用了过多药物/物质后产生的影响。每种药物/物质的中毒特征都不同。所有成瘾药物/物质如果服用过量，都会引起某种形式的中毒反应（烟草可能除外）。中毒实质上是指服用过多药物/物质导致的严重行为问题或心理问题，通常包括好斗、易怒、认知功能受损，等等。例如，典型的酒精中毒有口齿不清、协调性差、步态不稳、注意力和镇静能力受损等症状。你很可能知道这种感觉，过量饮酒会危及生命！

- 戒断：这是由于长期滥用药物/物质后戒用药物/物质所引起的综合征。更有甚者，仅仅是减少剂量也有可能发生戒断反应。不是所有的药物/物质都会导致戒断综合征。和中毒一样，每种药物的戒断综合征也是不同的。例如，酒精戒断症状大约在 12~48 小时后开始发作，会引起焦虑、震颤、失眠，严重时还会令人产生幻觉，有时甚至引发癫痫。

- 滥用：滥用是指使用人实际上并不依赖药物，但是以一种很危险的方式使用药物。例如，滥用人的功能可能会因服用药物/物质而退化，或者以危险的方式服用药物/物质，比如在开车的时候嗑药或饮酒。滥用基本上是指伴随着服用药物/物质而产生的生活方式。

- 依赖：依赖是由过量使用药物/物质而导致的一种严重后果，此时耐受性（需要更多的药物/物质才能达到同样的效果）、戒断症状、剂量增强、戒瘾失败等情况会同时出现。

- 物质使用障碍：在《精神障碍诊断与统计手册（第 5 版）》中，滥用和依赖这两个术语已经被删除，因为它们彼此间的边界过于模糊，而且常常重合。《精神障碍诊断与统计手册（第 5 版）》转而使用了"物质使用障碍"这一总括性术语，意思是你使用物质的方式是危险和有害的；你试图减少使用，但没有成功；你会花费大量的时间用以获得、使用物质或者从其效应中恢复过来；物质会影响到你生活的许多方面（人际关系、工作等）；你对物质有强烈的渴求。

- 物质所致的障碍：这也是《精神障碍与统计手册（第 5 版）》中的一个术语。它指的是因服用药物或酒精所引起的所有继发性问题，包括中毒和戒断，以及所有的精神问题，比如精神病性障碍、抑郁、认知障碍、焦虑、性功能障碍，等等。这类障碍的特点在于，它们是由药物引起的，也会随着药物的停用而消失。

主要成瘾药物 / 物质

下面所提到的药物 / 物质都有风险。药物 / 物质的影响不仅因人而异，还受到许多因素的影响，特别是：

- 用量（这通常很难评估，因为不同的药物 / 物质配比有不同的效度）；
- 你的体重、体型和健康状况；
- 你是否常常使用这种药物 / 物质；
- 这种药物 / 物质是否与其他药物 / 物质混合使用；

我们尽最大的努力列出药物 / 物质所产生的影响，集中讨论药物 / 物质对于心理的影响。药物 / 物质对身体的影响很复杂，本书不做探讨。

酒精

从对于个体的伤害和社会成本的角度看，酒精是迄今为止主要的成瘾物之一。很多的疾病、暴力事件、交通事故都是由酒精引起的。酒精能造成的伤害比烟草还严重。但令我们吃惊的是，立法者和公共卫生活动人士还没有触及这一议题。并不是说酒精应该受到更多的管制和非议。对于酒精所产生的影响，目前人们尚在观察。

酒确实在我们的日常生活中扮演着重要的角色。大约 90% 的人在生活中会饮酒，大约 40% 的人每周都会饮酒，大约 20% 的人的饮酒方式会危及他们的健康。关于危险饮酒的定义各不相同，但总的来说，平均每天的饮酒量超过两个标准饮酒单位就算是危险饮酒了。大约 15% 的人每年至少会有一次喝得烂醉（超过 11 个标准饮酒单位）。大约 8% 的人每天都饮酒。男性出现饮酒问题的概率是女性的两倍。

在不同种类的酒精饮料中，酒精浓度的差别很大。常见酒精饮料中的酒精含量如下：

- 啤酒——酒精含量为 2%~12%，但大多数高浓度啤酒的酒精含量为 4%~6%；

- 苹果酒——2%~8%；

- 葡萄酒——9%~16%，但通常为 12%~14%；

- 烈酒——20%~80%，但市面上大多数的烈酒的酒精含量由法律规定为 40% 左右。

与酒精相关的三大问题是酒精使用障碍（通常被称为酗酒或酒精依赖）、酒精中毒和酒精戒断。

- 酒精使用障碍（酗酒）：危险饮酒和酗酒没有明显的区别。总的来说，如果你是一个经常喝酒的人，并且经历过所有的耐受性、戒酒、渴求这些阶段，你就属于酗酒。每个人的情况都不一样，如果你不确定自己是否对酒精上瘾，有数百种在线自我测试可以做。但如果你不能确定自己是否已经对酒精上瘾，这本身就说明你该寻求帮助了。

- 酒精中毒：表现为讲话含糊不清、协调性差、步态不稳、注意力受损，有时甚至出现昏迷。酒精中毒可能会致死，但更常见的问题是造成社会创伤和暴力事件发生。

- 酒精戒断：对于依赖酒精的人，戒断症状通常在他们上一次饮酒后的 12~48 小时出现。症状通常有心跳加快、出汗、震颤、恶心、失眠和烦躁不安。情况严重的话，会出现幻觉和癫痫。戒断症状如果不加以治疗的话会致命，还会造成永久性的神经损伤，所以戒断症状通常需要紧急治疗。可以使用安定（或酒精）缓解症状，一旦急性症状的风险过去，安定（或酒精）就会逐渐被戒断。这种症状通常在 4~7 天内就能结束。

各种各样的精神障碍，包括抑郁、精神病性障碍、焦虑、失眠、性功能障碍和认知障碍，都与酒精的使用有关。尽管这些障碍的原因和影响很难被厘清，但是酒精可能是以上障碍的直接诱因。例如，这个人到底是因为抑郁了才喝酒还是因为喝了酒才抑郁？所以，戒酒通常是厘清这些问题的唯一办法。

与很多其他的成瘾问题（以及精神健康问题）一样，没有人能真正为酒精成瘾问题提供一个万全之策。如果在社会上完全禁酒，一般都会失败，只会带来非法贸易的繁荣、拥挤的监狱、富有的犯罪头目。

有各种各样的社会干预措施鼓励理性饮酒，例如，有法律限制酒精饮品的采购数量，有法律规定深夜禁酒，这些法律似乎都有效，但是对于使用什么方法来平衡公民权利与酒精危害之间的关系，还存在很多争议。酒精饮品会带来巨额的税收收入。在澳大利亚，酒精饮品每年能带来大约 70 亿美元的税收，但是花费在酒精管制上的钱约有 150 亿美元。

大麻

大麻是最常见的违法药品，大约 1/3 的澳大利亚人服用过大麻，约 10% 的人说他们在某一年的某个时候服用过。关于大麻的危险性的辩论很激烈：有些人认为大麻比烟酒更安全；其他人担心它是将人们引向更加危险的药物 / 物质（如安非他命）的"一扇大门"—— 一种诱导性毒品。

服用大麻会出现以下主要问题。

- 大麻使用障碍（大麻依赖）：长期服用大麻会导致社会功能下降、学习能力降低，以及心理健康问题增多，对于青少年及年轻人（15~25 岁）的影响尤其明显。

- 大麻中毒：大麻中毒的典型表现是协调能力受损、欣快、焦虑、感觉时间变慢、判断力受损、社交退缩、食欲增加、口干、心跳加速，以及眼睛发红。

- 大麻戒断：这种戒断综合征会在长期大量服用大麻后又停止服用大麻的时候出现，通常在戒用后的一周内开始出现。主要症状有易激惹、愤怒、攻击性强、焦虑、睡眠障碍、疲劳、烦躁和抑郁。

- 吸食大麻所引发的精神障碍：大麻可引起精神疾病发作、持续性焦虑障碍和睡眠障碍。关于吸食大麻会引发精神分裂症这个观点一直存在争论。目前的观点是，它会通过引起病症复发而加剧精神分裂症，并可能在易感人群中诱发精神分裂症。但大麻本身可能不会导致精神分裂症。

大麻（通常被称为药用大麻）能够治疗各种障碍，它的这个功效正在被世界各地的科学家研究。它被广泛地用于缓解疼痛、焦虑（特别是晚期疾病）、肌肉痉挛、睡眠问题，以及某些相对罕见的癫痫。在许多国家，包括在澳大利亚，医用大麻可以由医生预先登记申请处方，并由政府指定的供应商提供。

兴奋剂：苯丙胺（安非他命）和甲基苯丙胺（冰毒）

兴奋剂是一种暂时提升身体或精神机能的药物，可以提高使用者的警觉性、清醒度、耐力、生产力、动力和认知（思维）功能。

兴奋剂有许多品种，最受欢迎的是苯丙胺（安非他命）和甲基苯丙胺（冰毒）。摇头丸和可卡因也是兴奋剂，但是由于它们与苯丙胺和甲基苯丙胺有一些显著差异，我们不在这里一并讲解，会在下文中单独介绍。

我们已经以各种各样的形式使用了几个世纪的苯丙胺类药物。它仍然是治疗注意缺陷多动障碍（ADHD）和嗜睡症的主要药物，一些减肥药中也会添加苯丙胺类物质。

甲基苯丙胺的化学性质略有不同。当甲基苯丙胺在体内分解时，它会被分解为各种化学物质，其中一种就是苯丙胺。甲基苯丙胺的药效更强，作用更快，使用者更容易超剂量误服剂量；服用过多，会因过量服用药物而中毒，导致各种问题。

两者在澳大利亚是很常见的兴奋剂。在澳大利亚有 7% 的人在他们的一生中尝试过其中的一种，有 2% 的人在前一年服用过。在最近服用过这两种兴奋剂的人群中，甲基苯丙胺和苯丙胺的使用者大约各占一半。

服用兴奋剂会导致以下主要问题。

- 兴奋剂使用障碍（兴奋剂依赖）：与其他依赖综合征一样，成瘾者会经历不同程度的耐受、戒断和渴求阶段，花大量时间寻找药品。评估兴奋剂的成瘾率很困难，因为使用这类药品是非法的，所以人们很少承认自己对其上瘾。有许多因素会影响成瘾率，如毒品的获取难度、获取成本，以及获得治疗的机会有多少。据报道，在过去的五年里[①]，人们对甲基苯丙胺的依赖问题尤其显著，但是有些报道混淆了中毒的情况和依赖的情况，大多数国家收集的相关数据也没有显示出依赖人数的明显增长。

- 兴奋剂中毒：中毒是服用兴奋剂所导致的主要问题，人们很容易摄入过量，最后会因为摄入过量被送去急诊室。典型的中毒症状包括激动、愤怒、偏执、神志不清、心跳加速、癫痫发作、昏厥，等等。药物摄入过量很容易导致中毒。中毒导致的死亡确实会发生，尤其是在人们无法寻求医疗救助的时候。

---

① 大约指 2013—2018 年。——译者注

- 兴奋剂戒断：戒断症状的严重与否将取决于药品使用的时间。大多数长期使用苯丙胺类药物（安非他命）的人在一天内就会开始出现戒断症状，主要症状大约要在一周之后才能消失，轻微症状要持续一个月。典型的戒断症状包括对毒品的渴求、疼痛、疲惫、暴饮暴食、不安、失眠、焦虑、抑郁和偏执。
- 服用兴奋剂所引发的精神障碍：苯丙胺类药物是引发精神疾病的常见原因，患者会出现幻觉、妄想、思维障碍（思维紊乱）和行为问题（通常出现由苯丙胺药物引起的攻击性行为）等典型症状，这些症状通常在停药的三天后消失。

可卡因

可卡因是一种从古柯树中提取出来的兴奋剂。这种毒品有三种主要的形态。最常见的形态是白色粉末状（古柯碱盐酸），人们大多会鼻吸服用，也可以将其混在饮料中饮用、擦到牙龈上或将其溶解在水里后用针管注射。古柯碱释出物的纯度较高，通常采取卷烟吸入的方式吸食。速食古柯碱类似于古柯碱释出物，但效力较低，而且通常含有杂质。人们吸食速食古柯碱时通常也采用卷烟吸入法（或者更准确地说，是将其加热成蒸汽后吸入身体）。

可卡因的作用与苯丙胺类药物（安非他命）相似，但作用时间较短，其作用效果也消失得更快。在澳大利亚，可卡因的使用率也与苯丙胺类药物类似，约8%的人曾经使用过可卡因，约有2%的人每年都会使用可卡因。

由使用可卡因所导致的问题似乎少于苯丙胺类药物所引发的问题。部分原因可能是可卡因的起效时间较短，也就是说人们不太可能因为过量服用而被送进急诊室。此外，这也可能与吸食可卡因的人口结构有关。在澳大利亚，可卡因价格高昂，因此主要是高收入人群使用。可卡因主要用于社交场合，这类人群通常会在周末使用，其他时间他们一般在工作，因此他们吸食的次数比较少，这可能也是成瘾率明显较低的一个原因。在其他可卡因价格较为便宜的国家，成瘾率会比较高。

尽管可卡因起效时间较短，但仍有过量用药的可能，尤其是当药物的药效超出使用使用者的预想的时候。使用可卡因也会导致精神疾病的出现，特别是在可卡因的使用频率很高的情况下，但是与苯丙胺类物质相比，可卡因诱发精神疾病的情况不太常见。

摇头丸

摇头丸也是一种兴奋剂，其主要成分是亚甲基双氧甲基苯丙胺（MDMA）。这里有一个问题，以摇头丸的名义出售的各种毒品实际上相互之间有很大的区别。它通常是亚甲基双氧甲基苯丙胺和苯丙胺的混合物，有时是亚甲基双氧甲基苯丙胺与氯胺酮（K 粉）或其他药物的混合物。所以，摇头丸既不能算一种规范的药品名称，也不是某一类药品的统称，要看药片的具体成分。

多种多样的药片成分的组合使服用摇头丸风险非常大，因为你永远不知道你吃的是什么！在一些国家，有移动药物测试实验室，服用者在服用前可以在现场摄入少量药物对其进行测试。尽管在国际上有证据表明这类设施能减少服用摇头丸的危险，但这些设施目前在澳大利亚并不合法。

服用摇头丸后，滥用者会暂时感到欣快、精力充沛、洋洋自得。它可以减轻神经抑制、增加性欲，有些人还会产生幻觉。它通常以药丸的形式出现，大约需要 20 分钟起效，平均作用时间大约了六个小时。

约有 10% 的澳大利亚人曾经尝试过摇头丸，大约 2.5% 的澳大利亚人表示在过去的一年里服用过摇头丸。

服用摇头丸主要会产生以下问题。

- 摇头丸使用障碍（依赖）：和那些在社交场合服用摇头丸的人数相比，依赖摇头丸的人数很难估计出来，只有少数研究在关注这一点，并且这些研究的结果彼此还不一致。药物依赖肯定会发生，但是发生的有多频繁还是未知的。跟别的药物 / 物质一样，依赖性与药物 / 物质的耐受性有关。人们还反馈说，长期服用摇头丸会引发抑郁症、类似流感的疾病以及焦虑障碍。

- 摇头丸中毒：控制正确的剂量是很困难的，因为每片药剂中亚甲基双氧甲基苯丙胺的含量可能不同。服用过量会发生中毒现象，通常会导致呕吐和癫痫发作。死于过量用药的情况并不少见，通常是由心脏病发作或中风发作导致死亡。有些人在服用摇头丸后会喝过量的水，也会因水中毒而死亡。

- 摇头丸戒断：虽然摇头丸会导致心理依赖，但关于它是否会导致躯体依赖尚不明确。戒断症状主要包括对药物的渴求、不安、焦虑、易怒和抑郁，没有明显的躯体戒断综合征出现，所以通常不需要医疗帮助。

阿片类：海洛因

阿片类药物是一系列作用于大脑特定受体（阿片受体）的药物，能产生一系列广泛的效应，最显著的是缓解疼痛和带来强烈的愉悦感（以及一长串的生理反应）。阿片类药物大多是从罂粟中提取的，但近几十年来，已经出现了一系列人工合成的阿片类药物。一般来说，它们被归类为中枢神经系统抑制剂，被广泛用于医疗领域，主要用于缓解疼痛，也用于治疗成瘾（美沙酮通常用于代替海洛因帮助患者停止使用海洛因）和许多其他的病症。

阿片类药物是造成上瘾的主要"杀手"。无论是从生理上还是心理上，海洛因都被认为是最容易上瘾的药物。其他阿片类药物也很容易上瘾。

在十几、二十年前，海洛因一直是人们关注的主要成瘾药物。现在海洛因在澳大利亚的使用率极低。大约只有 1% 的澳大利亚人曾吸食过海洛因，0.1% 的人在过去的 12 个月里吸食过。

值得注意的是，在海洛因使用量下降的同时，羟考酮的使用量却在急剧上升。羟考酮是一种阿片类处方药，主要用于止痛。许多人认为羟考酮的滥用甚至已经超过了海洛因，但是很难获得关于羟考酮滥用的准确数据（这里指的是区别于临床使用的相关数据）。

最常见的阿片类药物是吗啡、哌替啶、羟考酮、可待因和美沙酮。所有这些药物被滥用都可能导致成瘾。海洛因（现在可能是羟考酮）是最臭名昭著的阿片类药物。

海洛因的状态可以是白色粉末、灰白色颗粒或浅棕色块状物，它主要是通过注射进入身体，其他吸食方法包括吞咽、卷烟吸入或鼻腔吸入粉末。药物什么时候起效取决于你的摄入方式，通常很迅速。如果是使用注射这种方式摄入毒品，几乎可以立即起效。药效通常会持续 3~5 个小时。

使用阿片类药物主要会导致以下问题。

- 阿片类药物使用障碍（依赖）：这是阿片类药物的常见问题。阿片类药物很容易上瘾，有明显的耐受性和戒断症状。耐受性是一个非常严重的问题，使用者在停止服用一段时间后，往往会不知道自己需要的药量，从而会过量服用。也有报道称，有人多年来断断续续地出于社交目的使用海洛因，并没有表现出任何依赖性，但鉴于海洛因是非法的，要获得这方面的数据几乎是不可能的，所以无从判断这份报道是否属实。

- 阿片类药物中毒：与其他违禁药物一样，阿片类药物很容易误判剂量，导致中毒或过量服用。而且毒贩往往会根据供应情况和利润的变化，将海洛因与不同含量的其他物质混合在一起，使服用者的情况更加恶化。如果海洛因的供应量充足，阿片类药物含量就会增加，中毒和使用过量的情况就容易发生。使用过量会出现的症状包括镇静、呼吸缓慢、无意识，如果严重的话，还会导致死亡。
- 阿片类药物戒断：戒断是服用海洛因所导致的一个主要问题，特别是在长期使用后。戒断症状包括对药物的渴求、不安、易怒、腹泻、抽筋、呕吐和抑郁，戒断症状会在一天内出现，并且在两到三天后达到高峰，可以持续一周左右，通常需要有医疗救护保障。有些药物可以缓解戒断症状。
- 服用阿片类药物所引发的精神障碍：阿片类药物也会引发抑郁症，可导致失眠、性功能失调和精神错乱。

海洛因也因为与注射有关的问题而声名狼藉，娱乐场所的注射环境通常不佳，共用针头的情况在过去是很常见的，使用者之间会传播许多传染病。在 20 世纪 80 年代和 90 年代，艾滋病毒和丙型肝炎的传播问题尤为突出。

致幻剂：LSD 和迷幻蘑菇

致幻剂这个词的所指有点不清晰。许多药物都会致幻（例如，苯丙胺类药物在诱发精神疾病之后会致幻），但这类药物（致幻剂）最主要的作用就是致幻，人们服用这类药物的原因也是为了获取其致幻的效果。

致幻剂（也被称为迷幻剂）会引起感知的变化和人对现实的感觉的变化。LSD（麦角酸二乙基酰胺）是最常见的一种。有些蘑菇，被称为迷幻蘑菇的那种，也含有致幻剂，叫作盖菇素和裸盖菇素。其他被认为是致幻剂的药物有 PCP（苯环利定或天使粉）和麦司卡林。

致幻剂会引起一系列心理影响，通常被称为"旅行"。幻觉可以在所有感官（视觉、听觉、触觉、嗅觉或味觉）中出现。致幻剂还会模糊感官。例如，使用者可能会"听"到颜色。致幻剂还会扭曲使用者的时间感，他们会出现"灵魂出窍"的感觉，大多数人将这描述为一次愉快的经历。

"旅行"通常在使用致幻剂后的一个小时内开始，持续时间为 6~12 个小时，但具体情况取决于药物种类、摄入方式，以及一些使用者的个体因素，比如体型和体重。

这类药物种类繁多，很难对由此引发的问题进行总结。物质使用障碍（依赖），集中体现在对药物的过度渴求和搜寻。此外，还有很多其他表现，比如产生耐药性。耐药性产生时，使用者会出现幻觉，这种情况比较罕见，在使用 LSD 和迷幻蘑菇时尤其罕见。

过量使用导致中毒的现象很常见，因为使用者很容易就会弄错剂量服用过量的药物。有时即使没有过量服用也会中毒。有些人认为这与你服药时的心情有关，也与你服药时所处的环境有关。另一个可能出现的问题是"闪回"，这是指一个人在停止服用药物很长一段时间后又重新体验了类似"旅行"时的感受。据说这种情况在长期嗑药后会发生，但是对于是否真的会发生这种情况目前还存在争议，还没有明确的答案。

另外值得注意的是，在过去的十几、二十年里，关于致幻剂的医疗用途的研究已经取得了一定进展。迷幻药可能会像大麻一样有一些真正的医疗用途。一旦研究结果可以让人们克服对已知的使用危险的恐惧，人们就可以使用致幻剂来治疗抑郁、焦虑（尤其是与绝症相关的焦虑），以及成瘾。已经有一项来自欧洲的大型研究显示，致幻剂在治疗酒精成瘾方面具有一定的效果；还有少量研究成果显示，致幻剂在治疗烟草成瘾方面也有效果。致幻剂的主要用途是辅助心理治疗，一些神经科学领域的专业人士对致幻剂之所以能起到这种作用的各种化学和解剖学机制进行了初步的研究，这反过来可能会帮助我们找到治疗精神疾病的新方法。是不是很令人激动？这个领域值得关注！

镇静剂、催眠药和抗焦虑药

许多药物会有镇静、促进睡眠或减轻焦虑等作用，但镇静剂、催眠药和抗焦虑药的主要功能就是镇静、促进睡眠或减轻焦虑。它们在医疗领域的使用范围很广，一旦被滥用就有可能导致上瘾。如果医生是出于医疗目的给你开了这些药，那么这就是合法的；但是如果这些药物被用于娱乐消遣目的或者其他非医疗目的，这些药物就沦为"非法"药物了。

最常见的是苯二氮䓬类药物，包括安定、阿普唑仑、奥沙西泮、替马西泮、氟西泮、硝西泮，等等。

在澳大利亚，大约 5% 的人承认他们曾出于非医疗目的使用过这类药物，约有 1.5% 的人说他们每年都会使用。一些统计数据显示，10%~20% 的澳大利亚人经常会使用苯二氮䓬类药物。

毫无疑问，过去这些药物的处方很容易开出，这大大助长了人们滥用和依赖此类药物的风险。在过去十多年间，对处方的各种限制和教育项目的推广已经开始扭转人们滥用和依赖此类药物的局面了。

有一系列的疾病需要用这类药物治疗，比如失眠、焦虑、癫痫、肌肉痉挛，等等。使用苯二氮䓬类药物治疗生理或精神疾病是否会导致成瘾这一问题，目前在医学界还存在争论。有研究表明，如果用量适当，不会增强耐受性。现在的问题是，这类药的处方开得太快，而且关于用药风险的警告及提示比较缺乏。

服用镇静剂、催眠药或抗焦虑药主要会导致以下问题。

- 镇静剂、催眠药或抗焦虑药使用障碍（依赖）：长期使用会有药物依赖的风险，会出现典型的耐受性和戒断问题。一些研究表明，耐受性问题在短短几天内就会出现，但是在几周时间内出现是更加常见的情况。一旦耐受性问题变严重了，人们就会增加使用剂量，然后其他各种问题就会出现。如果摄入过多，就会出现类似于痴呆症的认知问题。史蒂夫·艾伦见过这种病例，有个患者开始被诊断为患有痴呆症，后来医生发现患者正在服用大剂量的苯二氮䓬类药物，让患者逐渐戒断此类药物后，患者才完全康复（事实上，这种情况就在史蒂夫·艾伦的祖父身上发生过）。

- 镇静剂、催眠药或抗焦虑药中毒：苯二氮䓬类药物的作用很像酒精，所以如果你服用过多，你也会出现与酒精中毒同样的问题。长效苯二氮䓬类药物（见第19章表19-2）对驾驶的影响特别严重。过量服用的现象很常见，但通常不是在偶然情况下过量服用的，人们会选择服用大量的这类药物来自杀。

- 镇静剂、催眠药或抗焦虑药戒断：这是一个严重的问题。突然停药可能导致危险的戒断症状出现，比如癫痫发作和脑损伤，其他症状包括焦虑、头痛、失眠、疼痛、头晕、恶心、颤抖和偏执狂。如果一个人服用苯二氮䓬类药物超过三个月，戒断时需要小心，通常需要在医生的帮助下戒断。

这类药物只能短期使用，这是经验之谈。如果你有什么原因不能入睡，比如在倒时差或是压力过大的时候，使用几天是可以的。如果你用药的目的不止这些，每使用两天就至少停药一天。在停药的夜晚，你会睡眠不佳，可以尝试使用其他的镇静剂，比如各种非处方制剂。不过，治疗失眠症的药物没有绝对安全的！

其他成瘾药物 / 物质

我们并不打算在这里把所有的成瘾药物 / 物质全部介绍完。其他的成瘾药物 / 物质还有烟草、各种吸入剂（如一氧化二氮），以及人们偷偷使用的、容易被滥用的消遣药物，比如氯胺酮。

赌博障碍和其他行为成瘾障碍

一直以来，"成瘾"一词是针对化学制品来说的，比如药物。在过去的几十年里，成瘾这个概念也被用于描述各种行为问题。赌博障碍是最显著的行为成瘾，其他的行为成瘾包括性成瘾、色情成瘾、购物成瘾和网络游戏成瘾。人们认为，这些行为会刺激大脑中的一些中枢奖励系统。因此，对这些行为上瘾的人的表现，与对药物上瘾的人的表现有共同的特征，比如耐受性（为了得到同样程度的享受，越来越多地采取这种行为）、戒断（在减少或停止时烦躁不安或易怒）、渴望（在不采取这些行为的时候迫切地想要采取这些行为）。

在过去，这些行为更多地被认为是一些强迫性的或极端的冲动。如果把它们理解为成瘾，会产生很多的影响。最主要的影响是，这样的观点可以使这些行为进入健康领域的视野中，然后又可以刺激相关研究的发展，加大开发治疗方法的力度，同时还有助于减轻患病的羞耻感。当这些行为被视为简单的冲动行为时，人们倾向于对那些有过度自我毁灭行为的人评头论足、说三道四，认为他们不正常，这只会让患者感到社会对他们很残酷，从而隐藏自己的问题。

《精神障碍诊断与统计手册（第 5 版）》只将赌博障碍列为一种成瘾行为，因为目前还没有足够的实证依据将其他行为列为精神障碍。

归根结底，这主要是一个语义含义的问题。有部分人会面临成瘾问题。作为生活在同一个社区的居民，我们应该找方法帮助他们。如果对成瘾的定义能帮助大家打开相互理解的窗口，那这就是一个有用的概念；但是如果它阻碍人们之间相互理解，妨碍我们探索其他概念模型，那么这就偏离我们的初衷了。

虽然许多临床医生并不完全相信行为成瘾与药物成瘾是一样的，但是将成瘾这一概念应用到行为上（尤其是赌博）已使有成瘾问题和寻求治疗的人的处境得到了显著改善。其他成瘾行为能否被正式定义为成瘾障碍，目前还没有定论，不过现在人们已经将这些行为视作成瘾问题，这也算是一种进步。

赌博障碍

根据《精神障碍诊断与统计手册（第 5 版）》，一个人必须出现以下四种或四种以上的症状，才会被诊断为患有赌博障碍（以前称为病理性赌博）：

- 需要越来越多的钱来赌博；

- 试图戒赌的时候会烦躁不安或易怒；

- 在戒赌的道路上一再失败；

- 经常沉迷于赌博；

- 感到苦恼时经常赌博；

- 输钱之后，往往会想追回损失；

- 撒谎以隐瞒赌博的严重程度；

- 危及或失去重要的人际关系、工作机会或教育机会；

- 出现财务问题，需要依靠他人提供资金援助。

澳大利亚人每年花费在赌博上的资金约为 200 亿美元，其中老虎机对这个数字的贡献最大（120 亿美元）。大多数的澳大利亚人都赌博，大约 50 万人被认为有赌博障碍（占比约 2%~5%）。在有赌博障碍的人中，老虎机的问题占大头（尤其是对女性而言），这对个人和家庭的影响是巨大的。比较常见的情况是，一个人除了赌博成瘾还会有其他的成瘾行为。大约只有 1/8 有赌瘾的人在寻求帮助后停止了赌博。

第 10 章

如何帮助一个有自杀倾向的人

选择自杀的方式来结束自己的生命可以说是一个非常重大的决定。每一次自杀事件发生之后，大多数人的脑子里首先想到的问题是："为什么？他们为什么要自杀？他们为什么不寻求帮助？为什么没有人阻止他们？"

自杀现象时有发生。在澳大利亚，每年约有 2500 人死于自杀，约 60 000 人企图自杀。不管男女，如果死于 40 岁之前，那么这个人很有可能死于自杀。

在世界范围内，与自杀有关的数字也令人震惊。据世界卫生组织估计，约 10% 的人曾认真考虑过自杀，约 4% 的人企图自杀。在某些地方，大约有 1%~2% 的人死于自杀。自杀被排在了致死原因的第 10 位。人们认为，关于自杀的报道普遍不足的主要原因是社会上对于自杀的污名化。

尽管女性企图自杀的次数更多，但是在所有自杀事件中，男性约占 70%。男性倾向于使用更致命的手段（如上吊）。最常见的自杀方式是上吊、服毒和饮弹自尽。自杀发生的高峰年龄段是 45 岁左右，但是在青年人之中自杀的现象比较常见。社会上有些群体的自杀风险特别高，例如在澳大利亚，原住民和 LGBTQI（女同性恋、男同性恋、双性恋、变性人、酷儿和间性人）的自杀率较高。

要弄清楚人们自杀的原因很困难。那些所谓的被社会抛弃的人们急切地想寻求能帮助他们摆脱悲伤的答案，各国政府的卫生部门也迫切地想要找到那些可以减少、预防自杀的方法，但这是非常困难的。人们的秘密那么多，那些秘密也随着人们的自杀而消亡。

关于任何一个人自杀的全部真相可能永远都不会被我们知道。

研究自杀行为的研究人员会同时关注个人因素和社会因素。个人因素有很多，而且还在不断增加。目前，个人因素包括以下几点。

- 自杀未遂。在某人自杀未遂之后的一年里，其死于自杀的可能性是普通人的50倍（尽管如此，但是再次自杀的可能性仍然很低。在自杀未遂后的六个月内，死于自杀的人数不到1/200）。
- 精神障碍。特别是抑郁症和药物使用障碍。
- 躯体疾病。特别是晚期的、造成疼痛或导致身体虚弱的疾病。
- 有自杀、药物滥用或其他精神疾病的家族史。
- 遭受过性虐待、身体虐待或精神虐待。
- 社交孤立或独居。
- 童年丧亲。
- 家庭不稳定。
- 失业，或者职业、财务状况发生变故。
- 被重要的人拒绝。例如，关系破裂。
- 刚从精神科医院出院。

社会因素更为复杂。社会关系失调、贫困、缺乏足够的医疗服务，以及耻辱感都可能导致自杀，但这些社会因素是如何与个人因素发生相互作用的，至今仍然是个谜团。

自杀可以预防吗

简单地说是可以的，但是过程很复杂。预防自杀可是精神病学皇冠上的宝石。

在社会层面，我们主要可以通过三种方法来降低自杀率：面向全社会的全民危机干预机制、针对自杀高危人群的定向危机干预机制，以及针对有自杀倾向的人的个人帮助机制。

全民危机干预机制

没有哪一种单一的机制可以阻止自杀，这场"战斗"需要多方合作，每一个步骤都会产生微小的影响。下面是大多数政府正在实施的重要机制，但是进展很慢。

1. 减少自杀方式。令人惊讶的是，在自杀前的瞬间，人的心理在很大程度上是矛盾的，这个人的精神状态在最后的时刻是很混乱的，通常是被药物或酒精扭曲的。准备自杀的人通常都很苦恼，常常情绪激动、思维不清晰，直到最后一刻，他们都在挣扎要不要自杀。通过对那些险些自杀但是幸存下来的人展开研究，我们发现，如果没有一点运气成分的话，他们真的就会死。因此，我们对自杀的限制越多，人们改变自杀的想法，以及危机干预成功的概率就越大。例如，在桥梁上设置障碍物，在汽车上安装催化转换器（这样可以降低一氧化碳中毒死亡的概率），限制人们获得危险药品、枪支、杀虫剂的途径，让人们远离铁道及危险气体。这些做法都有助于预防自杀。一个人在自杀失败后可能会尝试另一种自杀方式，但这并不是一定会发生的。

2. 让人们能更容易地获得医疗保健服务。全世界的人都面临无法获得心理健康服务这个问题。即使是像澳大利亚这样全民拥有医保的国家，其精神卫生服务也不尽如人意，有准入问题和服务配给的问题。按美元计算，政府对精神卫生服务的投入远远不如对身体健康服务的投入。获得精神卫生保健服务越容易，寻求帮助的人就越多，由精神疾病导致的不良后果就越能被预防。世界卫生组织和大多数政府都在努力解决这一问题，但目前非常缺乏公众的支持。精神疾病和自杀仍然是被边缘化的问题。

3. 去污名化。对自杀或精神疾病的污名化会妨碍人们获得帮助，也会阻碍关于自杀的研究和预防工作的开展。但是这种现象很常见，因为如果家里有人死于自杀，他的家人会觉得很丢脸，他们会隐瞒这件事，数据就无法被统计到，我们也无法对其研究，政府也无从知晓这些事，我们能做的就很少。稍后会谈到更多的相关内容。在澳大利亚，像"战胜忧伤"和"黑狗"这样的关注精神疾病和药物滥用的危机干预网站效果就很显著，我们还需要更多这样的网站。

4. 预防创伤。创伤可能是最可预防的、能导致精神疾病的危险因素。在精神健康领域，所有障碍的关键诱因几乎都与创伤有关，比如焦虑、抑郁、进食障碍，而且随着人们对创伤这一领域展开越来越深入的研究，这一清单也在不断增加。各种形式的暴力、虐待儿童和霸凌事件的预防方案至关重要。这些机制的实施有赖于良好的治安、强有力的法律和有针对性的社会干预。

5. 加强社区建设。社交孤立的现象无处不在。任何有利于加强社区建设，能为被孤立人群提供更多帮助的努力都会有所帮助。例如，为与社会脱节者和外来人口提供更好的社会保障和就学保障、人际关系方面的支持服务（比如婚恋咨询），以及社区成员的帮助，这些做法都有助于降低自杀率。

定向危机干预机制

定向危机干预机制旨在为那些有很高自杀风险的群体提供帮助。世界上有成千上万这样的服务机制，覆盖了各种各样的弱势群体，比如：

- 冲突受害者；
- 退伍老兵；
- 灾害受害者；
- 难民；
- 罪案受害者；
- 虐待受害者；
- 原住民；
- 囚犯；
- LGBTQI 人群；
- 死者家属。

为了使这些机制能发挥作用，相关负责人需要接受培训。负责人要能够识别那些可能正在受苦的弱势人群。负责人可以是基本医疗保健服务的提供者、教师、社区领导人、警察、社会福利工作者、监狱工作人员，等等。针对负责人的培训旨在提升他们的知识水平、服务态度和专业技能，并为他们提供获得专业帮助的必要渠道以备不时之需，特别是危机干预服务。

危机干预服务为有自杀倾向的人提供求助资源，可能是求助热线（澳大利亚最有名的是"生命热线"，还有很多其他的热线）。有时还会为求助人提供临床服务，人们可以通过电话与临床医生联系，然后医生可以到求助人所在地出诊。一些警察部队中现在也有训练有素的临床医生，在需要的时候会与警察一起出动。

个人帮助机制

这一机制是针对有自杀倾向的群体的高阶干预机制。首先，会有经验丰富的医生来给患者做评估，后续还会有可靠的社区追踪干预机制。必须要有证据充分的、可获得的、有效的治疗计划将二者整合起来。心理健康治疗确实有效，可以降低自杀的风险，但要想得到推广还有很长的路要走。我们需要副作用更少和更有效的治疗手段，而且这些治疗手段需要更实惠、更亲民。

为什么人们要对自杀保密

每个家庭都有权保护隐私。自杀会让我们失去心爱的人，是一个几乎无法言说的悲剧。家人和朋友常常觉得自己很失败。为什么他们没有意识到身边的人出现问题了呢？为什么他们没有做更多的事情来阻止身边的人自杀呢？他们常常会责备自己。巨大的内疚和悲伤有时可以把人压垮。

有些宗教鼓励人们对自杀保密。自杀在某些宗教里是一种原罪，是被禁止的。如果一个人是自杀死亡的，举行葬礼和埋葬方式都和别人不同。

自杀还有可能触及法律事项。在一些国家，自杀是犯法的。在某些情况下，家庭会受到连带处罚，自杀还会涉及保险和其他法律事项。在澳大利亚，虽然自杀和自杀未遂已不再是违法行为，但是协助自杀或鼓励自杀是违法的（维多利亚州除外，该州最近通过了允许协助身患绝症的患者自杀的法律）。

导致这种情况的另一个因素是，媒体担心对自杀的讨论会引起人们对自杀行为的模仿。确实有一些证据能支撑这一观点。澳大利亚对媒体报道的要求在过去的 20 年里放宽了一些，已从几乎不允许报道自杀发展到允许报道，但是会尽量淡化耸人听闻的信息，而且还会提供关于危机干预服务的资源和渠道。

以下是现在澳大利亚媒体在报道自杀事件时所要遵循的几条重要指导原则：

- 避免使用让民众害怕的词语来描述自杀，比如说"自杀流行病"；
- 不要把自杀的方法说得过于详细；

- 谨防让自杀带上光环，尤其是不要美化名人的自杀；
- 采访死者家属的时候要小心谨慎，家属自己也会有自杀的风险；
- 报道中要包含能够预防自杀的热线电话号码和网址，如"生命热线"和其他的危机干预服务。

还有一点需要注意，在描述自杀行为时，我们要格外注意语言的使用。有些词汇或描述会令人联想起犯罪和罪恶的画面，使自杀行为被污名化。

停止对自杀保密的行为

我们应该清楚，对自杀保密的思想在人们心中是根深蒂固的，个中缘由是复杂的。没有人会责备受害者的家人，说他们在编故事，尤其是在他们已经这么悲伤、难过的时候，我们怎么忍心那么做呢？必须由他们自己决定是否向外人披露这些故事。

我们不能一直对这么明显的事实视而不见。我们需要意识到，每当我们试图对自杀的事实闭口不谈时，都会增强自杀的隐秘性、进一步污名化自杀行为，以及加深这一领域的知识鸿沟。当个体或社区能够没有顾虑、不带偏见、客观、自由地谈论自杀的时候，自杀的神秘面纱就可以被我们慢慢地揭开了。众所周知，采取一些预防措施可以降低交通事故的伤亡率；当我们能及时对有自杀倾向的人进行危机干预的时候，自杀率也自然就会降低了。

如何评估自杀风险

对于自杀未遂的患者的评估方法相对比较直接，心理医生基本上会做一个标准化的精神病理学评估（见第4章）。我们会特别关注自杀（或自残）风险评估报告。虽然几乎所有的高质量研究都告诉我们这种评估并不能非常准确地预测谁会再次以自杀的方式结束自己的生命，但是在现实中，我们需要为每位患者做这项评估，不管他们有没有表达想要死亡的愿望。不过，简单来说，对于他们未来会不会再次自杀这件事是没有办法预测的，我们所能做的就是发现目前能解决的问题，并确保患者能够得到他们需要的帮助。

我们对有过自杀行为的人会提出以下问题：

- 你做了什么？
- 这次自杀行为有多危险？
- 你计划了很久吗？
- 你认为你会死吗？
- 你是否采取过一些措施以防你的自杀行为被他人阻止？
- 你最近情绪低落吗？
- 还出现了其他什么问题？
- 你获得了什么帮助？
- 你打算再试一次吗？
- 你愿意接受帮助吗？

我们会关注一些与自杀风险有关的因素，比如年龄、性别、接受过的帮助、使用的药物、饮酒行为、过去的自杀行为，以及其他因素。我们会权衡这个人再次自杀的风险，然后再制定方案。诺贝尔物理学奖得主尼尔斯·波尔（Neils Bohr）曾说过："做预测非常困难，尤其是预测未来。"他说的没错。

我们试图让患者和家人（如果适合）参与治疗计划的制订。

我们会从法律和医疗两个层面进行考量。

标准的自杀风险评估测试会将人们在短期内的自杀风险分为低风险、中风险或高风险三级，但这样的分级最多也只是有根据的猜测。

- 低风险。低致死率的自杀行为（如服用相对无害的药物或未服用足够剂量的药物造成严重伤害），没有采取措施避免自杀行为被干预，几乎没有事先的自杀计划或决定，没有长期的自杀想法，接受治疗。
- 中风险。介于低风险与高风险之间。
- 高风险。高致死率的自杀行为（如使用枪自杀或试图上吊），避免被发现，事先为自杀行为做好计划和准备（如留下遗书、遗嘱或葬礼指示等），一直有再次自杀的想法，有严重的精神疾病，拒绝治疗。

高危患者通常需要住院接受进一步的评估和治疗。低风险患者可以根据个人意愿选择评估或治疗方式（通常是在社区，但并不总是在社区，有些人会选择医院）。

在评估时要做的最重要的事情是与患者建立融洽的关系，比如在彼此之间建立信任和良好的沟通渠道。我们需要患者主动参与治疗。如果我们搬出心理健康法案强制他们接受治疗，可能会损害医患之间的融洽关系，所以需要好好权衡利弊。

治疗有自杀倾向患者的方案是精神治疗中最难制定的治疗方案之一，大多时候此类治疗方案都需要高级官员的审查和批准。

自杀未遂

我们听到的大多数关于自杀的故事都让人感到很难过，生活真是太不容易了。有些故事会让我们听后感到很匪夷所思，人们为了一些愚蠢的理由做了愚蠢的事情，在这个过程中伤害了自己和他人。

尝试自杀后幸存下来的故事听起来也挺不可思议的，比如有人在跳桥或者准备找个树上吊的时候被陌生人阻拦了下来。

值得庆幸的是，很多真正尝试过自杀的人在事后都会后悔，这就是一个分水岭、一个转折点。另外，尝试自杀的人也都并不是完全想自杀，只是自己在不知不觉中选择了一条危险的道路，后果远比他们预想的严重。

有一些自杀行为被贴上"呼救"或"求关注"的标签。有时，人们自杀的意愿不太强烈，仿佛此时我们就不必对他们投入过多关注，这样的想法是完全错误的。有人会担心对自杀行为的过多关注可能会诱发更多的自杀行为，但是这种风险远比因未能对自杀行为进行适时的评估和干预而导致人们自杀身亡的风险要小得多。

当你问那些没有心理健康问题的人是否考虑过自杀，或者有没有想过在什么情况下会导致他们自杀的时候，大多数人会说"有过"。看来我们似乎都在某个时刻动过自杀的念头，比如，"如果我截瘫了怎么办""如果我的孩子死了怎么办""如果我癌症晚期了怎么办""如果我痴呆了怎么办"，我们大多数人都会经历这些情况。

也有人说他们曾经想过要结束自己的生命，但有些东西打消了他们自杀的念头，有时候是宗教信仰，有时候是一种责任——我的生活糟糕透顶，我想去死，但我不能这样做，我的家人怎么办，他们会被毁了的。而有时候则是出于恐惧。

对医生来说，他们要排除患者是否患有精神疾病。到目前为止，大多数企图自杀的人确实患有精神疾病，通常是抑郁症，有时是精神分裂症、厌食症或严重的焦虑障碍，他们通常还会有药物或酒精成瘾问题。自杀的诱因有时是生活中遇到的困难或危机，比如赌博、人际关系问题或财务危机。这些问题有时很容易处理，有时则很难处理。

如果一个人患有精神疾病，有自杀念头，拒绝接受治疗，那么澳大利亚的法律规定，政府必须违背他的意愿对他进行治疗，即强制治疗。大多数时候这种做法很有效，但也不是一直管用。比如，有时这个人并没有精神疾病，他就只是想死；他没有抑郁，并且头脑清晰，他认为死亡是他的权利；他可能得了绝症（想用安乐死结束自己的生命）；有时，他受到政治因素的影响会选择自杀（虽然很少见）；有时，自杀仅仅是在他权衡利弊后，做出的一个能让他从生活中获得快乐的决定。虽然理解起来很困难，但有时我们需要尊重个人的行为和意愿。

善后问题

在处理自杀问题时，最困难的就是安抚家属。看到死者的家属不得不面对这一切是很令人心碎的。面对眼前乱糟糟的现状，他们感到困惑、失败、害怕，在面对医生和护士的时候不知道该说什么。他们很困惑，他们很悲伤，他们知道这场悲剧的影响会一直伴随着他们。幸运的话，他们可以相互扶持，但不是每个人都这么幸运。

良好的临床服务旨在为死者家属提供支持服务，但往往较难做到。有时，家属和其他与死者相关的人会责怪临床服务人员为什么没有阻止自杀的发生。有时，这种情况是真实存在的，因为有临床治疗失败的案例，所以服务的提供者会面临各种各样的后果，比如诉讼、调查、改变临床治疗方案，等等。

这是一个令人困惑、焦虑和悲伤的时刻：家属感到悲伤，临床医生感到内疚，管理者在审查治疗过程，调查机构想要各种报告。每个人（朋友、家人、临床医生）都想知道："我当时再多做些什么就能避免悲剧的发生呢？"

如果你认为有人想自杀该怎么办

这是一个常见的问题。我们的朋友或家人的言谈举止会透露出他们的自杀倾向，但他们却没有等到他们需要的帮助。

虽然我们会遇到各种不同的情况，但是下面的几点建议可能会对你有些帮助。

- 告诉他们你很担心，直接问他们是不是想自杀。在过去，人们认为这么问会让人产生自杀的想法，从而使事情变得更糟，但是现在没人相信这个说法了。

- 告诉他们应该去寻求帮助。告诉他们至少要找个人谈谈自己的想法。帮他们安排一下，如果你愿意的话也可以陪他们一起去寻求帮助。

- 鼓励他们拨打危机干预服务电话，比如"生命热线"或当地医院的电话。

- 用知识武装自己。自己亲自拨打危机干预服务电话，解释情况并请求建议。如果你怕泄露隐私，可以匿名拨打。

- 如果以上手段都失败了，可以考虑在当事人不知情的情况下联系危机干预服务机构（大多数危机干预服务机构都习惯这样了）。你爱的人也许会生你的气，但这总比失去他们好。

- 如果你认为他们正要结束自己的生命，那就报警。

　　结果并不总是令人满意。但在更多情况下，人们会因为他们未能伸出援手而后悔，很少因为他们试图提供帮助而后悔。

　　在澳大利亚，一个叫唐·里奇的悉尼人被称为"悬崖天使"。他住在距离一个"自杀圣地"仅有 50 米远的地方，那里有一个悬崖，叫作"The Gap"，许多人都选择去那里跳悬崖自杀。这些年来，他拯救了大约 200 人。他走近要跳崖的人，微笑着问道："我能帮你什么忙吗？"然后，他经常把他们带回家，请他们喝上一杯茶或啤酒。他建议他们去寻求帮助。唐说："一次谈话就可以挽救一条生命。"这是一个小小的例子，说明善举和关怀是可以产生巨大的影响的。当然，这样的行为并不能阻止所有想要结束自己生命的人。但是这个故事给了我们一个启示：有时候，一个非常简单的举动，就可以防止自杀。

第 11 章

进食障碍：厌食 vs 暴食

饮食贯穿于人类日常生活的方方面面，我们的社交活动、庆祝活动、文化生活、身份认同和情感交流都离不开饮食。饮食无处不在，以至于我们都忽略了它的复杂性。简单地说，我们需要吃东西来维持生存，但是饮食的所指远不止获取营养这么简单。我们从一出生开始就在别人的喂养下开启吃的旅程，然后我们学会自己吃饭；一旦我们长大，我们就学着去喂养别人。我们的每段关系几乎都涉及吃。食品经济是所有经济体的支柱。每种文化都有与饮食相关的仪式和习俗。每一种情绪都会影响饮食。饮食习惯和体重是我们定义和看待自己与他人的重要标准。此外，不管你喜不喜欢，饮食都会影响别人对我们的看法，以及别人和我们的关系。

喂养行为和进食行为可以被视为一种交流手段，可以表达积极的态度，如抚育、爱和归属感；也可以表达愤怒和惩罚的态度，比如，给囚犯喝稀粥，表现不好的孩子会没有点心吃。我们可以靠吃东西来缓解不良情绪，也可以用吃东西来奖励自己。几乎所有身体上和精神上的疾病都会对饮食和体重产生影响，反之亦然。

饮食需要满足人类这么多复杂的需求，所以进食障碍在某种程度上是所有精神健康问题中最神秘的一个也就不难理解了。

主要的进食障碍是神经性厌食、暴食障碍和神经性贪食。肥胖虽然是一个常见的重要健康问题，但并不被视为一种精神障碍。

评估

人们几乎无时无刻不在担心自己的饮食和体重。不幸的是，人们对这类问题的担心在大部分时候与健康无关，而通常是关乎自己的外貌，而且大多数人对体重的纠结心态都是建立在一种"体重减轻了我们就会更快乐"的错觉上。

健康部门（机构）推荐的体重范围仅供参考。对你来说，健康体重的评判标准取决于你的体型、你的基因，以及其他各种因素。另外，体重只是影响你的健康的众多因素之一，吸烟、久坐、运动、饮酒、污染、交通风险和旅行习惯都会影响你的健康。人们越来越认为，对自己的体重过于担心弊大于利。目前，医学界关于体重的看法，特别是关于肥胖的看法，并不是颠扑不破的。

在临床实践中评估进食障碍时，我们主要关注的因素是饮食模式、体重和身体形象，这些因素是导致饮食障碍的症结所在。

评估饮食模式非常简单。我们会询问你吃的食物的类型、饮食习惯、进食时的感觉、卡路里含量，以及有无清除行为（即自我引吐或滥用泻药）。关于过去饮食习惯的信息很重要，关于体重问题和减肥的信息也很重要。

体重评估的结果主要是依据身体质量指数（BMI）、脂肪和腰围等数据得出的，虽然这些数据可能都不够理想，但是它们确实客观地反映了我们的身体状况。

身体质量指数（BMI）是目前为止最常用的测量方法。计算公式是：

$$BMI = kg/m^2$$

其中，"kg"是以千克为单位的人的体重，"m^2"是人的身高的平方。

以下是成人身体质量指数的评估标准。

- 低于 18.5：体重偏轻。
- 18.5 ~ 24.9：正常。
- 25 ~ 29.9：超重。
- 30 及以上：肥胖。

评估身体形象要困难得多。基本上，我们会问你对自己的体重和体型的感觉怎么样。你觉得你看起来瘦吗？你担心你的外形吗？患有神经性厌食的患者认为他们看起来比实际要胖。然而，许多人对这些问题习以为常，特别是在第一次被提问时，在与提问者建立起信任之前，他们会说他们看起来很瘦。

有专门用于筛查进食障碍的问卷。应用最广泛的是SCOFF问卷[①]，它有五个简单的问题：

- 你是否会因为感觉自己吃得太多而催吐？
- 你是否担心自己控制不了食量？
- 你最近是否在三个月内至少减掉了 6.35 千克的体重？
- 当别人说你苗条时，你是否还会觉得自己有点儿胖？
- 你是否认为食物掌控了你的生活？

如果你对两个或两个以上问题的回答为"是"，这说明你可能有进食障碍。

神经性厌食

当你第一次遇到一个患有神经性厌食的患者时，你的感觉会五味杂陈。通常，你面对的是一个不知所措但又有些决绝和倔强的年轻女子。她很瘦，看起来病恹恹的，但是她坚决否认自己的问题很严重，身边总有一位既担心又无奈的家长陪着她。焦虑的家长通过各种各样的方式找人为自己的孩子做评估。通常孩子的这个问题已经至少持续了一年。最初，每个人都认为这只是正常的节食，但是持续了一段时间后大家开始担心了。患者现在面对各种各样的人和说法，这些不同的观点还相互抵触。你会禁不住想："如果她能吃了，这些麻烦就会没有了，生活可以恢复正常了。"但是，神经性厌食的情况比你想的复杂多了。

有 1% 的人会得神经性厌食。女性占比至少达到 90%，平均发病年龄为 18 岁。厌食症这个名字其实不恰当，厌食症指食欲不振，但是，患有神经性厌食的患者不会食欲不振。

患有神经性厌食的患者有三个主要的临床特征：

- 限制进食导致体重极轻；
- 对体重增加或变胖有强烈的恐惧，通常有持续阻止体重增加的行为；
- 对自己的身体形象感到不安，认为自己不够瘦。

[①]　SCOFF 是 sick（不舒服）、control（控制）、one（一）、fat（胖）、food（食物）的缩略语。——译者注

以上这三个特征全部符合的患者才会被诊断为患有神经性厌食，仅仅是瘦并不代表患上了神经性厌食。导致身体过瘦的原因有很多，最常见的原因就是食物缺乏。厌食症是由瘦弱、害怕体重增加，以及对身体形象的扭曲认识共同构成的综合征。

一旦被诊断出患有神经性厌食，严重程度可以根据身体质量指数分级。

- 轻度：身体质量指数超过 17。
- 中度：身体质量指数低于 17。
- 重度：身体质量指数低于 16。
- 极度严重：身体质量指数低于 15。

对于平均身高 1.62 米的澳大利亚女性来说，患中度神经性厌食的患者体重在 44.5 千克以下，重度的患者体重在 42 千克以下，极度严重的患者体重在 39 千克以下。在临床中，我们见到过体重低至 30 千克的人。

没有人真正了解神经性厌食的成因，但我们对该疾病的成因已经有一些认识。已知的成因有：

- 遗传；
- 荷尔蒙变化；
- 负面的身体形象；
- 自卑；
- 完美主义人格；
- 儿童时期遭受了虐待；
- 文化和社会对体重和身体形象的过分强调（如厌食症在西方文化中更为常见）；
- 媒体和网络对女性身体形象的引导；
- 功能失调的家庭关系；
- 以健美为导向的运动；
- 行为成瘾，如赌瘾或网瘾，神经性厌食是对节食上瘾；
- 带有性别歧视的社会价值观，认为女性的价值与体重挂钩；
- 躯体变形障碍，即患者被假想的外表缺陷（通常是认为自己超重）所困扰。

相关症状是列举不完的，如对于食物和烹饪的成见、害怕某些食物、与饮食有关的复杂仪式、清除行为（自我催吐或滥用泻药）、社交退缩、焦虑、抑郁、不安、过度运动、睡眠质量差、缺乏性欲、思维僵化，等等。

由神经性厌食导致的最让人筋疲力尽和心碎的事情之一是，由欺骗和谎言导致的关系破裂。患者通常抗拒治疗：患者希望保持苗条，家人和临床医生则希望患者增加体重。欺骗和撒谎是一种保护性反应，但是它会阻碍患者、医生和亲人战胜这种可怕的综合征。

躯体并发症也是多种多样的，心脏问题、生殖异常、荷尔蒙问题和胃部问题是最常见的。

神经性厌食的死亡率估计比预期要高出 4~14 倍。体重越轻，死亡的风险就越高。死亡一半由躯体并发症所致，一半由自杀所致。

一旦被确诊为神经性厌食，病情的发展往往是慢性的。大约 1/3 患者的病情会好转，1/3 患者的病情会反反复复，1/3 的患者根本无法康复。也有很多轻度厌食患者没有去诊断和治疗，他们可能恢复得更好，但是没有被统计到。

厌食症给患者、家庭和治疗服务带来许多挑战。通常，患者只想一个人待着，对他们来说，最大的挑战是如何对自己的健康状况和相关治疗进行把控。患者的家人经常被一些诸如"这是怎么发生的""我们有责任吗""我们能做什么"之类的问题困扰。

神经性厌食的治疗

神经性厌食的治疗要多方面、跨领域展开。这种治疗至少需要一名营养学家、一名心理健康临床医生和一名全科医生合作参与。此外，还需要不同层面的支持，包括针对个人的精神卫生支持、家庭支持、医疗支持和营养支持。大多数患有神经性厌食的患者都会接受专门的治疗。

方案的选择在很大程度上取决于疾病的严重程度。营养支持，有时被称为营养康复，包括健康饮食教育、再喂养策略、留意与低体重相关的躯体并发症以及增加体重的行为策略。首先要对患者的情况进行评估并设定目标。根据患者的体重和患病时间，通常把目标定为每周体重增加 0.5~1.0 千克。营养学家首先要帮助患者制订一个能够为患者提供足够卡路里的饮食计划，并提供必要的辅食以避免躯体并发症的出现。如果再喂养进行得过快或不平衡，会引发进一步的医疗风险，所以要谨慎处理。

进行再喂养时，可以选择门诊治疗，也可以选择住院治疗。如果是高危患者，则应选择住院治疗。高危患者通常体重很轻，或者已经出现躯体并发症，或者有明显伤害自己的倾向，如自残或自杀。

促进再喂养顺利进行的行为策略包括对增重成功的患者进行奖励。有许多行为策略可供选择，但大多数方法都包括各种各样的、以增加和保持体重为目标的激励措施。

虽然大家都同意心理疗法是治疗神经性厌食的重要手段，但没有任何一种形式的治疗被证明是最有效的治疗手段。所以，选择哪一种心理疗法取决于该疗法的有效性、患者年龄、患者偏好和成本。可以选择的心理治疗方案包括以下几种。

- 认知行为疗法。该疗法用于处理饮食方面的思维、感觉和行为问题，制定健康饮食的目标和策略。该疗法用时不长、实用性强，患者需要做家庭作业和练习来达成他们的治疗目标。认知行为疗法特别受年轻患者的欢迎，尽管在通常情况下，我们会首选心理医生来提供这种治疗，但是其他类型的医生也都可以提供这种治疗。认知行为疗法既适用于住院或门诊治疗，也适用于团体治疗。

- 心理动力学疗法。这种疗法可以帮助患者处理有意识和无意识的思想和感觉。虽然传统的心理动力学疗法用时很长，需要长期的治疗，但是目前发展出了专门针对进食障碍的治疗形式，而且也可以像认知行为疗法一样，用于团体或个体治疗。

- 支持性心理治疗。支持性心理治疗借鉴了其他疗法中的各种技术，并采用一般性的方法帮助患者解决问题、达成目标。支持性心理治疗通常非常有效，特别是在治疗的早期阶段。

- 家庭治疗。家庭治疗旨在从"系统"的角度解决问题。这意味着把患者和他的问题视为"家庭系统"的一部分，治疗的目标是帮助家庭成员理解家庭系统的运作方式，解决相关的问题。家庭治疗在集中解决被认别患者问题的同时也能为那些感觉自己被孤立、忽视的家庭成员提供支持。所以，这种疗法对青少年患者或仍住在原生家庭中的成年患者特别有效。

没有专门治疗神经性厌食的药物，但是由神经性厌食导致的相关并发症，比如抑郁、对进食的焦虑和危险行为（如自残），是可以使用药物治疗的。一些临床医生也使用小剂量的抗精神病药物，这有助于改善思维障碍，但是有增加体重的副作用。不过使用抗精神病药物治疗神经性厌食的临床证据不足，所以通常在别的方法都不奏效的时候，才会采用这个手段。

体重过轻会危及生命，因此需要有处理过营养和体重问题的医生来参与治疗，这是非常重要的。他们的职责是对由厌食症和再喂养综合征引起的躯体并发症进行监测。医务工作者在保持治疗的协调性和持续性方面也发挥着至关重要的作用。由于患有神经性厌食的患者往往不愿接受心理健康护理，因此主治医师往往是唯一能够长期治疗该患者，并在其需要时提供必要支持的医生。

神经性贪食

暴饮暴食是很正常的行为，大多数人都时不时地会暴饮暴食。而神经性贪食是指一种过度暴饮暴食的现象，伴随有各种代偿行为以预防体重增加，并且自我评价受到体型和体重的过度影响。

将一般的暴饮暴食和神经性贪食加以区分是比较难的。为帮助临床医生做出诊断，业界已制定了一些诊断标准。首先，对暴饮暴食的定义是指在一段时间内吃得过多，通常是在两个小时左右的时间里吃得过多。评判你吃的量是否过多时，要将你所处的情境或环境考虑进去。因此，你在圣诞午餐上吃多了不算暴饮暴食；但是，如果你在晚上 11 点大吃一顿，还加上甜点，之后又吃更多的食物，就算是暴饮暴食了。暴饮暴食还会让人有一种失控的感觉，感觉停不下来。

最危险的代偿行为是自我催吐和服用泻药或利尿剂等药物来减轻体重。其他的代偿行为包括禁食和过度运动。

患有神经性贪食的人通常会这样做：节食，暴饮暴食，然后自我引吐。有些人自我引吐的次数多了，可以做到一有需要就能吐出来。他们会说自己经常担心自己的体型和体重；他们会节食一整天，然后在晚上和朋友出去吃饭，但是吃完后就冲进厕所，开始自我引吐，吐完之后重新回到朋友之中去，朋友完全注意不到他们干什么去了。深夜的时候，他们可能会感到羞耻、狂暴，并再次进行清除行为。

神经性贪食是指，如果你暴饮暴食了，并且在最近三个月，平均每周会做一次代偿行为。男性和女性都可能患上神经性贪食，但女性患神经性贪食的概率是男性的三倍。这一比例可能还被低估了，因为许多人对此讳莫如深。据估计，大约 1.5% 的女性和 0.5% 的男性在其一生中的某个时间段，通常是年轻时（平均年龄为 18 岁），都会遭受神经性贪食的折磨。

神经性贪食的躯体并发症很常见，尤其是呕吐和药物滥用导致的躯体并发症。呕吐会导致脱水、蛀牙和胃病。泻药和利尿剂可以引起各种生理异常，从而使心脏功能异常。长期使用泻药也会引发肠胃排空问题，导致慢性便秘。神经性贪食患者患糖尿病的风险也会增加一倍。

大多数神经性贪食患者体重基本正常，或轻度超重。如果患者的体重较轻，处于厌食症患者的体重范围内，则会被诊断为患有神经性厌食症，而不是神经性贪食。

患有神经性贪食的人对自己的行为感到非常羞愧，他们多年来一直保守着这个秘密。因为他们的体重是正常的，朋友和家人通常也根本不知道他们有清除行为。这个问题通常从青少年时期开始，尤其与节食有关。在压力大的时候，特别容易暴饮暴食。

似乎只有一小部分（大约 15%）患有神经性贪食的人会患上神经性厌食。神经性贪食跟神经性厌食一样，往往是慢性的，多达 1/3 的患者在 10 年后仍有症状。与神经性厌食一样，神经性贪食的死亡风险也在增加，包括由躯体并发症和自杀行为导致的死亡风险。

神经性贪食常常也与其他问题共同出现，最常见的是抑郁症、药物滥用和焦虑症。

神经性贪食的治疗

神经性贪食的治疗方法类似于神经性厌食的治疗方法，除非出现了严重的躯体症状，否则很少需要住院治疗。以下是治疗时需要注意的几个关键点。

- 要对躯体并发症进行全面的医学评估。
- 营养支持。这与厌食症一样，包括教育、膳食计划和克服代偿行为的策略。
- 心理治疗。认知行为疗法是治疗神经性贪食最成熟的方法，通常是首选。
- 药物治疗。药物在治疗神经性贪食中有相当显著的作用，如果无法获取心理治疗和营养支持的话，甚至可以单独使用药物治疗。主要使用的药物是抗抑郁药，这类药物的临场研究已经做得很充分了。使用最广的是氟西汀（百忧解）和选择性 5- 羟色胺再摄取抑制剂（SSRIs）。

暴食障碍

暴食障碍与神经性贪食的本质区别是没有代偿性减肥行为。根据《精神障碍诊断与统计手册（第 5 版）》对暴食障碍的定义，患者每周至少暴饮暴食一次，持续三个月。

据估计，约 2% 的人在一生中会有暴食障碍，女性发病率是男性的两倍，平均发病年龄为 23 岁。在暴食障碍患者中，平均 50% 的人体重超重，这个比例在普通人群中也差不多。暴食障碍通常伴随着焦虑障碍、抑郁或成瘾障碍的出现，有许多躯体并发症通常与超重有关。

暴食障碍很难被诊断出来，因为大多数人都是偷偷地暴食。当患者体重波动较大且有抑郁症状出现时，可以考虑做出暴食障碍的诊断。询问患者问题时需要谨慎小心、富有技巧，要让患者感到舒适，从而让他们说出自己的症状。

暴食障碍的治疗

暴食障碍的治疗方法与上述治疗神经性贪食的方法相同，但药物治疗的作用不太显著（在治疗暴食障碍时，心理疗法的临床研究做得更充分，效果更好）。虽然针对暴饮暴食的人际疗法和辩证行为疗法（DBT）已经发展起来，但是我们的首选仍然是认知行为疗法。这些疗法通常与家庭治疗、自我治疗，当然还有充足的营养支持相结合。如果还有肥胖问题，还要采用健康的减肥方式。

* * *

体重、健康和身体形象问题放在全世界范围内都是热门话题。神经性厌食、神经性贪食和暴食障碍的出现是我们的心理、文化、媒体和饮食等因素在当前的背景下相互作用的一种体现——文化、媒体和饮食都在飞速变化。观察这些疾病是如何随着时间的推移而变化的，以及以后是否会出现新的疾病，是一件有趣的事情。

第 12 章

人格障碍：你以为自己心中的自己就是真实的自己吗

人格是一个人所有特征的集合，如他的思维方式、行为动机、感情波动范围和行为方式。一个人是由身体、智力和人格组成的。人格听起来还挺好理解的，但是人格其实是心理健康领域最复杂的一部分。了解一个人的人格，你就能了解这个人。

几个世纪以来，上至科学家、哲学家，下至贩夫走卒，一直都想弄明白究竟是什么让人类能够正常发挥功能。一方面，我们会分析别人的人格，但我们只能从局外人的角度来分析，因为我们不知道他们的脑子里在想什么；另一方面，如果我们要求某人描述自己的人格，我们知道他的自述会被他自己的偏向所影响。了解自己似乎并不比了解别人容易。

了解一个人的人格对心理学家来说是很重要的，因为很多人的问题似乎是由他们的人格造成的，有时他们是有人格障碍的。

人格障碍是精神病学中最受争议的障碍之一，关于人格障碍的诊断被认为是不可靠的，因为如果让五名心理医生来评估一个有人格障碍的患者，你会得到五种不同的人格描述。看起来，心理医生好像和我们大多数普通人一样，会因为自己的信仰、经历和个性的不同对同一件事物得出不同的结论。

人们使用"人格障碍"这个词的时候往往带有一些污蔑性，这对该障碍的研究或治疗没有什么好处。对于人们来讲，通过描述一个人的人格来破坏他的形象的事情很常见。例如，我们可能会把某人描述为"他很自恋""她有癔病"。心理医生也难免会这样，比如，一名心理医生如果不喜欢这个患者的话，他很有可能把患者诊断为有人格障碍。

尽管人格障碍的诊断有上述明显的缺点，但这种诊断是一种常规诊断——据说有 6% 的人患有人格障碍。

对于人格障碍，我（史蒂夫）自己的观点是，人格障碍是一个相当无用的诊断类别，但是我的同事们倒不这么认为。我同意某些人格类型的人会因为他们的人格而出现问题，我也同意有时候心理医生在这方面可以帮上忙，但是我认为把一个患者诊断为有人格障碍对我的治疗工作毫无帮助。我认为，在这一领域这种诊断可能弊大于利，因为这种诊断可能会妨碍患者接受治疗，对于那些有轻度或中度精神障碍的患者更是如此。

此外，对一些人来说，洞察自己的个性可以极大地增强对于自己的理解，比如有人会说："现在我明白了，为什么我之前会搞出这么多事情。"更重要的是，人格障碍的诊断可以让患者周围的人有一种顿悟，就像房间里的灯突然被点亮了一样，他们终于可以理解爱人或朋友的行为方式了。

了解人格

一个人的人格是难以被描述和理解的。精神病学中的所有问题都很难理解（事实上，所有的自然科学也都一样），我们对一件事物了解得越少，就越会涌现出很多互相抵触的理论试图对其进行解释。

目前，最好的人格描述模式是把一个人的人格描述为一系列的人格特质。每一种人格特质都是从儿童时期发展起来的，一旦我们进入成年期，这些人格特质就会（或多或少）持续下去。

我们每个人的身上都按照不同的比例呈现出各种人格特质，也就是说，每种人格特质都有一个谱系。你可以把人格特质看作原色（蓝色、红色、黄色），根据不同的混合方式，可以混成百万种其他颜色。每个人都是由一系列的人格特质组成的，有的人格特质体现得比较明显，有的不太明显，加之在一起构成了我们的人格。汉斯·艾森克（Hans Eysenck）是最早尝试确定构成人格的几种关键人格特质的著名心理学家之一。最初他提出了两种关键的人格特质，后来又增加了一种，变成了三种。下面简单介绍一下他的三维特征人格理论。

- 外倾性 – 内倾性。外倾性主要指从"自我之外"的事物中获得满足，与之相对的是内倾性。外倾性的人热情、健谈、自信、善于交际，而内倾性的人则更为保守和善于自省。再简单一点说，就是外倾性的人喜欢聚会，内倾性的人喜欢阅读。
- 神经质。这一概念描述了我们每个人在情绪上的不稳定程度和对压力的反应程度。一个高度神经质的人反应会比较激烈，容易焦虑和容易发怒；而一个低度神经质的人则比较平和和冷静。
- 精神质。这一概念描述了我们的攻击性和人际敌对的程度。高度精神质的人会表现出鲁莽、冷漠，具有创造性和冲动性的特征；而处于另一个极端的人会热情、顺从，以规则为导向，富有同情心。

如果世界上每个人都只有这三个基本特征，那就太令人沮丧了，我们每个人都应该是独一无二的！不要忘了，我们可以用三原色调出多少种颜色啊！其他的人格理论倾向于将这三个人格维度进行扩展，有些理论包含 4000 种人格特质！

目前最重要的理论是人格结构五因素模型。

- 经验开放性。这一概念是用于衡量人的想象力和洞察力的。经验开放性高的人具有冒险精神、较强的好奇心，有艺术才华，并且对不同寻常的想法持开放的态度。与之相反的性格特征是始终如一、谨慎务实。
- 谨慎性。具有这种特质的人比较可靠，有较强的组织性原则，懂得自律，目标明确，有良好的自控力。与之相反的人则比较灵活，具有自发性和自由精神。
- 外倾性。这一点与上面艾森克的概念相似。
- 随和性。这一维度用于衡量一个人的同情心、合作性，以及信任他人和利他的程度。与之相反的人则充满怀疑和对抗性。
- 神经质。这一点也与艾森克的上述概念类似。

无论你认为自己属于哪种类型，关键是要记住，每一种特质在我们每个人身上的体现都介于"极为显著"和"极不显著"这两种极端情况之间。

除我们的人格因素之外，智力因素（有许多维度）、身体因素（体型、轮廓、颜色、长相、头发，等等），所有这些因素结合在一起，构成我们自己，并影响着我们与他人、环境、文化的互动。性别的差异还为我们提供了另一个思考的角度。人格的构成有这么多不同的排列组合，而我们只有 70 亿人，难怪世界上没有一模一样的人。

人格障碍的相关定义

人格障碍在《精神障碍诊断与统计手册（第 5 版）》中的定义为：明显偏离了个体文化背景预期的内心体验和行为的持久模式，是泛化的和缺乏弹性的，并导致个体的痛苦和损害。

像《精神障碍诊断与统计手册》这样的分类系统一直在努力创建一套既易于临床使用又可靠的诊断体系，根据这种分类系统，不同的临床医生可以分别对不同的患者做出诊断，但是可以得出相同的结论。鉴于我们每个人的每种人格特质的表现程度都不同，想要实现上述目标很难。我们只能说当前这种体系正在组建中（直接说这是一种很差的诊断体系很不礼貌）。

《精神障碍诊断与统计手册（第 5 版）》并没有完全把注意力放在人格特质上，而是定义了 10 种性格障碍，并将它们分为三组，通常被戏称为"疯子组""坏人组""悲伤组"。

A 组：奇特 – 古怪组

- 偏执型人格障碍。一种对他人普遍不信任和猜疑的人格模式，以至于认为别人都是有恶意的。偏执型人格障碍患者由于猜疑的个性，往往不会信任他人，而且在人际关系中经常会对别人产生怀疑或嫉妒。

- 分裂样人格障碍。一种脱离社会关系、情感表达范围受限的人格模式。分裂样人格障碍患者通常被描述为孤独的人，缺乏亲密的朋友。

- 分裂型人格障碍。对亲密关系感到强烈不适并伴有古怪行为的人格模式。此障碍个体通常会猜疑，具有偏执观念，通常只与亲属建立亲密的关系。

B 组：戏剧 – 情绪组

- 反社会型人格障碍。会漠视和侵犯他人权利的一种人格模式，有时被称为心理病态型人格障碍。正如你想的那样，这是监狱里最常见的人格障碍。

- 边缘型人格障碍。一种人际关系、自我形象和情感不稳定，以及显著冲动的人格模式，容易出现自残和自杀行为。

- 表演型人格障碍。过度情绪化和寻求他人注意的人格模式。表演型人格障碍的人，行为通常是比较戏剧化和夸张的，他们往往认为自己与别人的关系比实际上的更为亲密。
- 自恋型人格障碍。一种夸大的、需要别人的赞美、对他人缺乏同情心、利己的人格模式，常常剥削压榨他人。

C 组：焦虑 – 恐惧组

- 回避型人格障碍。一种社交抑制、感到能力不足，以及对负面评价过度敏感的人格模式。因此，患有回避型人格障碍的人倾向于回避他人，并且在人际关系中非常克制自我。
- 依赖型人格障碍。一种过分需要他人照顾以至于产生顺从或依附行为并害怕分离的人格模式。有依赖型人格障碍的人更喜欢由别人做决定，并且经常寻求别人的照顾。
- 强迫型人格障碍。这是一种沉湎于秩序、完美主义和人际关系上的控制的人格模式。患有强迫型人格障碍的人通常非常沉湎于细节、规则和条目，并且对工作过度投入。

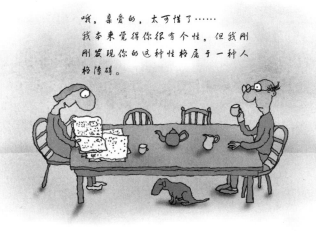

哦，亲爱的，太可惜了……
我本来觉得你很有个性，但我刚
刚发现你的这种性格属于一种人
格障碍。

你可能已经注意到，许多人格障碍的表现相互重叠，并且还与其他类型的精神障碍重叠。例如，B 组中的障碍在一个人身上通常是同时出现的——具有反社会型人格障碍的人通常也有自恋型人格障碍。A 组的障碍通常与精神分裂症及其相关障碍密切相关。具有 C 组中的人格障碍的人很可能也患有焦虑和情绪障碍。

不可否认，在人格诊断中也存在着性别差异。男性很少被诊断为表演型或边缘型人格，女性也很少被诊断为自恋型或反社会型人格。

值得我们注意的是，做出诊断的目的理应是加深理解和提供帮助。如果做出人格障碍的诊断只是为了说明一个人的行为很讨人厌，而并不为其治疗提供帮助，那你就要严重质疑做出此诊断的人（的用意）了。总的来说，要避免随意做出人格障碍的诊断。

对人格进行评估

我们很难恰当地评估别人的人格。这种评估通常是要经过好几个阶段的诊疗后才能完成。随着医生对患者的了解逐步加深，临床医生还会进一步完善他们现阶段的想法。如有必要，还要进行人格测试。

在展开进一步的评估之前，可以试着描述一下你自己的个性。尽可能多地写下你能想到的、用于描述自己的词，然后再写下你认为别人会怎么描述你的词。最后，根据自己的情况对应着每一个词从 1 到 10 给自己打分。不要纠结你想成为一个什么样的人，而要关注你自己到底是一个什么样的人。除了你自己，没有人会看到这个列表，所以要诚实。

有一点很奇怪：在做人格自评时我们往往会弱化自己的缺点，而在对自己的身体特征进行评价时我们却会放大自身的缺陷。当我们照镜子时，我们往往会夸大我们身上最微小的缺陷：我们看起来很胖，皮肤上有斑，发型也不太好。但当我们做人格自评的时候，我们通常会尽量弱化自身的每一个缺点。我们为自己的行为辩护，哪怕自己有很大的罪过也会声称自己这么做是出于好意。我们看不到自己的弱点和愚蠢。总之，我们对自己缺乏判断力。我们经常说我们非常严于律己，但这往往与事实相反。

要想了解一个人的人格，我们首先要对其生活轨迹进行调查，包括他们的童年、他们的朋友、他们对学校教育和重大事件的反应、他们的人际关系、他们的工作经历、他们家庭的运作方式、他们使用过的药品，以及他们犯罪和自残的经历。当然，我们也会要求人们做自我描述，有时还要说一下别人是怎么评价自己的。我们会在其中寻找反复出现的行为模式和情绪反应。

人格测试有时很有帮助。有很多测试可以选择，在线测试都有数百种，但是质量也是千差万别。大多数免费的在线测试纯属娱乐，是做着玩的。在临床实践中，最流行的人格测试是明尼苏达多项人格测验（MMPI）。

明尼苏达多项人格测验最早是在 1939 年被开发出来的，那之后人们又对其做了各种改进。明尼苏达多项人格测验包含 500 多个问题，这些问题可以在计算机上完成解答，也可以用纸笔完成解答，需要一到两个小时。测试的结果由受过训练的心理医生来解释，他们会将测试人的测试结果与之前数千名其他人的标准化测试结果进行比较，然后做出解释。明尼苏达多项人格测验有 10 个临床量表，在不同程度上反映了上述五因素模型的五大特征，即"大五人格"。

每个临床量表对应一种人格特质（均为负面），相应的测试结果会被标在明尼苏达多项人格测验剖析图上的不同位置。

然而，了解一个人的人格只是人格障碍评估工作中的一部分。医生还必须确定一个人的人格是否是导致他出现当前问题的原因。

不管一个人的人格被评估为属于哪种类型，必须先要有证据表明患者的人格是导致问题的原因。《精神障碍诊断与统计手册（第 5 版）》为医生提供了一些判断标准：

- 患者必须出现偏离个体文化背景预期的内心体验和行为的持久模式，体现在感知、联系、情感、人际功能、冲动控制等方面；
- 这种持久的心理行为模式必须是缺乏弹性和泛化的，至少可以追溯到成年早期；
- 这种持久的心理行为模式必须导致临床意义的痛苦或者其他重要功能方面的损害；
- 这种持久的心理行为模式不能归因于其他精神障碍或躯体疾病（如抑郁症、精神分裂症、头部外伤或成瘾）。

治疗

几十年来，对于人格障碍的治疗一直被认为是比较困难的，而且大多数治疗是徒劳的。有一部分的原因是，只有人格障碍非常严重的人才会来接受治疗，通常还是以某种方式被送去医院进行强制治疗的，比如被法院或者绝望的亲人送去强制治疗。

在 20 世纪 70 年代和 80 年代，人们使用的干预方法主要是以提升洞察力为导向的长期心理治疗，包括每周坐在沙发上和一个训练有素的心理医生进行一至五次治疗。这至少要花掉两年的时间，通常会用到五年的时间。每次治疗的费用在 40 美元到 200 美元之间（以现在的汇率计算）。不是所有的患者都有很高的治疗积极性和富裕的家境。好在现在情况已经改变了。

现在有很多干预措施可以被用来治疗人格障碍。人们使用哪种类型的干预措施取决于人格障碍的类型和患者最突出的问题，比如自残、人际关系问题和工作中碰到的困难，等等。

边缘型人格障碍是临床医生会经常碰到的人格障碍。有反社会型或自恋型人格障碍的人通常是不愿意去看医生的，因为他们不信任医生，也不认为自己需要治疗，他们通常认为治疗是徒劳的。

A 组的人（奇特－古怪组）很少寻求治疗，如果他们寻求治疗的话，干预措施通常是将支持性心理治疗、职业治疗（帮助患者从事职业活动、参与社会活动）、药物治疗（通常使用抗精神病药物，以防患者患有潜在精神障碍，如精神分裂症）相结合的方法。

C 组的人（焦虑－恐惧组）更容易寻求治疗。通常采用心理疗法，再采用一些行为疗法加以强化，帮助他们克服社交障碍。医生也会仔细检查，以排除可能会导致回避行为的潜在因素，如抑郁或焦虑。

药物治疗

药物有时似乎会改变我们的个性，比如会改变我们的情绪或削弱我们的情绪反应，但是没有一种药物能从根本上改变一个人的人格。

没有专门治疗人格障碍的药物，但有些药物有助于缓解相关问题，尤其是可以缓解抑郁、情绪波动、冲动行为、成瘾和精神病性症状的药物。

开药通常是一个反复试验的过程。尽管有一些关于对人格障碍患者进行药物治疗的研究，但说实话，在这方面的研究仍然不多。这是一个高难度的研究领域。缺乏相关的研究并不意味着药物不起作用（缺乏药物有效的科学依据并不代表药物没有效果），这只能表明我们没有相关科学理论的指导。

根据现有的证据来看，一般来说心理疗法是治疗人格障碍的最佳选择，对于治疗特定的适应症（如抑郁症）应谨慎使用药物，对药物的利弊要进行大量的讨论，并注意开药过量的风险，如药物成瘾和用药过量等。

心理治疗：以边缘型人格障碍的治疗为例

边缘型人格障碍的治疗方法值得仔细研究一下，因为最近在这个领域，业界人士取得了一些重大进展。这些疗法都是聚焦于具体问题的。患者会面临的典型问题包括以下几点。

- 经常性的自残行为。
- 功能失调的行为，比如关系破裂、住房危机、工作问题。
- 治疗过程中出现的问题。这是指患者需要治疗，也正在接受医生的治疗，但却遇到了一些问题，例如与医生争吵、难以接受医院和诊所的规章制度，或者在医生还没开始正式治疗的情况下冲动地停掉治疗或者更换医生。
- 法律问题，如需要法庭的辩护援助。

制订和修改治疗计划时，患者要全程参与，以适应他们的特定需求、目标和参与程度。在这个过程中，必须对诊断结果和相关问题开诚布公地讨论，尤其是要正视由诊断为患者带来的耻辱感。

治疗涉及很多因素，比如自我教育、个人治疗或团体治疗，以及对诸如对成瘾或抑郁等共病的关注。

目前有一系列专门针对边缘型人格障碍的疗法，还有一些疗法是其他疗法的改编版。尽管各种疗法的关注点略有不同，但是它们有着共同的特点。大部分疗法都包含心理教育、社会技能培训、情绪调节培训、冲动控制培训以及关系咨询等内容。下面来看一些典型疗法。

- 辩证行为疗法。这是为边缘型人格障碍设计的认知行为疗法的变体，通常包括个人板块和小组板块，侧重于解决自杀倾向问题。这种疗法已经被研究得很充分了，可能是最有效和最流行的疗法。

- 心智化疗法。这是一种结合了心理动力学的原理、认知行为技巧和正念疗法的治疗方法。
- 认知行为疗法。它将行为技巧和认知练习相结合，旨在解决边缘型人格障碍患者思想和行为上的功能失调。

* * *

正如我们在本章开头所说的，人格是非常复杂的。我们至今仍在探索关于人格的奥义。我们的研究取得了一些重大的进展，让我们看到了巨大的希望。特别是在遗传学和表观遗传学（表观遗传学描述了我们的个人经历如何改变我们的基因表达方式）领域，我们取得了长足的进步。同时，在研究创伤经历对人格发展的影响方面，我们也取得了很大的进展。然而，要想切实改善人格障碍患者的治疗体验，我们目前取得的这些科学成就还远远不够。尽管如此，我们在治疗人格障碍方面还是取得了一些重大的成就，特别是在治疗边缘型人格障碍这一领域，这种治疗方法在经过一代人的努力之后已经发生了革命性的改变。

尽管治疗人格障碍是件苦差事，但我们已然在短期内取得了很大的进步，相信我们的前途是光明的。

第 13 章

心身障碍：生理疾病，更是心理疾病

心身医学可以说是魅力无限。心灵与身体之间的关系对人类来说是一个大谜团。从哲学家到科学家，每个人都在试图揭开这个谜团，但是这个谜团尚未被解开。

对心身医学最宽泛的定义是指研究心理症状和躯体症状之间的关系的医学。但是，医学界对这个词的定义略有不同。在医学界，心身医学治疗的对象通常是有明确生理病因的疾病，心理因素是导致该疾病的一部分原因。

未出现明显的生理病因的障碍被称为躯体症状障碍或躯体形式障碍。患有躯体形式障碍的患者有躯体症状，但是人们认为造成障碍的原因要么纯粹是心理上的，要么至少主要是心理上的。是不是很令人困惑？

心身疾病

心脏病是典型的心身疾病。风险因素有吸烟、肥胖和高血压等，生活或工作压力也被认为是风险因素之一。社交孤立、缺乏支持和抑郁都会让某类心脏病的患病风险增加三倍，这些因素到底会在多大程度上导致心脏病？对心脏病的影响又有多少呢？也许是高血压、吸烟和肥胖导致了生活或工作压力，抑或是一些其他的未知因素导致了这些压力，比如人的性格，也可能是某种特殊的遗传原因会让你感到很有压力，所以你吸烟、过量饮食，从而导致了高血压？

让人更加困惑的是，当人们患上精神疾病时，大多数的躯体疾病都会恶化，但是这里面的因果关系同样也是难以确定的。我们知道，当人们患精神疾病时，他们也会对他们的躯体疾病疏于管理，他们很可能会拖延寻求帮助的时间，不太可能按处方服药，也不太可能执行康复计划。

一些在过去被强烈认为是受心理因素影响的疾病，现在已经被证明是由一些生物因素导致的，而这些生物因素在过去未曾被发现。胃溃疡就是一个很好的例子。早在 20 世纪 90 年代以前，溃疡就被认为是由于压力过大、食用辛辣食物和胃酸过量所致。胃溃疡是慢性病，很难治愈。许多胃溃疡患者会去看心理医生来缓解压力。后来，澳大利亚珀斯的两位医师巴里·马歇尔（Barry Marshau）和罗宾·沃伦（Robin Warren）发现，一种常见的肠道细菌幽门螺杆菌是导致胃溃疡的主要因素，他们因此获得了诺贝尔奖，胃溃疡患者也不再去找心理医生帮自己减轻压力了。现在，他们摆脱了胃溃疡的折磨，但仍然有压力！

如今，医生们不太倾向于争论压力或心理因素是不是导致疾病的原因，而是直接去帮患者治疗疾病、解决压力问题。无论精神疾病是否会加重躯体疾病，治疗精神疾病都有助于帮助患者获得良好的感觉，更好地管控他们的治疗过程，拥有更高质量的生活。

躯体形式障碍

这类障碍的特点是：具有显著的躯体（生理）症状，会给患者造成很大的痛苦或损害，其中心理因素被认为是这种躯体症状产生的主要原因。在《精神障碍诊断与统计手册（第 5 版）》中，躯体形式障碍被重新命名为躯体症状及相关障碍。这类障碍有很多名字，但我们还是坚持使用原来的名称。

这类障碍对每个人来说都是挑战！想象一下这个场景：一个患者去看医生，说他肚子疼，说疼了大约有一个月了，而且还反反复复地发作。患者说他有时会有腹泻，有时还会恶心。这种情况之前发生过一次，就是在他离婚的时候。当时，医生为他做了一系列的检查，但没有发现病因，症状随着时间的推移和肉食摄入的减少而得到了缓解。

医生为他做了一系列的检查：血液检查、腹部 X 光检查和腹部超声波检查。所有检查显示一切正常。他们接下来做了胃镜检查（将一个带有内视镜的软管伸进胃里）。检查的结果也很正常，只是胃壁有些轻微炎症，在正常范围内，不太可能引起症状。

医生询问患者是否感到压力很大。患者说，在工作中会遇到一些欺凌行为，确实使他感到压力很大，但他认为一切都在自己的控制范围内，应该不是引起症状的原因。患者想要做更多的检查。

但是，医生怀疑压力很可能是这些症状的主要诱因，于是把患者交给专家来鉴定。专家（胃肠病专家）查看了患者的检查结果，也认为压力诱发症状的可能性很大，他们建议患者去看心理医生。但为了保险起见，他们还建议患者先进行药物治疗，看看胃部炎症会不会有好转。但是药物似乎不起作用。

这下，患者处于何种境地呢？他已经接受了大约四周的检查和医生问诊，被告知腹部症状与压力有关，是一种躯体形式障碍。他自然会有疑虑。他在生活中可能多次遭受到压力，但这些躯体症状只是第二次出现。他心存疑虑，宁愿在看心理医生之前做更多的检查。

对于医生而言，他们很可能认为患者面临的压力实际上比他们自己所承认或意识到的要大。医生自己可能也会有点困惑，但是不管怎样，他们可能会更加深入地研究检查结果，但也会要求患者去看心理医生，以此来解决与压力相关的问题。

要弄清症状的成因很难，这就是问题所在。研究表明，尽管对患者进行了高质量的体检和检查，仍然有高达 1/3 的症状无法得到合理的解释（可能还有更多的症状无法得到合理的解释，因为医疗咨询往往是匆忙进行的，而且由于检查费用高昂，检查往往也是定量配给的）。此外，压力和心理问题也很常见，基本上每年都有 20% 的人有显著的压力或心理问题。因此，即使压力不是导致症状产生的直接原因，在无法解释的躯体症状和压力因素之间也必然会存在很大的联系。

那么，究竟会得出怎样的诊断结果呢？诊断躯体形式障碍是很困难的，因为要弄清心理压力是不是导致躯体症状的原因几乎是不可能的。也许只是一些巧合。

面对这个结果，医生们会感到很沮丧。患者常常觉得别人把他们当作疯子看待，不予理睬，并且也忽视他们的躯体症状。医生有时不愿意告诉患者他们认为压力因素是病因，因为他们担心患者会换医生。总之，对躯体形式障碍做出诊断和治疗是非常困难的！

每天会有成千上万类似的案例正在上演。但有时这些问题会变得更为慢性，然后有一些特殊的躯体症状障碍开始出现；如果患者的症状正好符合以下障碍类别中的某个种类，躯体形式障碍就可能被诊断出来。

躯体症状障碍

躯体症状障碍是一个相对比较新的概念，已收录在《精神障碍诊断与统计手册（第

5 版）》中。躯体症状障碍是指这类障碍患者出现一种或多种躯体症状，这些症状让患者痛苦或致其日常生活受到显著破坏（至少六个月）。这类障碍与躯体症状相关的过度的想法、感觉或行为有关。比如，患者认为这些症状十分严重，高度焦虑；投入过多的时间和精力关注这些症状。

患者通常有很多症状，而且这些问题已经持续了很多年，这些症状经常变化，有时还会与患者已经患有的生理疾病搅和在一起。这些症状常常成为患者生活的焦点，比如努力寻找产生症状的生理原因、尝试不同的治疗方法。此外，患者为了找到能理解自己并能提供帮助的医生付出了长期的努力，最终却以失败告终，由此会产生挫败感。

虽然躯体症状障碍是个比较新的概念，但是它已经取代了躯体化障碍的概念。躯体化障碍的诊断需要患者表现出一长串的症状，因此相当罕见，约占总人口的 0.5%。鉴于躯体症状障碍已经"放宽"了诊断标准，这种病在以后可能会更为常见。

躯体化障碍这一概念被取代的原因之一是"躯体化"这个词的意义含混。躯体化最常被用来描述以躯体症状的形式来呈现痛苦的心理过程。举个例子，如果你在考试前有压力，感到头晕和恶心，这就叫作躯体化。如果你连续几个月这样，并且不同的生理系统（肠道系统、神经系统、生殖系统，等等）出现了各种症状（如疼痛），那就叫作患有躯体化障碍。

疾病焦虑障碍

起初，过于害怕得病的人会被说成得了"疑病症"。但在《精神障碍诊断与统计手册》中，疑病症这个词已经被拿掉了。疑病症被描述为：基于对自己躯体症状的误解而产生的一种担心自己患有严重疾病的过度恐惧。疑病症这个名称会让人误解，医生常常会给出错误的解释，患者听了之后往往会沮丧。研究表明，大多数疑病症患者的症状更符合躯体症状障碍的诊断标准。不过，疑病症也有一种亚型：患者几乎没有实际症状，但对自己可能会患有重病非常焦虑。这种亚型被命名为疾病焦虑障碍。

疾病焦虑障碍患者的实际躯体症状很轻微，但对症状的恐惧却很明显。患者表现出与健康相关的过度行为，比如反复检查自己是否得病了，或者一旦健康出问题了就感到恐惧。只有当以上症状出现六个月并且严重干扰患者的功能时，才能做出患有疾病焦虑障碍的诊断。

转换障碍

转换障碍是所有精神疾病中最神秘的一种。转换障碍伴有神经异常病变症状（运动或感觉功能改变的症状），但没有任何明确的证据能证明患者可能患有潜在的神经障碍，且患者神经功能的检查结果又与其症状不符。它有时被称为功能性神经症状障碍，或心因性疾病。从前，患有这种障碍的人被人们称为癔病。弗洛伊德创造了"转化"这个词，意思是焦虑被"转化"为一种躯体症状。事实上，我们还是不知道诱发这种障碍的真正原因，但多认为是心理上的原因造成的。

转换障碍典型的运动症状包括无力、麻痹、异常运动和步态异常，典型的感觉症状包括触觉、视觉或听觉的改变。有时，转换障碍发作起来几乎无法与癫痫区分，这被称为假性癫痫发作。言语症状也很常见。

转换障碍发病的时候通常是很突然的，同时非常具有戏剧性。最出名的标志性症状被叫作"la belle indifference"，在法语中的意思是"美丽的冷漠（泰然处之）"。这通常是指患者对其症状的严重程度漠不关心。

当一个人表现出神经疾病的症状却未在医学检查和测试中被发现任何患有神经疾病的证据时，心理治疗小组会介入，看看患者是不是有转换障碍，会不会有相关的心理问题。过去被虐待的经历或者任何形式的创伤都是非常重要的线索。如果患者有抑郁症，或最近有一段非常紧张的经历，那么医生也可以考虑做出转换障碍诊断。但真实情况是，我们常常不知道患者是否会有这些经历。

在这种情况下，我们会提供心理支持（通常与物理治疗同时进行），看看是否有帮助。有时还会使用催眠，通常能改善一些症状。

躯体变形障碍

躯体变形障碍是指对一个或多个身体特征的过分关注，而这些被关注的特征要么不存在，要么只是轻微的。这种过分关注会导致一些令人反感的行为，比如照镜子、皮肤搔抓、过度修饰和寻求肯定。患有躯体变形障碍的人经常会反复看医生，有时还会盲目地做整形手术。

特定的身体特征可以是任何部位，但最常见的是鼻子、腹部脂肪、大腿、皮肤和头发。有时，患者会对这些特征过分关注，以至于产生了妄想，就是说这个人坚定地相信自己的这些地方有缺陷，甚至不能容忍任何人和他讲道理（这种情况被称为躯体妄想）。

在《精神障碍诊断与统计手册（第 5 版）》中，躯体变形障碍已经不在躯体症状及相关障碍这一章节中了，而是被添加到了强迫及相关障碍这一章中，这种安排被认为更为合理。时间会证明这种分类对患者和临床医生是不是更适用。这一改动也适用于以治疗为导向的理念，这些理念更加提倡认知行为疗法和药物治疗（常用于治疗焦虑或抑郁）。

做作性障碍（孟乔森综合征）

患有做作性障碍的患者会假装自己有精神障碍，他们可能会假装自己患有躯体疾病或表现出心理综合征。他们故意装病，经常做些事情来证明自己病了，比如把血混入他们的尿液中，服用诱发疾病的药物，或者故意使伤口感染。这种欺骗行为没有任何明显的外部犒赏，比如受金钱驱使或需要逃避某些后果（比如坐牢）。当存在明显的"次要"好处时，我们将这种行为称为装病——只是为了谋取私利而假装有病。最常见的例子是装病请病假。装病不被认为是患有精神疾病，而是一种欺诈。

我们认为，做作性障碍是为了获得生病给自己带来的好处，如关注、同情和关怀。有时，我们几乎不可能区分开做作性障碍和装病，因为我们是不可能知道患者的动机的，除非他们以某种方式表现出来。我们通常会认为，做作性障碍患者的动机是无意识的，装病的人却有一个明确的、有意识的目标。但是，只有到他后来的目标变得明确时，比如要求赔偿，我们才知道他装病的动机。由于临床医生不是测谎仪，所以辨别患者到底是真的病了还是装病是很困难的。能够发现患者装病的人通常是临床工作人员，他们可能会注意到可疑的行为，或者治疗效果不佳；根据不符合临床意义的检测结果也可以侦测出装病行为。有时，患者还会通过伪造病历来支持自己的说法。

当有人通过欺骗医务人员的方式，把某个他正在照顾的人（通常是他的孩子）交给医护人员看护时，他的行为会被诊断为对他人的做作性障碍（先前的代理做作性障碍）。这是特别危险的行为，是一种虐待儿童的形式。

心身疾病的治疗

在医学世界里，不确定是常态，弄清躯体症状的原因显然是一个挑战。医学上无法解释的症状很常见。许多有明确生理（或病理学）诱因的疾病，随着时间的推移，其诱因会逐渐显现。有时，在生理诱因显现之前，几年的时间已经过去了。要想判断一种症状到底是由心理因素引起的还是被假装出来的，需要医生具有足够的临床技能，然而很多人都不具备这种能力。

因此，当怀疑患者存在心身问题时，医生需要非常小心谨慎。通常在制订治疗计划的时候，医生需要谨慎地遵循以下这些原则。

- 相关专家参与。通常需要有一个跨学科的专家团队。要有了解主要症状的临床医生（例如神经科医生或胃肠科医生）、有心身疾病专业知识的精神科医生或心理医生，以及可以帮助处理起源不明的症状的相关医疗人员。

- 清晰的解释。患者需要知道，医生正在试图找出导致其症状的多种可能的原因及治疗方案。医生需要有高度的敏感性。如果你向患者解释说你认为他的症状可能是由心理因素导致的，会让那些没有这方面意识的患者感到愤怒和沮丧。但是，如果你掌握了良好的沟通技巧，并且向患者传递一种信息，即这个医生的心态是开放的，准备好了帮助患者，那么也许会有帮助。

- 治疗所有的心理健康问题。不管这些问题是否会导致躯体症状，诸如抑郁和焦虑，它们都需要被治疗。

- 保持临床护理人员的一贯性。如果患者不停地换医生，那么临床护理人员就会一遍又一遍地做同样的检查、走同样的程序（通常情况下这是不必要的，并且有引发并发症的风险）。临床团队一定要了解患者并知道何时应当出手干预。

- 认识到新症状的出现可能代表新的病因即将浮出水面。虽然患者的一些症状可能已经持续了很长时间，但这些症状或许是由心理因素引起，或许是假装的，他们也有可能患上新的疾病。避免掉进"狼来了"的陷阱。必须认真对待新的症状。

- 提供积极治疗。即使是有心理诱因的躯体症状也会对非心理治疗产生反应，比如理疗。通常我们会从心理和生理两方面对患者进行综合治疗，即重塑心理的康复训练疗法。

- 尽可能提供心理治疗。各种类型的心理治疗在帮助患者理解自身思想和身体之间的联系时都很有效。

虽然我们在这一章的开头说心身医学是魅力无穷的，但读到这里，你可能会发现它也是令人充满疑惑的，这是显而易见的。要区分哪些躯体症状是由于器质性原因（生理、病理学）引起的，哪些是心理原因（头脑中）引起的，通常需要有根据的推测。

做出这种区分有时似乎是徒劳的，为什么不直接从心理和生理两方面对患者进行综合治疗呢？对于临床医生来说，碰到那些坚信自己的症状纯粹是由生理原因导致的，而拒绝心理干预的患者，他们可能会感到很沮丧。同样，对于患者来说，当他们碰到那些坚持认为是心理因素导致了他们的症状，在某种程度上弱化了生物因素（对其病情产生的影响）的临床医生时，也会感到沮丧。

最好的方法是让每个人都保持开放的心态，尽可能地尝试所有的治疗方案，直到症状好转。但有时，说起来容易做起来难。因为我们（人类）都是固执的，要想改变我们自己的信念是非常不容易的！

第 14 章

折翼的精灵：儿童和青少年心理健康问题

在过去的几十年里，儿童和青少年心理健康领域的发展速度比精神病学的其他领域都要快。可能是因为在这一领域各种疾病的发病率升高了（更可能的原因是我们对这一领域的认知增长了），也可能是因为人们越来越多地认识到了在心理健康问题对儿童的发展产生显著影响之前及早发现问题并加以治疗的重要性。

这一领域的发展也给我们带来了一系列前所未有的挑战，说白了就是儿童和青少年心理健康服务很难做！首先，做出诊断变得更加困难，因为小孩子的语言交流能力不如成年人，所以需要对其行为和其他症状做更多的解释，但是所有的解释都可能是对孩子的误导。其次，所有相关障碍都必须从儿童发育的角度来看待，患有抑郁症的 5 岁的孩子在其症状的表现方式上与患有抑郁症的 15 岁孩子大不相同。有时，我们几乎是无法将正常行为（如青少年的焦虑）与异常问题（如抑郁症）区分开的。揭露一些隐秘的问题，如虐待儿童和霸凌儿童，也是困难重重。这些问题往往是被当作秘密隐瞒起来，而且被隐瞒的时间相当之长。最后，治疗儿童和青少年的风险往往比治疗成人的风险更大，特别是在使用药物治疗的时候，因为药物对发育中的大脑会产生什么样的副作用目前尚不明确。面对上述这些挑战，该领域的研究人员都有各自的见解，这些观点相互矛盾且每个人都认为自己的观点不容撼动。同时，在该领域，人们的研究热情也是日益高涨。

这种心理健康问题的复杂性使得该领域的研究门类进一步细分，甚至还有一些临床医生专门研究胎儿的心理健康问题。通常这一领域会被细分为婴儿精神病学、儿童精神病学和青少年精神病学。但该领域的研究也可能与其他类别的研究有重叠的部分，青少年精神病学可能与一些在成年早期出现的精神问题有所关联。这些研究有时候看起来令人十分惊奇。

儿童和青少年心理问题的评估

对儿童和青少年进行评估要比对成年人进行评估付出更多的努力。我们通常需要更多的信息来源，比如家庭成员、教师、护理人员和其他人；同时，也需要更多地使用筛查工具，对那些在孩子的生活中比较重要的人进行问卷调查，通过评估他们（孩子）的意见来对症状的严重程度进行评分。

完成对孩子的评估需要更长的时间，通常需要四次问诊咨询：第一次是孩子和家人一起来；第二次是孩子独自来；第三次是父母或重要的看护人来；第四次是全家人一起来，并计划治疗方案。对于那些比较独立（情感上或经济上）的青少年来说，医生更可能对其采用针对成人的评估模式。

针对儿童和青少年的评估工作通常是由跨学科专家组成的评估小组来执行，包括全科医生、心理医生、社会工作者和相关的健康专家。同时，儿科医生也非常重要、不可或缺，尤其是在有什么躯体问题需要研究的情况下。一些儿科医生专门研究儿童的行为和情感问题，他们通常会担任主治医生。

治疗的时候会有很多的理念和方法可供选择，这可能让家人感到迷茫。要提防任何号称有所谓"快速治疗办法"的医生，因为儿童和青少年的情况过于复杂，不适合快速的咨询和一次性的治疗计划。此外，除了一些极端紧急的情况，第一次问诊时不应开药。但不幸的是，这种情况频繁地发生，往往会导致糟糕的结果和不必要的痛苦。

与儿童和青少年相关的障碍

这本书中所讨论的所有障碍几乎都可以在青少年身上出现。在这一章中，我们首先要看一下在未成年人身上比较常见的，但在其他章节中没有提到的障碍。所有这些疾病都可以延续到成年，需要持续的护理和治疗。然后，我们再具体探讨儿童的焦虑和抑郁问题。

孤独症和阿斯佩格综合征

在过去，几乎没有人听说过孤独症[①]和阿斯佩格综合征。大量的医学研究和文艺作品推动了人们对这类障碍的关注与研究。很多电影和畅销书中的人物都有着不同程度的孤独症和阿斯佩格综合征的行为特征，这类障碍在文艺作品里被广泛地提及，使人们对其有了更多的认识，有助于这类障碍的治疗。但是，文艺作品里也有大量的错误信息，会误导大众。现在人们很爱说"我自闭了"。这种趋势是很不好的，因为这会歪曲这些疾病的严重性，增加诊断的难度。

更让人困惑的是，自 20 世纪 50 年代人类首次发现这类病症以来，该病症的医学术语已经变更了好几次。最开始，阿斯佩格综合征被用来指代一种较轻的孤独症。然后，大约从 20 世纪 80 年代开始，人们认为它也可以指代一种孤独症，但是又和真正的孤独症不同。现在绕了一圈又回到了原点，阿斯佩格综合征又被认为是一种轻度的孤独症。在《精神障碍诊断与统计手册（第 5 版）》中，阿斯佩格综合征这一说法已经被移除，被归入孤独症谱系障碍中。

孤独症谱系障碍是一种神经发育障碍（与大脑发育异常有关），主要表现为两方面的问题：

1. 在社交交流与社会互动方面的持续性的缺陷；

2. 受限的、重复的行为模式、兴趣或活动。

约有 1%~2% 的儿童患孤独症，男孩患孤独症的可能性是女孩的四倍。大约一半的孤独症儿童有一定程度的智力障碍，大约 1/4 的孤独症儿童会有癫痫发作，大约 1/10 的孤独症儿童有相关的遗传疾病。

具体的诱因还不清楚，但可以确定的是，这种障碍与遗传紧密相连。有确凿的证据表明，这种障碍与神经系统异常有关，与怀孕和分娩期间出现的问题（特别是感染和接触各种毒素）联系比较小。自闭症谱系障碍和病菌免疫之间经常会被发现具有某种关联，但目前还没有科学证据。

这类障碍的症状表现不一，因为每个患有孤独症的孩子在不同的年龄表现出的问题都略有不同。

---

① 另一种被大众熟知的叫法是自闭症。——译者注

社交问题可以通过以下多种方式表现出来：

- 语言发展迟缓；

- 缺乏交流欲望；

- 缺乏社会互惠性，即孩子对别人的交流没有反应；

- 无法对他人的情绪感同身受，即孩子无法识别和回应他人的情绪；

- 使用和识别非言语交流（如眼神交流和面部表情）的能力受损；

- 未能与同龄人建立同伴关系。

行为问题主要通过以下方式表现出来：

- 动作重复，如反复拍手、扭动、摇晃、摇头或以不寻常的姿势行走。

- 坚持做相同的事情，非常不喜欢改变：日常行为变得古板和僵化，即某些特定的事情需要按照同样的方式来做，比如总是以同样的方式吃饭、穿衣或旅行。

- 限制性和重复性的兴趣：对某些主题十分热衷（通常是基于自然或科学主题），例如对天气、恐龙、汽车或火车的热爱；通常很难将注意力转移到其他事情上，这就是所谓的认知僵化。

- 处理感觉的能力受损，对特定的噪音、气味、材质和味道敏感。

孩子何时会被诊断为患有孤独症谱系障碍，取决于症状的严重程度和社会对儿童的要求。一旦孩子到了学校，需要更多的社交活动的时候，症状往往会变得更加明显。症状较轻的孩子可能要到进入青少年时期才能显现出症状。

孤独症谱系障碍的严重程度因人而异。症状较轻的孩子在交流和行为方面显现出的症状较少。尽管需要一些支持，但基本上能够独立生活，通过少量的额外支持就能在学校取得进步。症状严重的儿童需要大量的支持，包括专门的住房和教育。

孤独症谱系障碍的诊断是一项非常专业化的工作。这可不是一个仅凭一个医生就能评估和处理的障碍，需要经过一系列的评估（认知、教育和行为方面）来检测出一系列的症状，其中许多症状可能一直未被发现，直至孩子无法正常生活。越早发现，就能越早治疗，从而减少精神障碍对孩子的影响。此外，还需要对抑郁症、智力障碍和癫痫等相关疾病进行筛查。

孤独症谱系障碍患者的跟踪管理也很复杂，通常由一名主治医生负责协调，该医生提供各种专业的、全方位的服务。考虑到孤独症的严重程度因人而异，患者的跟踪管理需要根据每个孩子的需要进行精心调整。

干预的时间开始得越早，产生的长期的（负面）后果就越少。通常医生会采用多种方式治疗。教育支持对提高孩子的学习能力至关重要。行为干预有助于减少孩子在家里和学校的行为重复。对父母的支持和培训能够帮助父母应对、指导和教育孩子。除此之外，还有一些治疗项目和方法可以帮助患者缓解各种特定症状。选择哪种治疗项目也取决于孩子的年龄，可以采用的策略则是很多的。

孤独症谱系障碍的治疗结果取决于症状的严重程度，以及可以获取的帮助。大约有1/4 的患者还是恢复得挺好的，孩子可以继续独立生活并获得工作；大约 1/4 的患者需要长期的支持，不能独立工作或生活。其余的患者则介于两者之间，他们在某些领域还需要长期帮助，在其他领域已经实现了独立。

注意缺陷 / 多动障碍

注意缺陷 / 多动障碍是一个比较有争议的儿童心理健康问题。在过去 20 年里，这种障碍的诊断率急剧上升，特别是在发达国家。目前尚不清楚确诊病例急剧增加是因为我们对它有了更好的认识，还是疾病患病率真的增加了，抑或是仅仅因为诊断标准放宽了，让以前的亚型病例得到了确诊。

注意缺陷 / 多动障碍很常见，大约 8% 的学龄儿童患有注意缺陷 / 多动障碍，这种障碍在男孩身上出现的可能性是女孩的四倍。注意缺陷 / 多动障碍多发于 6~12 岁的儿童，但也可能出现在学龄前儿童或年龄段较高的孩子中。

注意缺陷 / 多动障碍有以下主要症状。

- 多动。表现的形式多种多样，最常见的是坐立不安、说话过多、难以保持坐姿、喧闹玩耍和烦躁不安。
- 注意力不集中。难以等到轮到自己（例如，当排队等待时），经常打断或侵扰他人。
- 冲动。并不总是会出现，但如果出现的话会表现为容易分心和健忘。

根据《精神障碍诊断与统计手册（第 5 版）》的描述，要被诊断为注意缺陷 / 多动障碍，相关症状必须在 12 岁之前就已经存在，显著的症状或迹象至少持续六个月，症状必须存在于两个或两个以上的环境中（如学校和家庭），给儿童在功能上（如在校表现、社会互动或社会发展）造成了损害。

注意缺陷 / 多动障碍的治疗是该病最有争议的一个方面：一些人认为治疗这种障碍的处方药太容易开了——的确，在一些地方，药物使用率非常高；另一些人则报告说，药物治疗的效果惊人，并认为应该给患者开更多的药。

开始治疗之前，首先要在不同环境下对症状进行仔细监测。家人和教师应记录问题行为及其发生的频率，这对于监测治疗进展和评估治疗效果至关重要。要认真考虑有没有出现其他问题，如抑郁、学习障碍等，因为这些问题很容易被忽略。

在治疗较年幼的孩子（特别是学龄前儿童）时，首先可以尝试行为疗法，包括使用时间表、设定一些可达到的小目标、奖励积极的行为、制作图表和清单、制定清晰明确的纪律等。父母还要经常参加育儿班，这并不是说父母的育儿技能很差，只是说要养育多动症儿童是一件艰难的事，需要很多育儿技能。

在对学龄儿童进行治疗时，药物治疗往往是首选。使用的药物是兴奋剂类药品，这听起来是不是挺奇怪的？治疗多动症的用药目的是为了减少刺激，我们却要用兴奋剂。但是这些兴奋剂对治疗注意缺陷 / 多动障碍确实有效，是不是听起来挺荒谬？用于治疗该障碍的药物有很多种，最常见的是苯丙胺和哌甲酯类药物，它们对大约 80% 患有注意缺陷 / 多动障碍的儿童有效。

还有很多其他的方法，包括比如按摩之类的补充治疗。

无论采取哪种方式，都应考虑在学校请教师或别人为孩子提供额外的帮助。定期进行问卷调查，观察治疗是否有效，这一点也很重要。除非有明显的改善迹象，否则再怎么继续用药或采用其他疗法也是徒劳的。

破坏性、冲动控制及品行障碍

这一组障碍的主要特征是：具有侵犯他人权利或使孩子与社会期望发生冲突的不良行为。当然，一定数量的不良行为是完全正常的，特别是在孩子有其他问题的情况下，比如注意缺陷 / 多动障碍或抑郁症。但是在这一组障碍中，问题行为是首要问题，且问题行为不是由困难环境或其他心理问题导致的。

在过去的 10 年里，人们对这些疾病不是很了解，所以名称和诊断标准都改变了很多。家庭成员和临床医生担心少年时的这些障碍是成人后形成反社会性人格的先兆，但是目前还不清楚这种联系有多强。

品行障碍是指孩子重复地做出侵犯他人、违反规定的行为。比如撒谎、打架、虐待动物、使用武器（伤害他人）、毁坏财产、偷窃和无视规则。品行障碍的诊断需要这种行为模式重复并至少持续 12 个月，严重影响了孩子的社交或学业。

对立违抗性障碍是一种愤怒 / 易激惹的情绪模式，表现为争辩 / 对抗行为，比如经常发脾气，容易被惹恼，经常怨恨、报复和争论。

间歇性暴怒障碍是指反复出现攻击性行为或发脾气。通常伴有言语和躯体攻击的爆发，并且这些行为不是有预谋或有计划的，没有任何目的。

偷窃狂是指经常性的、无法抵制的偷窃行为，并且偷窃物品并非为了个人使用或者获得金钱价值，而是为了使自己能从偷窃中获得快乐。

纵火狂是一种放火行为，患者在放火前有紧张感和兴奋感，在放火后有愉悦感，通常伴随着强烈的好奇心和对火的迷恋。

所有这些疾病（以及其他精神疾病）的症状都可能相互重叠。有时症状很极端，很快就可以确诊。但是大多数情况下，很难将正常人做出的不良行为与精神障碍导致的不良行为分开。我们也很难确定这些行为的背后是否还有其他诱因，如抑郁或虐待。

对这些疾病的治疗通常采用综合的行为治疗，培训父母管理孩子行为的技能，努力使孩子更好地融入家庭和学校。同时对于为孩子提供个人咨询或单独治疗也是很有帮助的。

智力障碍

智力障碍是一个复杂的问题，需要大量的专家支持和评估。约 1% 的儿童患有智力障碍。通常孩子在很小的时候就会被诊断出患有这种障碍，但如果症状轻微，可能很多年都不会被发现，甚至到了成年也不会被注意到。典型的问题表现为语言能力发育迟缓、行为不成熟或学习障碍。有时，在健康中心对儿童发育水平进行常规检查时会筛查出智力障碍，现在越来越多的智力障碍也可以通过基因检测检查出来。

在《精神障碍诊断与统计手册（第 5 版）》中，智力障碍患者会在以下几方面表现出功能受限：

- 智力功能缺陷，如推理、问题解决、计划、判断、抽象思维和从经验中学习等方面的缺陷；
- 适应功能缺陷，指未能达到个人独立性和社会责任方面的发育水平和社会化标准。

我们做了各种各样的测试来探索患者发病的原因（但是并非总能成功地找到原因），检测与之相关的其他问题。由此引发的相关问题可能是躯体上的问题，如癫痫发作；或是视觉和听觉上的感官问题；或是各种心理健康问题，特别是自闭症、抑郁症、注意缺陷 / 多动障碍和行为问题。

显然需要进行彻底的临床评估，评估要覆盖一系列相关领域。通常需要多个临床医生参与其中，包括专业的儿科医生、职业治疗师、教育专家、家庭支持工作者和精神科临床医生。

有很多治疗方案可供选择，强烈建议寻求专业治疗。治疗的效果取决于症状的严重程度、可以获得的支持的种类，以及（费用上的）可担负性。专业治疗的效果往往非常好，这令外界人士非常惊奇。在患有轻度智力障碍的孩子中，多达 2/3 的人最终能够成家立业，与他人建立长期关系。

拒绝上学

拒绝上学不属于临床诊断，而是对一种相当普遍的行为的描述。有这种行为的孩子只是拒绝上学，或者在上学期间经历过严重的情绪困扰。拒绝上学的原因有很多并且这种行为可以发生在任何年龄段（虽然最常见的是在小学时期）。在家庭或学校发生重大变化之后、假期之后、患病之后或是在压力很大的时候尤其容易发生这种情况。

典型的拒绝上学行为包括经常在该上学的时候说身体不舒服、发脾气、拒绝上学、焦虑，以及打电话要从学校回家。

及时解决这个问题很重要。这种行为持续的时间越长，就越难让孩子回到学校。通常可以先去看全科医生，以排除任何潜在的躯体问题；然后进行评估，以探查是否有焦虑、抑郁或校园霸凌等其他原因。

儿童焦虑障碍

焦虑是成长过程中很正常的现象。恐惧和担忧是普遍存在的，人们在成长过程中就是要学会忍受焦虑，制定应对焦虑的策略。但有时焦虑状态是持续的，会造成过度的痛苦，并导致问题的出现，最常见的问题就是教育延误。我们可能很难区分正常的焦虑和不正常的焦虑，但是这种区分很重要，因为如果未能认识到儿童的焦虑问题，会导致焦虑问题缓慢发展，影响孩子的学习，使问题蔓延到成年期。

焦虑障碍是最常见的儿童心理健康问题。大概有 1/4 以上的孩子会患上一种焦虑障碍，通常是社交焦虑障碍（约占 10%）和恐惧症（约占 10%）。当这些情况出现时，往往会诱发其他有关问题，特别是注意缺陷/多动障碍、抑郁症、行为问题和拒绝上学。儿童患焦虑症的表现并不总是和成年人患抑郁症的表现相一致，因为孩子无法清晰地表达自己的情感。儿童患焦虑症时会出现的症状常常包括躯体症状（如肚子痛）、睡眠问题、对各种情景的回避（特别是学校）、进食问题和糟糕的学校表现。

孩子一般对治疗的反应良好，这是一个好消息。治疗的首要任务是要先做全面的评估，寻找致病成因和其他相关因素。一旦确诊为焦虑症，通常采用以心理治疗为基础的治疗方案。经过研究，目前已开发出专门针对儿童焦虑病的认知行为疗法。针对儿童的认知行为疗法包括教育、安慰、放松、睡眠训练、暴露技术等手段。

治疗的时候也会使用药物，但是相关研究不太充分，往往对于病情较严重的孩子才会使用药物治疗。

父母支持和教育也是必不可少的，有时在学校也需要为孩子提供额外支持。

儿童抑郁症

患抑郁症的儿童往往很难得到诊断和治疗，这不仅是因为将抑郁从正常的悲伤中分离出来比较困难，还有一个原因是人们普遍认为孩子的情绪低落和沮丧是正常现象。但值得注意的是，从 15 岁起（直到 40 岁左右），自杀是人们最常见的死因。

儿童抑郁症可以是典型的单相抑郁症，也可以是伴有躁狂发作的罕见的双相抑郁症。研究表明，在 10 岁以下的儿童中，约有 2% 的儿童患有单相抑郁症；到 17 岁时，这一比例上升到 8% 左右。与成年人的情况一样，女孩单相抑郁症的发病率是男孩的两倍，而双相抑郁症的发病率很难确定。双相抑郁症的终生患病率为 1%，平均发病年龄为 18 岁，因此双相抑郁症会在孩子青春期时被诊断出来。

患有抑郁症的孩子与患有抑郁症的成年人有相同的症状，但因为孩子患病时的年龄不同，症状可能会有所不同。易怒、躯体症状和行为问题尤为突出。

儿童抑郁症公认的风险因素包括家族抑郁史、低出生体重、家庭问题、虐待、压力和性取向。

抑郁会影响孩子在许多方面的发展，在校表现以及与父母和同龄人的关系通常会受到损害。

与其他精神障碍症状重叠的现象也很常见，尤其是药物和酒精成瘾问题、焦虑、品行障碍和注意缺陷/多动障碍发生重叠。

有很多成熟的治疗方法可以用于治疗患抑郁症的孩子。通常，在治疗前首先要进行彻底的病因评估，并检查有无其他问题。仔细研究患者有无自杀的想法是很有必要的。如果自杀的风险很高，必须考虑住院。对患者及其家人和照看者的教育也特别重要。孩子得了抑郁症，会对与其相关的人造成很大的影响。因此，在治疗的初期，在教育和支持患者及其家人这些方面投入的时间越多，治疗效果越好。

在治疗早期，不妨考虑将孩子转诊到儿童抑郁症专家那里。儿童治疗是份相当复杂的工作，需要有足够的专业知识作为支撑。在进行专业治疗时，许多其他相关领域的专业人员也要参与其中，包括全科医生、儿童精神病专家、心理学家、社会工作者、教育专家和职业治疗师，他们需要一起协同工作。

心理治疗通常是第一选择。所有类型的心理治疗在治疗儿童抑郁症方面都很有效，并被广泛使用，其中包括认知行为疗法、人际关系疗法、心理动力学疗法、家庭治疗、辩证行为疗法和支持性治疗。不过，只有认知行为疗法和人际关系疗法在儿童治疗方面被研究得很充分，所以这两种方法往往会被作为首选疗法。

治疗儿童抑郁症时也会经常使用药物治疗，尤其是在治疗中度或重度抑郁症的时候。治疗患有抑郁症的孩子会有额外的风险，尤其要防范其自杀想法的持续滋长。因此，如果认为有必要的话，转诊给专家是明智的选择。药物治疗大多会与心理治疗相结合。

针对儿童双相情感障碍的治疗很复杂，需要有专家一直参与其中。

针对儿童抑郁症的治疗大都效果不错，绝大多数患者都能有所改善。但是需要持续监测，因为复发的现象也很常见。

第 15 章

脑功能障碍 ≠ "无期徒刑"

人一出生，大脑就开始工作了，直到你站起来做公开演讲时它才停止活动。

乔治·杰塞尔（George Jessel）

谁不爱我们的大脑呢？在人体所有的器官中（我们有 78 个器官），大脑可能是最神秘的。说起来，大脑就是一块肉，它能有如此多的功能简直令人难以相信。

我们对大脑的了解已经不少，但还是不够。我们知道它能够处理信息、感知、控制肌肉、唤醒、激励、学习、记忆、产生情绪，以及控制躯体。但直到近几十年，我们才开始明白它究竟是如何实现这些功能的。

大脑有这么多的功能，当它出问题时，就可能会出现很多的症状。

因为大脑的功能很多，所以才会有许多不同类别的临床医生关注神经认知障碍。相关的临床医生主要包括以下几类。

- 神经科医生：专门研究神经（脑）疾病的医生。
- 老年病科医生：治疗 65 岁以上患者的医生。许多脑功能障碍一般在 65 岁发生。
- 精神科医生：处理心理问题中的"脑问题（特别是精神分裂症和各种情绪障碍）"的医生。
- 神经精神科医生：专门研究脑问题的精神科医生。

- 老年精神科医生：专门治疗 65 岁以上老人的精神疾病的医生。
- 心理医生：与精神科医生一样，他们处理脑问题中所有心理方面的问题。
- 神经心理医生：辅修了脑功能相关专业的心理医生。

许多其他的临床医生，比如全科医生、社会工作者、职业治疗师、理疗师等，他们会对有脑部障碍的患者进行跟踪治疗，还有一些人会接受半专业的额外培训。你会去看什么医生取决于你可能有哪些潜在的障碍，以及你有哪些突出的和主要的症状。

从心理健康的角度来看，临床医生负责治疗的脑部障碍主要是痴呆、谵妄等具有显著心理症状的神经认知障碍。临床医生经常是以团队的形式展开工作。例如，在针对痴呆症的治疗中，由内科医生来处理基础脑科问题，精神科医生则专门处理心理健康方面的问题。少数临床医生会接受跨学科培训，负责处理脑功能障碍的各个方面。

痴呆症

得了痴呆症，意味着你的思考和记忆能力基本上不能满足你在生活中要扮演的各种角色的要求。随着年龄的增长，大多数人的思维和记忆都会有些退化，这是很正常的，但这种变化是轻微的，他们通常会找到补救的方法。并非所有的认知功能退化都是痴呆症。痴呆症是指认知功能退化非常严重，就连很简单的事情做起来都成问题的情况，包括很难记住那些日常性的事务、出门时迷路、忘记关掉炉火（险些烧掉房子）、失去语言能力。区分正常的认知功能衰退和痴呆很重要。

痴呆症在《精神障碍诊断与统计手册（第 5 版）》中，被正式定义为至少在如下认知领域中的一个领域存在显著认知功能损伤的障碍：

- 学习和记忆；
- 语言；
- 执行功能（较高级的大脑功能，如解决问题和进行规划）；
- 复杂的注意（集中注意力的能力）；
- 知觉运动（感知和与环境互动的能力）；
- 社会认知（社交互动的能力）。

认知功能损伤是指认知功能水平在以前的基础上下降了（有别于天生智力残疾），这些损伤对日常活动中的独立性产生了干扰，且这些损伤必须不是由谵妄或抑郁等其他问题引起的。

随着年龄的增长，患痴呆症的风险也呈指数增长。大约 1%~5% 的人在 65 岁时会患痴呆症，25%~40% 的人在 85 岁时会患痴呆症。

痴呆症诱因

引起痴呆症的原因有很多，主要有以下几种。

- 阿尔茨海默病。这是最常见的诱因，60% 以上的痴呆症属于阿尔茨海默病，其中的病理学成因很清楚（大脑被"斑块"和"缠结"堵塞）。还有一种罕见的遗传性阿尔茨海默病。阿尔茨海默病的发病缓慢而隐蔽。
- 血管性痴呆。15%~20% 的痴呆症属于血管性痴呆。发病的原因主要是经历过多次"小卒中"，即脑血管问题。发病可能是突发性的，也可能是渐进性的。
- 路易体痴呆。约 10% 的痴呆症属于路易体痴呆。路易体是破坏神经元功能的微小斑点。路易体痴呆是渐进发作的，其特点是出现幻觉、认知波动和帕金森病的症状。
- 额颞叶痴呆。约 5% 的痴呆症属于额颞叶痴呆，这是由大脑额颞叶变性造成的痴呆症。早期的显著特征包括人格和社会行为的变化（包括行为脱抑制、丧失共情和强迫行为）。它有时也被称为匹克氏病或额叶痴呆。

还有很多其他疾病可以导致痴呆，包括艾滋病、帕金森病、创伤性脑损伤和亨廷顿病。

痴呆症的特征

大多数痴呆症是逐渐发展的，早期的迹象很不易察觉。患者发病后，他的亲戚朋友会花很多时间在想这究竟是怎么了。不过事后回想起来，之前的迹象还是挺明显的。检测痴呆症非常困难，因为在老年人中，轻微的认知功能退化是很常见的，这种功能退化的态势不会持续发展或严重影响功能。大约只有一半的患者的认知功能退化会发展为痴呆症。

典型的早期症状包括以下几点。

- 健忘。主要是忘记新的事物，例如，难以记住事件或忘记东西放在哪里。普通意义上的记忆力差和忘记名字并不是痴呆症的典型表现。事实上，这种情况对很多人来说，甚至对年轻人来说，都属于正常现象。
- 难以处理复杂任务。规划安排家庭预算变得很困难。
- 很难进行思考、推理。
- 言语障碍。找不到适当的词汇描述某物。
- 行为改变。动不动就犯困，饮食模式也与平时不同，可能吃得更多。
- 迷路。尤其是到了新环境中之后。

不同形式的痴呆症有不同的表现特征，但是随着痴呆症的发展，最后都会殊途同归：**全脑功能衰竭**。

许多痴呆症患者会出现各种行为障碍，通常会出现以下这些症状：

- 游荡；
- 抗拒行为；
- 咒骂和肢体攻击；
- 大声喊叫；
- 睡眠障碍；
- 精神病性障碍，如 1/3 的痴呆患者会出现幻觉或妄想。

痴呆症会慢慢发展到患者卧床不起甚至死亡的阶段。不同患者病情发展的速度差异很大：有些人在确诊后两到三年内迅速死亡，另一些人可能在 20 年后才会死亡。平均来看需要 10 年。

值得注意的是，尽管痴呆症听起来很可怕，但是许多痴呆症患者都很快乐，并继续过着他们喜欢的生活。在病情发展的不同阶段，他们都会与身边的人形成比较融洽的人际关系。痴呆症患者通常会找到新的方式获取快乐。家庭团聚的时刻会带给他们快乐，特别是在早期阶段。

痴呆症的评估

高质量的病情评估是必不可少的，评估通常由跨学科专家组成的小组来完成，评估小组由全科医生、社会工作者、神经心理医生、职业治疗师等人员构成。针对痴呆症的评估一般有如下五个步骤。

第一步，进行临床评估，寻找导致认知功能下降的可逆病因，这些病因会造成类似痴呆症的症状。在这一步中，要对患者进行全面的身体检查以确定痴呆症的类型，寻找导致认知功能下降的其他原因。会被误认为是痴呆症的常见病症包括谵妄、抑郁，以及因为服用太多药物而产生的副作用。很明显，这些原因都是可以被处理和逆转的，所以搜寻这些可逆病因是非常必要的。

第二步，认知功能通常要通过神经心理学测试来对患者进行正式测量。有一系列快速的床边认知功能测试，但精细的正式测量效果会更好。正式测量有这么一些好处：可以建立一个基线，跟踪患者情况，看他是否有进一步恶化的情况；帮助医生做出诊断；帮助医生确定痴呆症的类型；可以找出患者病情的特点，并根据患者的这些特点制订适合患者的职业治疗计划。

第三步，职业治疗师对患者的功能进行正式测量也非常重要，能够评估患者在其所处的环境中的功能表现水平，例如，他们能否自己乘坐公共交通、能否自己做饭、能否管理好钱财。患者在这些方面的表现决定他们需要多少帮助，以及他们能否独立生活。

第四步，医生会对患者做一系列测试，如神经成像（要么是结构成像，如磁共振成像；要么是功能成像，如正电子发射断层成像），以帮助医生做出诊断并搜寻可能存在的和可以治疗的其他脑功能障碍。

第五步，对于老年患者，还有一些与年龄有关的问题需要认真对待，特别是社交孤立、功能退化，以及相关的法律问题——尤其是要在患者还没有失去表达能力的时候就治疗方案和临终关怀等事宜征求患者同意，预先做出规划。首先，要提升患者身体健康水平。其次，临床医生要与家人或护理人员密切合作。治疗患者的时候必须小心用药，因为每次增添新药时都会增加药物之间产生相互作用的机会，或许会产生副作用。

痴呆症的治疗

虽然痴呆症预后不良，但是有很多治疗方法可以减缓痴呆症的发展，或者至少可以将其对患者功能的影响降到最低。

药物治疗有助于减缓痴呆症的发展。因为药物治疗不是对所有的痴呆症都有效果，所以不会一直使用。药物治疗可以应对一些精神方面的症状（例如，抗精神病药物有助于治疗妄想和幻觉），有时是为了缓解行为症状。当然，任何药物都有一定的风险，所以医生和患者都必须仔细权衡利弊。

营养均衡很重要。许多痴呆症患者无法维持均衡膳食，营养不良会加速病程。因此，在营养师的帮助下对患者的饮食模式和体重进行仔细考量和评估非常重要。

康复训练是治疗的核心。早期的认知康复旨在尽可能地维持患者的功能，并寻找弥补功能丧失的方法。与运动相关的康复训练旨在改善身体机能和减缓萎缩。职业疗法旨在改善患者在日常生活中的活动，特别是在家中的活动，要尽可能帮助患者实现生活自理。

被诊断为患有痴呆症后，患者的生活似乎毫无希望，但事实并非如此。在经过一系列精心计划的专业治疗之后，患者可以维持日常功能，生命会延长许多年。

谵妄

你在医学或神经学课本上读到有关谵妄的内容的可能性，比在心理学书籍上读到这类内容的可能性更大。谵妄通常在医院由专科医师治疗。这种障碍基本上是指大脑被破坏得连基本的功能都无法发挥了，患者的大脑混沌不清，搞不清时间和地点，经常有幻觉或妄想。

了解谵妄的定义非常重要，因为这一点很容易被忽略掉，当谵妄不严重的时候很容易被误认为是其他疾病（尤其会被认为是痴呆症、抑郁症或精神病性障碍）。这很危险，不仅因为谵妄可能危及生命、需要紧急治疗，而且错误的诊断还会让医生、家庭成员和护理人员对患者未来的治疗做出错误的决定。也许他们只会对患者进行痴呆症方面的护理，不能预防谵妄给患者带来的风险；也许他们会让患者住进精神病院而非内科病房；也许他们会在患者还无法回家正常生活的时候就让患者出院。

谵妄是很常见的，尤其是在老年人生病的时候。大约 1/3 的人在某个时候会神志不清。当谵妄出现的时候，大约有一半的患者没有被识别出来！是的，你没有看错！大约一半（在一些研究中，这个比例高达 70%）的谵妄病例根本得不到确诊！谵妄是最容易被漏诊的疾病之一。

谵妄的表现

谵妄跟其他脑部障碍的主要区别是，它是一种急性的、伴有意识改变状态的意识模糊状态。这意味着它来得相当快、很剧烈：在数小时或数天内就会发作（不像痴呆、抑郁和精神病性障碍那样，在数周或数月后才发作）。患者会出现意识模糊，他们会搞不清自己在哪里、他们是谁，以及现在是什么时间。最后，他们的意识时而清醒，时而混乱，很不稳定；他们在前一小时还很清醒，后一小时就可能昏昏欲睡，很难醒来。到了晚上，谵妄的症状通常会更加剧。

抑郁症患者和精神病患者不会出现意识模糊。谵妄患者一般不会出现意识改变状态（除非已经到晚期了）。大约 1/3 的谵妄患者有精神病性症状，要么是出现幻觉，要么是妄想。这些患者大多数都经受过极度惊吓，事后他们常常说自己好像做了个噩梦一样。患者经常认为护理人员或家人在以某种方式攻击他们。这是相当危险的，因为患者可能会攻击看护他们的人或者逃跑。他们也会做出一些危险的行为，比如试图跳出窗户或者通过伤害自己来躲避他们假想中的袭击者。

谵妄的诱因

引起谵妄的原因有很多，如果将其都列出来，那么记录这些成因的清单可能会和你的手臂一样长。任何会让你生病的因素都会让你神志不清。可能引起谵妄的原因主要有以下几种。

- 药物，尤其是影响大脑的药物。
- 内分泌，如甲状腺功能减退。
- 肺部问题，尤其是那些使你缺氧的症状。
- 感染。如果是全身性的感染（进入血液），任何感染都有可能是诱因。
- 肾脏问题。很多种肾脏异常都会导致谵妄。
- 局部缺血。缺氧造成的组织损伤，如心脏病发作。
- 未知原因。这是最常见的原因。在 30% 左右的病例中，没有发现具体的致病原因。
- 新陈代谢。任何干扰新陈代谢的问题。

我们需要记住的是，我们并不总是能找到诱因。你经常会听到医生这么说："我们已经做了检查，没有发现任何（谵妄的）诱因，所以我们认为这不是谵妄。"如果他们这么说，那就再找个医生咨询一下吧！因为这个医生可能并不了解谵妄（这很常见），找不到原因并不能排除患者患有谵妄的可能。谵妄是一种临床上的诊断，不能完全依靠检查结果做出判断。无论在检查中发现了什么结果，如果患者出现急性发作、意识混乱，并伴有意识改变状态等情况，基本上就可以诊断为是谵妄了。

我们能为谵妄患者做什么

一旦诱发谵妄发作的疾病好转，谵妄基本上很快就会好转。基本上在几天或一周内就会好转，有时会拖延一个多星期，不过意识功能完全恢复需要一个多月的时间。

与此同时，临床医生要随时待命，以便于照顾患者（通常会待在医院里保证患者的安全），为患者提供充足营养和饮水，并不断寻找可逆病因（血液检查、大脑成像或针对隐匿性感染的检查）。

还有一系列行为措施可以帮助患者平静下来：为患者提供一个安静的房间，墙上挂着可以增进家人熟悉感的照片，写着日期和地点的纸条，以帮助患者在短时间内保持清醒，在患者活动时提供适当的帮助（谵妄患者很容易跌倒），尽量避免刺激到患者。

加深对于谵妄的了解很有必要。在患有谵妄的老年患者中，他们的家人通常认为自己所爱的人出现了精神错乱或精神失常。他们忧心忡忡，开始重新安排自己的生活来为患者提供支持。但实际上，他们不需要这么做！谵妄是可以好起来的，患者应该能够像以前一样正常地生活。因此，在做出重大决定之前先不要轻举妄动，你要做的是静观其变。

其他的脑部问题

能引发心理症状的脑部问题显然有很多，但有一些值得特别提一下。因为这些问题相对常见，并且可以说明脑科疾病和心理健康之间的复杂的相互作用，它们是艾滋病、帕金森病、亨廷顿病。

获得性免疫缺陷综合征（艾滋病）

艾滋病主要会导致免疫系统障碍，但大脑却是受到其影响的主要器官之一。重大事件的影响及后果通常需要几十年才能显现出来。1981 年，人类首次发现了艾滋病，当时五名患有罕见肺炎的年轻男同性恋者的病例报告被发表了出来。翌年,"艾滋病"(获得性免疫缺陷综合征)这一概念被发明了出来。很多澳大利亚人对 1987 年首次播出的"死神"广告仍然有印象,该广告旨在提高公众对这一疾病的认识。1996 年才首次出现能够真正有效治疗艾滋病的方法。

当艾滋病首次出现时,人们将所有注意力都集中在由其导致的肺部疾病和某些癌症上。在 10 年之内,一系列由艾滋病诱发的神经系统问题也变得很常见,尤其是在艾滋病病毒感染者发展成为艾滋病患者之后。

感染了艾滋病后,患者最突出的表现是认知功能下降、抑郁、躁狂,由艾滋病导致的认知功能下降的表现和那些与年龄相关的认知功能下降的表现非常相似。可能出现不会影响患者功能的轻微认知变化,也可能出现由艾滋病引起的痴呆症,该痴呆症具有前文所述痴呆症的所有特征。

自从有了治疗艾滋病的有效方法,艾滋病痴呆症的发病率就急剧下降,而且大多只发生在没有接受治疗的晚期患者身上。相比之下,认知功能轻度下降的情况仍然很普遍,大约 1/3 的艾滋病病毒感染者在患病的某个时候会受到影响。

由艾滋病引起的痴呆症与其他痴呆症的主要区别在于,这种痴呆症通常发病较慢,波动较大,并与显著的情绪症状(抑郁症或躁狂)有关。如果以前没有情绪问题的人反复出现抑郁或躁狂症状,那么这很可能是艾滋病导致的。相关的认知症状也略有不同,通常表现为"皮层下模式"问题——记忆力减退、注意力不集中、冷漠和智力衰退。使用抗艾滋病药物治疗往往能逆转这些问题。

抑郁症在艾滋病患者中也特别常见。这可能是多种因素综合作用的结果,比如艾滋病对大脑的影响、给患者带来的心理压力,以及可能产生这种副作用的治疗。好消息是,针对抑郁症的治疗方法对艾滋病患者和非艾滋病患者都有效果。

艾滋病患者躁狂症的发病率也比正常人群更高。早期研究表明,艾滋病病毒对大脑有微妙的影响,通常发生在感染的晚期,并且与艾滋病痴呆症相关。用抗艾滋病药物治疗可以降低痴呆症的患病风险。如果真的出现了躁郁症,那么除了对患者进行常规的躁郁症治疗之外,我们还要检查患者是否服用了能够治疗脑功能障碍的抗艾滋病的药物。

帕金森病

帕金森病是一种神经退行性疾病,在年龄较大的人群中比较常见。帕金森病起病于

40 岁左右，最为常见的发病年龄是 70 多岁。主要症状是震颤、运动徐缓（运动迟缓）和肌强直（被动运动关节时阻力增强）。

帕金森病还有很多其他涉及心理健康的表现症状。

痴呆症在这种病症中很常见，高达 70% 的患者都有痴呆症，尤其是在疾病晚期和年老时。帕金森病患者还会出现一种轻微的认知障碍综合征，但不会造成明显的功能下降。

在帕金森病中最常见的精神障碍是抑郁症。大约一半的帕金森病患者在某一节点会患抑郁症。加深对于抑郁症的认识非常重要，因为它会加重与肌肉问题相关的功能损害。焦虑障碍也很常见。由精神病性障碍引起的综合征，特别是幻觉，在帕金森病患者中也常见，大约 1/3 的患者会有此类综合征。

所有这些综合征都会随着患者接受标准化精神治疗而得到改善。让神经科医生参与治疗非常重要，因为很多时候对于帕金森病的治疗也会影响心理健康，这些影响要么是积极的，要么是消极的。

亨廷顿病

亨廷顿病是一种相对罕见的遗传性疾病，可引起运动异常、痴呆和精神问题。这是一种常染色体显性遗传疾病，这意味着如果父母中有一方患有这种疾病，那么他们的后代患有这种疾病的概率有 50%。基因检测可以揭示后代是否有异常基因，但发病年龄很难预测（不过，你拥有的异常基因越多，你患这种疾病的时间越早）。

亨廷顿病的症状发展较缓慢。这种障碍中的运动障碍比较复杂，主要表现为面部、躯干和四肢的快速、不自主的运动。这些运动随着疾病的发展而加剧。

该障碍中的痴呆发展是渐进的、不可避免的，它最初以典型的"额叶模式"出现，伴随着无法做计划和决策等相关问题的出现，最后会影响所有的认知领域。患者最终卧床不起，通常在发病后的 10~30 年死于由不能行动导致的并发症。

该障碍中的精神症状多种多样，经常出现的是抑郁症以及与社交相关的一系列问题，部分问题可能是痴呆症导致的。情感淡漠和焦虑问题也会经常出现。有些人会患上强迫症，少数人（大概 10%）会出现精神病性症状，特别是幻觉和妄想。亨廷顿病的自杀风险很大。

"等待发病"是这种疾病最大的悲剧之一。有些人在发病前就发现自己有这种基因，所以他们一直想知道，这种基因会在什么时候影响到他们。在这个过程中，人们显然会承受巨大的压力，可能会导致各种心理健康问题。这也引发了为亲属做基因检测的问题，每个人都必须决定他是否想知道自己是否有这种疾病的遗传基因，以及是否接受基因测试。

最近关于人类基因的研究有所发展，人们对一系列可行的治疗方法寄予厚望，但是目前还没有确切的治疗方法来逆转或预防亨廷顿病。尽管如此，仍有许多治疗方法可以帮助患者缓解各类症状。一些药物有助于治疗运动障碍。抗精神病药在缓解抑郁和精神病性症状方面相当成功。还有许多其他药物正在试验中。

亨廷顿病的治疗重点是支持性治疗，意思是帮助患者处理疾病产生的影响。咨询、物理治疗、康复治疗、职业治疗、营养支持和语言障碍矫正都发挥着关键作用。患者在家里也需要照顾，之后通常还需要家庭护理服务。

＊　＊　＊

脑部疾病通常被认为是所有健康问题中最可怕的一种。这种观点源于这样一个事实：大脑可以说是我们最复杂、最不易理解的器官，而一旦其功能失调，有关身份认知的核心功能将会受损。比如，我们的人格会改变，记忆会受损。不过，对于大脑的研究（尤其是大脑成像和遗传学）在不断地发展，最近取得了惊人的进展，正在被开发出来的解决方案比以往的任何时候都要多，这令我们非常兴奋、充满希望。

不久前，大多数脑功能障碍被认为几乎是无法治疗的。现在这个观点被证明是错误的，许多疾病是可逆的，症状是可以被减缓或改善。因此，及早诊断和获得各类脑科专家的治疗至关重要。我们在本章开头说大脑是人体 78 个器官中最神秘的一个，但是，现在我们可以补充一点：人类在脑科研究领域取得的进展终将使它不再神秘，并且还促使其他医疗保健领域的研究取得了一些显著的进步。

第三部分

战胜精神疾病

第 16 章

人类攻克精神病学难题的历史

> 一旦宗教被证明是真实存在的，它便会灭亡，而科学恰恰记录着种种宗教的消逝。

奥斯卡·王尔德（Oscar Wilde）

每一代人都会自认为自己生活的时代处在医学发展的最前沿，沉浸在迷梦之中。人们比以前活得更久，有"最好的"治疗方法来对抗病魔，并且自鸣得意地认为自己身处医学发展最鼎盛的时代。过去的那些可怜虫们！

但是，后来发生了一些既可预见又令人讨厌的事情——下一代人登上了历史舞台。上一代人相信的东西有一半都被证明是错的。他们带着嘲弄和厌恶的态度，自高自大地回顾着古老的"医学真理"。他们嘲笑那些简单的解释，对那些具有革命性的治疗方法嗤之以鼻，对一些弊大于利的治疗方法怒不可遏。

而他们的下一代也会这样。历史就是这样不断演进。

医学知识就像生命一样，会不停地成长发展，开始时并不成熟，然后进入一个充满刺激、让人焦虑不安的青春期，然后成年、变老、变聪明，最终退休、死亡，被其他知识所取代。人类总是很自恋，总是认为自己正处于人类发展的黄金时代。但实际上，每种医学专业领域都处于不同的生命阶段。现在很难准确估计每个医学领域所处的具体"年龄段"，以下是我们的一些拙见，你可以参考一下。

- 传染病学：大概 40 岁。随着各种各样的传染病被发现，人类在传染病学领域已经取得了很大的进步。抗生素对细菌性传染病的治疗效果是很好的，但是耐药性的问题正在出现。抗病毒药物对病毒性传染病的治疗效果才刚刚开始显现。疫苗可以防治许多传染病，但不是对所有的传染病都有效。重大的流行病仍然有很高的危险性。

- 心脏病学：大概 35 岁。心脏是一块相对简单的肌肉，我们对它的生理学构造非常了解。我们了解大多数心血管疾病的风险因素，但是要对这些风险因素进行整体防控还比较困难。心血管疾病仍然是人类主要的致死因素。

- 胃肠病学：大概 30 岁。我们对这其中的生理机能知之甚少，但直到最近才发现微生物群（肠道中大约 100 万亿个微生物细胞）的作用。我们才刚刚开始了解肠道和生物群落对人体健康所产生的作用，特别是在免疫方面的作用。

- 神经病学：大概 25 岁。尽管成像技术有很大的进步，特别是磁共振成像和正电子发射断层成像已经揭示了大脑的许多秘密，但是大脑对我们来说还是有点神秘。虽然已经有了许多治疗脑功能障碍（如帕金森病和癫痫）的方法，但是除了中风，我们对许多疾病仍然无法预防（即使能预防中风，也主要是通过改善心血管系统的方式）。我们最近才知道神经元可能有再生的能力，但我们不知道它是如何再生的。我们还在研究大脑中其他类型细胞的作用。天知道这个神奇的器官是如何传递意识的！

- 外科学：大概 18 岁。外科技术一直在进步，麻醉技术也取得了巨大的进步。现在外科手术的安全性也不错，尤其是在感染控制方面。但是，短期试验限制着我们对手术益处的研究，没有足够的对照治疗来衡量手术的效果。我们还在试图弄清在什么时候该做什么手术。目前在外科研究中投入的资金还不够多（疯狂暗示：需要更多的政府拨款）。

- 精神病学：大概 10 岁（拜托大家轻喷）。我们有经过研究的治疗方法，但是效果不够好，许多副作用限制了这些疗法的使用。精神卫生服务在资金和研究方面都远远落后于一般的医疗服务。我们对于情绪和行为其实不太了解，这方面的研究很难，不容易取得进展。海森堡测不准原理指出，光是测量这一行为就可能令所测量的对象产生改变，这一原理不仅适用于量子力学的研究，对于人类行为的研究同样适用，对于所有精神病学研究基本上也都适用。

很少有医生有兴趣指出科学和卫生保健的局限性。为什么会这样？因为这样的做法只会让每个人都感到焦虑和怀疑。但稍微了解一下这些局限性，能帮助你理解为什么选择治疗方法的时候并不是"医生最清楚"。

因此，我们面临的挑战是要保持清醒，不要惊慌，取其精华，去其糟粕。

精神病学简史

这可能是有史以来最简短的精神病学史。

精神疾病的治疗可以追溯到公元前的几个世纪。早期的观点大多把患病的原因归结于超自然力量或个人的某种道德缺陷。尽管如此，在不同的文化背景下，在不同的时期，人们都曾试图将心理问题视为一种疾病。据说，早在公元前 3 世纪，印度就有精神病医院。

希波克拉底在公元前 3 世纪左右进行了一场医学革命。他认为疾病是自然发生的，而不是神灵带来的。他把医学和宗教分开，提出了"体液"理论（四种不同的体液被认为是导致大多数疾病的原因），虽然在后来这种观点被证明是错误的，但是他的方向是对的。他使医师这一行业实现了专业化，许多人至今仍在用他说过的话宣誓！

1600 年后，精神病学又有了进一步的重大创新。

位于伦敦的贝特莱姆皇家医院于公元 13 世纪开业，常被称为第一家"现代精神病院"。贝特莱姆医院率先把精神病患者与罪犯分开，并为患者提供治疗。虽然用意很可能是好的，但许多所谓的治疗更像是监管，而不是治疗。占主导的理念是"把他们锁起来并扔掉钥匙"。

在 17 世纪，出现了一系列的私人收容所。公众慢慢意识到社区中有关精神疾病的问题的严重性，并试图找出解决办法。

英国 1845 年出台的《精神失常法案》（*Lunacy Act 1845*）明确规定，精神病患者应被视为患者，而非不受欢迎的人、流浪者和罪犯。美国于 1843 年在纽约开设了第一家大型精神病医院——尤蒂卡精神病中心，该院的主管创办了第一本精神病学医学杂志——《美国精神病学杂志》（*The American Journal of Insanity*）。这些准备工作为真正意义上的精神疾病的医学疗法的出现，奠定了早期基础。

在 20 世纪初，欧洲人开始给精神疾病分类，并对精神疾病进行更详细的描述。德国精神病学家埃米尔·克雷佩林 (Emil Kraepelin) 对精神疾病的分类过程进行了深入研究，并撰写了有关"神经"的文章，同时提出了精神疾病有不同的类型，以及有生理诱因的观点。1908 年，"精神分裂症"一词被创造出来。

在 20 世纪早期，西格蒙德·弗洛伊德（Sigmwnd Freud）也为精神学做出了巨大贡献，他开创了精神分析学说，并将其用于治疗精神疾病。除了催眠（适用范围有限）之外，精神分析是第一种真正意义上的谈话疗法（心理疗法），它后来促进了其他各类谈话疗法的激增。虽然在 20 世纪 70 年代之后，精神分析的普及和使用有所下降，但是心理疗法至今仍然很有用。

精神外科手术是最先出现的有效的生物疗法。人们在 19 世纪做了一些早期尝试。随后，在 20 世纪 30 年代，葡萄牙神经学家埃加斯·莫尼斯（Egas Moniz）发明了脑白质切除术，这是一种切断或刮掉与脑前额叶外皮连接的组织的外科手术，他因此于 1949 年获得了诺贝尔奖。这种手术在美国曾经非常受欢迎，并被过度使用直至滥用。这种手术后来遭到强烈抵制。虽然现在仍在使用，但是这种手术仅限于对患有非常严重疾病的患者使用，而且会受到严格的监管。

到了 20 世纪 40 年代，出现了电休克疗法（最初称为电击疗法）。人们观察到精神疾病患者在癫痫发作后症状似乎有所改善，基于这种发现，电休克疗法被发明了出来。电击被证明是能诱发癫痫发作的最安全的方法，在当时是一场革命。有史以来的第一次，在世界各地的医院里，成千上万的患者摆脱了慢性心理疾病的困扰。许多住在医疗机构的患者都可以出院了。

但电休克疗法也有问题。人类花了几十年的时间才让这项技术得以完善。早期可能会存在电力使用过度的情况，导致了严重的记忆问题。而且以前的电休克疗法是在没有麻醉的情况下完成的，导致了癫痫发作的并发症，比如骨头和牙齿的骨折，而现代的电休克疗法在麻醉后完成。由于电休克疗法是当时唯一可行的治疗方法，因此它也被过度使用。关于此疗法对于哪些疾病有效、对于哪些没有无效，目前还没有定论，任何患者都可以试一试。在一些医疗机构，电休克疗法属于常规治疗。有人说，有时电休克疗法不仅仅是一种治疗，更像是一种惩罚，这是导致它的声誉急剧下降的原因。

除了精神外科手术之外，电休克疗法是最容易被污名化的疗法。做过电休克疗法的患者往往不愿向任何人承认这段经历。有一个著名的例子：1972 年美国副总统候选人托马斯·伊格尔顿（Thomas Eagleton）显然是在被媒体报道了他过去接受过电休克疗法后退出了竞选（虽说是这样，关于他退出竞选的原因也有各种相互矛盾的说法，就像电休克疗法在历史上褒贬不一一样）。不过，电休克疗法肯定承受了它本不该承受的污名，并且这个污名还流传了下来，这也是目前电休克疗法使用受限的主要原因。

值得注意的一点是，所有医疗手段的生命周期通常如图 16-1 所示。

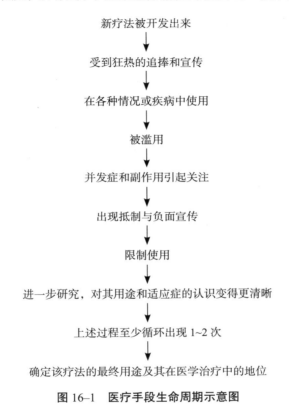

新疗法被开发出来

↓

受到狂热的追捧和宣传

↓

在各种情况或疾病中使用

↓

被滥用

↓

并发症和副作用引起关注

↓

出现抵制与负面宣传

↓

限制使用

↓

进一步研究，对其用途和适应症的认识变得更清晰

↓

上述过程至少循环出现 1~2 次

↓

确定该疗法的最终用途及其在医学治疗中的地位

图 16-1　医疗手段生命周期示意图

这个过程有点像钟摆运动，慢慢地找到平衡点，从抗生素到外科手术再到心理治疗，所有的疗法都是如此。只不过，钟摆有时候会摆动得很剧烈，比如电休克疗法和精神外科手术的发展就是这样。

20 世纪 50 年代，人类又取得了一个巨大的进步：人们开始使用药物治疗精神障碍了。此时，电休克疗法还是治疗精神病性障碍和重度抑郁症的主要方法，但它已经发展到了出现抵制和问题的阶段。大型医疗机构里的许多患者仍然对电休克疗法感到不适。即使电休克疗法对他们的病情有效，他们的病情也会经常复发。此时需要更好的疗法了。一些法国的外科医生和化学家正在寻找更好的麻醉药物。在他们开发并试用的药物中，其中有一种就是氯丙嗪。他们发现此药物有明显的镇静作用，给它取名叫作 Largactil，这是个法语词，意思是"大型活动"。他们建议精神科的同事尝试给精神病患者服用这一种药物。

服药后的精神病患者开始恢复神志。在世界上的大多数医疗机构中，重度精神障碍患者的死亡率急剧下降。在当时，氯丙嗪在很大程度上取代了电休克疗法、精神外科手术，以及其他的还在试验中的治疗方法。大约在氯丙嗪面世的第五年，出现了氟哌啶醇（氯丙嗪一种相关化合物）。

当然，这两种新药的发展都经历了几轮周期循环，出现了副作用和疗效问题，但在接下来的半个世纪里，情况有了改善。这两种药可以有效应对的疾病变得明确了，服用剂量的范围得到了进一步的确认，更多、更安全的药物也被开发了出来，现在有 20 多种药物可供我们选择。虽然还存在一些问题，但是这些药物拯救了数百万人的生命，不仅如此，还有数百万人的生活也因此改善了很多。

大约在同一时期，澳大利亚精神病学家约翰·凯德（John Cade）在豚鼠的身上进行了锂盐实验，并发现到了锂盐的镇静作用。他在躁郁症患者身上试用了该药，结果出人意料。因为高剂量的锂盐是有毒的，所以锂盐的研究在世界上的其他地区进展缓慢，但是欧洲和美国对锂盐的研究进一步促进了锂盐的使用，大约过了 20 年，锂盐的好处才完全显现出来。这催生了一系列被称为情绪稳定剂的药物，它们在治疗双相情感障碍的过程中是必不可少的。锂盐及其相关化合物拯救了数百万双相情感障碍患者的生命，帮他们恢复了健康。凯德在《澳大利亚医学期刊》（*Medical Journal of Australia*）上发表的相关文章是该杂志被引用最多的一篇文章。凯德荣获了被誉为澳大利亚最高殊荣之一的澳大利亚勋章。他可能也应该获得诺贝尔奖。不过，对于他该不该得这个奖，大家也看法不一。

在 20 世纪 50 年代末，第一批抗抑郁药出现了。在这之前，医生曾尝试用阿片类药物和苯丙胺类药物（安非他命）治疗抑郁症，但它们的成瘾性限制了它们的使用。1952年，一些医生在试验治疗肺结核的新药时发现，一些患者的情绪（以及他们的肺结核）有所改善。随后，人们对此进行了大量的研究，在 1957 年发明了三环类抗抑郁药，这便是治疗抑郁症的第一批药物。

三环素变得非常受欢迎，但它有一个重大的缺陷，即一旦服用过量就会致命。这就限制了它的使用，因为医生不愿意给抑郁的、有自杀倾向的患者"递刀子"。并且，在开这种药的处方时要格外小心——必须从低剂量开始，慢慢地增加剂量。

20 世纪 80 年代末，这一问题被一种新药——氟西汀（百忧解）克服了。这种药物同样具有抗抑郁的作用，在过量使用时相对安全，且易于医生开处方。1992 年，百忧解还登上了《时代》杂志的封面。

在药理学爆炸性发展的同时，其他方面的变化也在悄然发生。大型医院对精神疾病越来越重视，"制度化"的概念出现了。这是因为人们认识到，如果一个人在医院（机构）环境中待太长时间，他们的社会功能就会丧失。意大利人率先提出了这个想法，世界各国政府纷纷效仿，大型精神病医院开始被综合医院中的小病房和特护病房所取代。

这一时期的心理治疗也取得了巨大的进步。最早在 20 世纪 50 年代出现的行为疗法，后来演变为认知行为疗法、人际关系疗法和最近出现的正念疗法。心理分析演变成心理动力学疗法，并由此产生了辩证行为疗法等治疗方法。研究技术得到改进，每种疗法的适应症和局限性都显现出来。现在，对于许多障碍，心理治疗比药物治疗更受欢迎。

总的来说，我们的未来开始变得越来越光明了：相关研究正在不断推进，每年都在出现新的治疗方法，诸如磁疗等治疗方法；对于精神疾病的污名化也正在减少；相关服务正在改善；各国政府正在参与其中。但是，我们还是有很长的路要走。

我们没告诉你的一些事

我们只是在这里粗略地介绍了一下精神病学史。希望你能通过这本书开启探索精神疾病的旅程，而不是浅尝辄止。如果你想了解更多内容，可以去网上搜索。

我们唯一感到有点愧疚的是，我们省去了一些有关滥用精神病学（为非作歹）的内容。精神病学有时会被用于一些可怕的目的：政治、利益、粗糙的或不道德的研究。坦率地说，有一些失败的治疗试验，读起来令人痛心。我们没有提到这些内容的主要原因是，这些未在严肃的学术环境下进行的试验、研究是难以被人记录和理解的。另外，这本书主要是为了告诉你精神病学现在发展到了哪里，而关于那些方面的内容，会有很多其他的人乐意告诉你。

我们自己的观点是：精神病学、心理学和其他所有的保健科学从业者都试图在尚处于发展阶段的学科领域里，利用有限的资源做到最好。几乎每个人都是心怀善意的，至少我们感受到的是这样。我们都在努力用最少的代价去获得最好的结果，所以我们应该把精力集中在这一方面。

第 17 章

迈出心理自救第一步

世上不存在所谓的简易治疗指南。如果你能简单地描述你的状态，输入电脑，然后它吐出一组指令，那就太好了。但是治疗从来就不是那么容易的事情，因为我们需要综合考虑各种因素，包括患者所患的障碍（通常不止一种）、患者自身及其信仰、患者的生活及其多样性、患者的家人朋友，以及患者的文化背景。此外，不同地区能够提供的服务也各不相同，比如国家之间、城市之间，甚至郊区之间的差异。关于治疗的探索是永无止境的。

刚开始的时候，你可能感觉很压抑。所以，先做个深呼吸，后退一步，让我们把问题分解一下。

首先要记住的是，没有什么对错。接下来，权衡所有你认为可以处理的信息，找到一名你认为可以信任的临床医生，然后就可以开始了。不断试错与坚持不懈是成功的关键。

好消息是，你做出了开始接受治疗的决定就是局面被扭转的开始。一旦开始接受治疗，你就会感受到周围人的态度发生了改变。那些一直担心你、对你感到沮丧或对你的问题漠不关心的人会立即重新评估他们对你的态度。一旦他们知道有人帮你治疗，他们就会开始从健康的角度理解你的问题，而不是对你品头论足。

你很可能会感到非常欣慰，因为这也许是你第一次遇到了解你所经历的一切，并能提供帮助的人。更能让你充满希望的是，你能看到你的问题有对应的方法和解决的方案。绝望之感会渐渐消失，希望之光就在不远处等着你。

治疗步骤

几乎每一位心理健康临床医生都是按照制订治疗计划、提供相关信息及心理急救这样的步骤开始治疗的。

制订治疗计划

顾名思义，制订治疗计划就是列出要做的事情和一些备选方案。通常是从验血、扫描或者心理测试这类的检查和调查开始，医生认为有必要找出问题的成因。但是，这些工作并不总是必要的，有时全科医生已经帮你做了。接下来，他们会收集更多的信息，比如，花更多的时间与你交谈，与你的亲戚、伙伴、朋友，以及其他对你很重要的人交谈；如果你还在上学，他们就会与你的老师交流。但请放心，他们从来不会未经你的许可就这样做的（从法律上讲，他们必须先得到你的许可）。他们还将帮你解决任何需要紧急处理的具体问题，如为你开具病假证明或寻找安全住房。

一般来说，治疗计划将包括化解风险（如自我伤害）的方法，然后提供可行的治疗方法，如心理治疗或药物治疗。

然后，医生会把这个计划见诸纸端，但该计划并不是详尽无遗的，因为每个人都知道随着治疗的推进会出现更多的问题和选择，治疗计划只是一个让你开始治疗的指南。一些医生把这些计划交给患者，但是另一些医生则不愿这样做，因为这些计划在早期可能让人难以接受。

提供相关信息：心理教育

心理教育就是向你解释疾病的来龙去脉和治疗方法，通常需要一至两次的咨询，因为在你第一次看心理医生时，医生需要消化大量有关你的信息。你的临床医生可能也会向你推荐一些可靠的网站——那些由政府或者大型非营利组织管理的网站（都是经过专家仔细审查的）。

在诊疗最后，你应该对你的情况有一个基本的回顾，并回答一些关键问题：

- 你的主要问题是什么？
- 你更喜欢药物治疗还是心理治疗，还是两者都使用，或者其他的疗法，比如替代疗法?

- 你所在的地区有哪些服务?
- 你能承受的花费是多少?
- 你的问题有多紧迫?

心理急救

心理急救有各种各样的名称,但其本质是要解决好有关心理健康的五大关键问题,所有的心理治疗都应该从这五大关键问题入手。

- 睡眠。你的临床医生应该为你提供一些关于获得良好睡眠的基本建议,这通常被称为睡眠卫生。比如,睡前尽量减少咖啡因的摄入、保持有规律的睡眠、使你的卧室适合睡眠(安静、温度稳定等)、卧室的功能仅限于睡眠功能(比如不看电视,但是性生活显然不包括在内)、放松技巧。
- 锻炼。体育活动对心理健康有着惊人的好处。越来越多的研究支持这一观点。从一项简单的日常活动开始,比如散步;再逐渐加码,比如健身、跑步、游泳、骑自行车。从选择一项你喜欢的活动开始,体育锻炼会顺势影响你的营养状况、体重、睡眠和身体的放松。可以说,一些症状仅仅靠运动锻炼就能够改善!
- 营养。营养的重要性怎么强调都不为过:它是必不可少的。基本建议就是从健康饮食开始,这点很简单,你可能已经知道了。比如,多吃水果和蔬菜、适量饮食、确保你能得到身体所需的营养。同样重要的是,减少对身体有害的物质的摄入,咖啡因和酒精的大量摄入是最大的问题。通过减少咖啡因摄入这个简单的方法就可以解决一些焦虑问题,而控制酒精的摄入对缓解抑郁的效果则更为明显。如果你每天晚上都是靠喝酒睡着的,那么你的抑郁症是无法治愈的。
- 压力。压力和导致压力的问题应该是所有早期治疗的关注重点。你的临床医生应该给你一些关于解决问题和如何放松的建议,通常包括如何放松的具体训练,比如冥想、瑜伽,以及其他有用的办法。

- 人际关系。因为人类是群居动物，所以治疗任何心理健康问题都不能不考虑人际关系。一名好的临床医生会帮助你有效地思考哪些关系在正常运转、哪些关系值得修复、如何去修复，以及什么时候放弃有害的关系。

虽然这听起来很简单，但通常需要在头几周的治疗中做出足够的努力，并同时使用多种其他治疗方法。例如，在最初几次的咨询中，你可能正在与临床医生讨论心理急救，那时候你就可以开始服药了。你通常需要等待一段时间才能获得心理治疗，因为你首先需要找到合适的治疗师（除非主治床医生可以提供心理治疗），然后预约，而且通常都需要排队等待。

寻求第二意见

第二意见往往很有帮助。在心理健康领域，有各种各样不同的观点，临床医生的专业水平也各不相同，因此寻求补充性意见是非常有用的。大多数心理医生喜欢听取第二意见，并且会帮助患者组织这些意见。他们能够认识到利用其他专家的意见，以及广泛获取更多思路和备选方案的好处。

在下列情况下，第二意见尤其有价值。

- 你的病症特别严重。你可以找一个在你所患疾病的领域"半专业"的人士来看一下。对于轻度问题，大多数临床医生都可以解决，但严重的问题往往需要一个在该领域比较专业的人来解决。
- 你的病症较罕见。有些问题对普通的心理医生来说太罕见了，他们没有接触过足够的病例，很难做出准确的诊断。通常你可以找一个专家问问，但是如果你生活在农村或偏远地区，那么你可能需要跑一些路才能获取第二意见。
- 你的病症并没有好转。问题没有改善的原因有很多，但需要考虑的一个原因是，你可能遗漏了一些问题。再找一名经验丰富的心理医生咨询一下，通常可以帮你发现一些最初被遗漏掉的问题。

住院与门诊

绝大多数的心理健康疾病都是通过门诊治疗就可以解决的，但有时需要住院治疗才能解决。住院有利有弊。

住院有以下好处。

- 大多数问题可以在医院得到更快的评估和治疗。
- 可以让风险最小化，但不能消除风险。相关风险包括自残、自杀、名誉受损和伤害他人。在住院的环境下可以对患者进行更为仔细的观察，以大大降低他们的这些风险。
- 可以更快地调整用药，因为临床医生可以随时监控药物产生的副作用，并即时展开治疗。
- 可以不用预约就让几个不同的临床医生快速展开会诊。
- 可以更快地完成对患者的检查。

住院有以下弊端。

- 私人床位价格高昂，而公共床位通常供不应求，所以住院不是那么容易。
- 它会让你脱离以前的生活环境、支持系统，这可能会让你无法接受。同时，它也会让你从你所需要解决的问题中脱离出来，这样有好处也有坏处，是一把双刃剑。
- 如果住院住习惯了，那么在出院时就很难重新适应社区生活，很容易依赖医院的护理。

在现实生活中，有三大因素决定你应该选择住院治疗还是门诊治疗，分别是成本、风险和个人偏好。如果你能去私立医院（通常是在有医疗保险的情况下），那么你还有更多的选择；如果不能去，那么公共医院就比较难进了，因为医院的床位大多是留给高危患者的。你的个人偏好是排在最后的一个影响因素，除非患者的风险太高，否则不会有人援引《精神卫生法》介入患者的治疗选择。

寻找额外服务

虽然我们在前几章介绍了如何选择临床医生，但在你第一次开始治疗时，也有一些可以帮你获得额外帮助的技巧。对于任何既有问题，你都可以向以下人员或机构寻求帮助。

- 普通临床医生。精神科医生、心理医生、心理咨询师、全科医生等。

- 对某种特定的障碍比较专业的临床医生。许多临床医生都有其特别感兴趣的领域，他们通常在某一领域接受过额外的培训或者获得了相关学位。

- 一般公共医疗服务。大多数公立医院都设有心理健康部，负责处理一切相关事务。工作人员包括各领域的专家，有精神科医生、心理医生、护士、社会工作者、职业治疗师。如果他们帮不上忙，他们会给你提供其他建议，或者把你转介给其他医生。

- 专业公共医疗服务。大城市通常有一系列关于特殊疾病的专业服务，面向病情严重、一般公共医疗服务没有能力应对的患者，通常被称为"专业治疗中心"，能够提供第二意见、建议，有时还可以提供持续的护理服务。专业公共医疗服务通常针对复杂的神经认知障碍、进食障碍、抑郁、焦虑、智力残疾、双重诊断（这是指精神健康问题与药物和酒精成瘾问题同时出现的情况）和精神司法（有关医学和法律）问题。要了解更多关于这类信息，可以询问全科医生、当地的医院或上网搜索。

- 危机干预服务。医疗单位一般都配备危机服务团队。这些服务团队是由临床医生组成的应对危机的医疗团队，其主要目的是预防自杀行为。他们通常在患者家里对患者进行快速评估，提供专业风险评估，并经常在不入院的情况下管理高危人群。要获得危机服务，你只需打电话给当地医院，寻求"危机服务"或"精神疾病分诊服务"（见下文）。你可以自己打电话，或者请你的亲戚朋友、医生替你打电话。还有一个小提示：医生通常非常忙，所以在第一次打电话时要有耐心，如果他们一开始听起来不愿意帮忙，尽量不要感到沮丧。他们也是在竭尽全力地接好每一个电话，所以你需要保持礼貌，并且坚持不懈。

- 分诊服务。综合医院通常都能提供这类服务，是一种对患者进行评估并帮助其确定寻求何种治疗的服务。许多分诊工作可以通过电话进行。在澳大利亚，你只需给当地医院打电话，分诊人员会在电话里做一个简短的电话评估，然后向你解释所有可行的选择（通常是帮助你安排诊疗）。

在这一部分，你需要知道的就是有很多相关服务可以供你选择。搜寻一些有关病情的相关信息、打几通电话就可以帮你获得一系列在早期制订治疗计划时就能帮助到你的方案。当然，如果你不舒服，搜寻相关信息就很困难。如果这项工作让你觉得很难，那就找一个和你亲近的人帮你搭把手。让他们帮你打电话或上网搜索，做一个选项列表。

也许可以让他们和你一起去看医生，他们帮你问起问题来可能也会更自信。所有的帮助热线，特别是像"生命热线"这样的主流热线，都有训练有素的咨询人员坐在电话前，他们能够给你提供大量的服务和选择（史蒂夫了解情况，他在上大学时曾在帮助热线上做过几年的咨询服务）。

《精神卫生法》与强制治疗

几乎每个发达国家都有一套自己的《精神卫生法》（在澳大利亚，每个州和地区都有自己相应的法案），法案中的内容都大致相同。

如果发生以下情况，你将被强制治疗（意思是违背你的意愿进行治疗）：

- 患有严重的精神疾病；
- 对自己或他人构成威胁；
- 拒绝治疗。

每个国家或地区的做法略有不同。它们都以自己的方式定义什么是"严重的精神疾病"和"重大风险"。这些国家或地区都有各种检查和制衡的机制以尽量减少对这类法律的滥用。通常，各个国家或地区都会要求相关部门独立做出评估。比如，有的国家或地区会参考法庭和法官给出的结论，有的则会参考医生或心理医生给出的结论。大多数的案例都需要经过一段时间的观察，然后才会对患者进行强制治疗。强制治疗的时间长短因人而异，取决于患者对治疗的反应如何，一般需要几天到几周的时间，需要定期复查。一旦患者不再符合以上所有三项标准（患有严重的精神疾病、对自己或他人构成威胁、拒绝治疗），强制状态即宣告结束。

许多现代的《精神卫生法》还包含允许患者向律师寻求法律援助，以及向其他专家寻求第二意见这一条款，以帮助确保患者的权利能够得到保护。

需要注意的是，强制治疗并不一定意味着你必须住院。可以在社区进行治疗，即所谓的社区治疗令。还有一点很重要，强制治疗并不意味着你不能选择怎么治疗。你可以表达你的观点、与医护人员进行讨论、寻求答案，并且表达出你喜欢哪一种治疗方式。强制治疗的主要目的是确保你得到治疗。因此，你在选择使用哪种类型的治疗这一问题上仍然有发言权。

针对所有的《精神卫生法》，都会配备相应的"审查委员会"。审查委员会通常由独立代表（通常包括医生、律师和社区代表）构成，他们的任务是审查每一位患者的案件，以确保符合法律规定。患者也可以要求委员会对其治疗进行审查。如果患者愿意，还可以请律师或者是一位助手参与其中。

可以说，《精神卫生法》也引起过争议。在过去的几十年里（目前在一些国家仍然存在争议），《精神卫生法》的限制过多，又制衡不力。有很多这样的事情发生，甚至在澳大利亚，也有类似的侵犯人权的案例。在一些极端情况下，有些国家系统地滥用法案规定的权利，有时是出于政治目的，有时只是将其作为把精神患者从社区赶走的借口。好在这些都是过去时了，但是我们都必须保持警醒。我们需要在律师的帮助下，确保相关服务机构正确地遵循法案的规定。此外，政府和政界人士需要承受一些压力以确保充足的资金供应，因为当资金紧张时，患者的权利往往首先受到损害。

此外，虽然这类法案可能会损害患者的权利，但是我们还应记住，也正是由于这类法案，数百万人的生命才得以被挽救。《精神卫生法》规定，所有重病患者，特别是患有精神障碍的患者，有权获得精神卫生保健服务。患者家庭对这类法案尤其赞赏，因为他们曾亲眼目睹自己的亲人在精神障碍发作时拒绝接受治疗，因为太沮丧而无法下床，并且还念叨着想结束自己的生命。如果没有《精神卫生法》，那么每年会有成千上万的患者得不到帮助，很多人还会死于自杀。《精神卫生法》既要保障患者的权利，又要确保临床医生在患者失去认知能力、无法对自己的疾病进行管控时及时进行干预。

最后，我们要知道的是，该法案并不是确保某人在自己没有能力表示同意治疗的情况下获得治疗的唯一途径，还有其他途径可以强制患者接受治疗，比如法官可以下达命令。一些国家还有专门针对毒品和酒精成瘾问题对患者进行强制治疗的法案。

* * *

这一章是关于如何能在精神疾病治疗方面取得进展的快速指南。没有唯一的道路，也没有"正确"的答案。正如我们在这本书中多次说过的，所谓的诀窍就是尝试，任何方法都可以尝试，如果有帮助就坚持下去，如果没有帮助就尝试其他的方法。如果这本书里的建议对你来说太多了，不知道该从哪一步开始，那么闭上你的眼睛（这只是打个比方），凭直觉去选择。有一个人在2000多年前就说过类似的话：

千里之行，始于足下。

老子

第 18 章

让患者受益的心理治疗

在人们眼中，心理治疗要么是神秘的，要么是备受质疑的。有些人将其描述为在治疗师的房间里发生的一些"奇迹"，外人是无法理解的。但是另一些人对此则不屑一顾，认为仅仅靠交谈什么问题都解决不了。这两种观点都不正确。

心理治疗其实就是"谈话疗法"。临床医生试图通过谈话的方式来帮助患者。心理治疗的种类和药物治疗的种类一样多。每种类型的心理治疗对于精神疾病都有各自不同的理念和疗法，不过它们之间的相似之处多于不同之处。

心理治疗成功的关键是什么

一位来自纽约（也可能是别的什么地方）、名叫杰罗姆·弗兰克（Jerome Frank）的著名精神病学家曾经做过一项研究，他记录并研究了在不同环境下各种类型的心理治疗和康复实践。1993 年，他和他的女儿茱莉娅·弗兰克（Julia Frank）合写了一本书，名为《劝说与治疗：关于心理疗法的比较研究》（*Persuasion and Heading:A Comparative Study of Psychotherapy*）来阐述他们的研究结果。他们发现，所有成功治疗的案例都有以下的共同点：

- 治疗师训练有素、值得信赖，并且愿意帮助他人；
- 治疗发生在一个明确指定的地点，通常是与心理治疗有关的地方，比如墙上挂有医生的学位证书、相关书籍，以及治疗工具；

- 该疗法有明确的理论基础和治疗程序，患者可以学到关于如何解决问题的新知识；

- 治疗为患者带来希望，并且患者希望能解决自己的问题。

弗兰克认为这四个因素是治疗成功的关键。成功的关键不在于治疗的模式或类型，也不在于治疗师是教授、医生、心理学家还是心理咨询师。当然，这些因素也没有那么高深莫测。

所有的心理疗法都应包含这些因素。但并不是说只要是包含这四个因素的治疗就会起作用，而是说所有成功的治疗都包含这些因素。这是帮助我们理解为什么心理治疗可能有帮助的一个很好的起点。不过，如果想要找出针对某种特定问题的疗法，还需要对该疗法的有效性进行研究。

当我们决定是否要采用一种心理疗法时，难点之一是对其有效性进行评估。在医学上，测试一种新疗法是否有效的黄金标准是双盲安慰剂对照临床试验，即在特定研究环境下给一组患者服用安慰剂并对另一组患者进行真正的治疗（安慰剂对照试验），而且患者和临床医生都不知道他们正在使用或接受的是哪种疗法（双盲测试）。

正如你想的那样，对于心理治疗试验来说，找到一种合适的安慰剂几乎是不可能的，而且也完全不可能使患者和治疗师一点都不知道他们使用（接受）的是什么疗法。因此，完全符合黄金标准的心理治疗试验是不容易做成的。但是，心理治疗是值得一试的。虽然有效性证据很难获取，但这并不意味着心理治疗没有效果，只是说以目前的科技水平我们无法对心理治疗的效果做出非常准确的评估。

证据缺席并不代表没有证据

在评估有关心理治疗的有效性时，需要有一种开放的心态。这一点之所以很重要，是因为现在有许多人声称有各种各样的论据支持或者反对心理治疗，或者支持某一种心理治疗而反对另一种心理治疗，因此，你对任何观点都需要批判性地看待。研究心理治疗比较困难，（医学）证据基础不像别的医疗干预（如药物治疗）那样容易建立，也不容易找到安慰剂进行对照研究。心理治疗的研究人员此时可能会气得上蹿下跳、紧咬牙关（这样描述他们好像不太礼貌，向他们道歉），但科学就是这样。

那么，患者如何确定哪种治疗方式最适合他们呢？为什么一种形式的心理治疗比另一种更适合某个人呢？我们怎样才能找到最合适的治疗方式呢？我们观察现有的医疗证据（尽管很少）进行临床判断，努力将治疗与患者的疾病、价值观和信念相匹配，反复进行临床试验。我们一直尝试，如果这种（疗法）不行，就试试另一种。我们会一直遵循杰尔姆·弗兰克的核心原则。

谁提供心理治疗

"心理治疗师"这个词是一个普通术语，谁都可以成为心理治疗师！当你要选择心理治疗师的时候，你需要对不同类型的、自称为心理治疗师的专业人士进行了解，并决定哪种治疗师适合你。

心理治疗可以由许多类型的临床医生完成，比如全科医生、心理医生、精神科医生、社会工作者、护士和心理咨询师。

心理医生是心理治疗方面的专家。他们会接受 6~10 年的训练。心理学和医学一样，是一个受到行业规范约束的职业。所以，如果你要想称自己为心理医生，就必须达到一定的专业标准，并在某个国家的机构注册过。你要先取得心理学的本科学位，然后继续接受临床训练，训练的途径有很多。心理医生可以接受任何一种类型的心理治疗的训练，他们通常会接受几种不同类型的训练并且广泛地运用这些疗法。心理医生也可能专门研究一种特殊形式的心理学，如神经心理学、健康心理学、运动心理学或司法心理学。

精神科医生是先学医，然后专攻精神病学。精神病学方面的专业医师一般需要接受五年左右的培训，包括药理、诊断和治疗方面的培训。培训内容主要是心理治疗的理论方面，但是实践方面的治疗培训不多。大多数从事心理治疗的精神科医生在训练期间或训练结束后，都会选修额外的课程。因此，我们并不能保证一名精神科医生同时也一定是一名心理治疗专家。

全科医生和护士在其基本临床领域接受培训，但有些人对心理治疗有兴趣，所以接受了这方面的额外培训。社会工作者都会学习心理治疗的基本知识，主要是各种形式的心理咨询，不过就像全科医生和护士一样，只有一部分人会继续从事某些关于心理治疗的工作。

"咨询师"是所有称呼当中最宽泛的。任何人都可以自称为"咨询师"。一般来说，心理咨询比心理治疗的范围更广泛。"咨询"的意思是帮助人们，可以是任何问题，不仅仅限于心理健康问题。

有一点很重要，你不能仅凭头衔来选择心理医生。

要选择一个在相关领域接受过正规培训且具有专业知识的人为你治疗，最好是有丰富的临床经验。当然，在选择治疗师的时候也不要过分纠结他是否受过培训。我们遇到过没怎么接受过训练的心理治疗师，他们很有心理治疗方面的天赋；我们也见过一些接受了十多年专业培训但还是不太擅长和人打交道的精神科医生和心理医生。

心理治疗师的收费差异很大。所以在你与任何人预约治疗之前，要先问问他们是怎么收费的！先根据自己的偏好和他们谈谈，看看他们是不是那种会让你感到舒服的人。为了能让治疗起效，你需要信任他们，需要能感觉到自己和治疗师之间存在一种融洽的关系。有时候，如果你仅仅接受了几次治疗，是不会感受到这种融洽关系的。如果你感觉不好的话，就告诉他们，讨论一下，如果有必要就继续尝试。就像吃药一样，需要试着来。

有一点需要记住，你可以随时咨询你的治疗师。你投入时间、金钱和精力，治疗师为你服务，所以他们和朋友是不一样的，你理应够享受到满意的服务。

然而，一旦你选择了某个人并完成了最初的几次治疗，就要坚持下去。众所周知，患者一旦开始感到不安，就可能在马上会有重大突破的时候放弃治疗。如果你有放弃治疗的打算，最好再治疗三次以后再说。

心理疗法的类型

如今有很多不同类型的心理疗法，在这一节中，我们将介绍主流的疗法。一些心理治疗师会单独使用一种特定形式的疗法进行治疗，另一些心理治疗师则会混合使用一点其他类型的疗法。

心理动力学疗法

心理动力学疗法魅力无穷，关于这个流派也有很多相关的书籍。当人们想到心理治疗的时候，大多数人会想到心理动力学疗法。电影中描述的心理治疗是这样的：有一个有点古怪、也很保守，类似于图书管理员样貌的中年人，穿着一件粗花呢夹克，胳膊上有补丁；还有一个躺在沙发上或舒适的椅子上的患者；治疗师坐在一旁沉思，有条理地揭示着患者压抑在内心深处的情感，探索过去可能发生过的事件。但这只是真相的一部分！心理动力学疗法有很多种类，但它们都建立在这样一种前提下：意识与无意识之间存在一种动态的心理能量。这也就是这种疗法叫心理动力学疗法的原因。

西格蒙德·弗洛伊德是心理动力学疗法之父。其基本理念是，我们的过去以各种无意识的方式影响着我们的现在。童年的经历、过去的冲突、曾经的人际关系和我们现在所处的环境都在有意识或无意识地相互作用，影响着我们现在的感情、行为和关系。

治疗的理念是循序渐进地洞察我们的无意识动机，从而更好地理解我们的现在。有时，心理动力学疗法也被称为"洞察导向心理疗法"。为了实现这一目标，需要使用一系列的技术。

心理动力学疗法对治疗人格障碍、抑郁症、神经性厌食、蓄意自残和人际关系保障都很有用，对于其他的障碍也可以尝试使用。关键在于患者是否适合接受这种疗法，因为这种疗法并非对所有人都适用。你需要有"心理意识"，这意味着你能够回顾自己的过去，并且在回顾过去时能够承受得住，因为当你面对过去的某些事情时，你可能会感到痛苦。

这种治疗是具有反思性的，治疗师不提供解决问题的方法，而是帮助患者揭示他们的内心感受，主要是治疗师倾听患者的倾诉，并帮助患者整理过去和现在之间的联系。

心理动力学疗法虽然也有小组形式，但是大多是一对一的形式，首先要做一个全面的评估，要对患者的个人生活经历进行描述。治疗通常持续一个小时，每周一次，尽管有时也会用到每日治疗这种强化疗法。患者通常坐在椅子上。有些治疗师也确实会用到沙发，患者躺在沙发上，治疗师在他们的后面。

下面，我们简单介绍一下心理动力学疗法背后的一些关键概念。

无意识

无意识是指我们的大脑中有一口很深的井，里面装着无形的物质，比如记忆、反应方式、想法和人际关系。可以通过各种心理技巧让这些东西浮到表面上来（即意识）。尽管我们没有意识到这些无意识的想法和动机，但是它们会影响我们有意识的行为、感觉和想法。弗洛伊德认为，运用将无意识转变为意识（获得洞察力）这种心理技巧是可以实现治愈的。可以让无意识浮现到表面上来的一些技巧包括以下这些。

- 解释。治疗师提供解释性陈述，将一些想法、感觉或症状与其潜在的无意识动机联系起来。就其本质而言，这些解释性陈述都是基于治疗师对患者的观察而做出的假设，为患者展开回顾提供了一些思路。

- 澄清。问患者问题，为的是澄清患者所说的话，以鼓励患者进行更深入的思考，或鼓励患者思考当前状况与过去之间的联系。

- 自由联想。让患者自由谈论映入他们脑海的东西，从而观察患者是如何受到无意识因素影响的。

- 释梦。有时梦境会被视为无意识的思想、情感和行为产生的源泉，梦被认为是通向无意识的窗口。

心理防御机制

心理防御机制是我们的大脑在无意识的情况下用来处理压力、焦虑、冲突或其他消极情绪的自我保护机制。心理防御机制属于应对机制，用以维持我们的自我控制感、自尊和心理健康。我们都会使用心理防御机制，并且心理防御机制的模式或类型还是我们个性的一部分——有些人被认为比其他人更成熟或更健康。治疗师的作用是帮助患者确定自己使用的是哪些防御机制，并让他们能意识到这些机制的存在，这有助于让患者承认并容忍被心理防御机制隐藏起来的一些内心感受。心理防御机制不应与谴责或失败挂钩，它只是我们应对日常压力的方式，并且我们都在不同程度上使用过这种机制。心理防御机制包括以下这些类型。

- 否认。拒绝接受现实，通常是因为现实中的某些东西会让某人感到压力太大而无法接受。例如，一个被诊断出患有癌症的人可能会继续装作自己没有什么不对劲的，不太在意他们的治疗。在日常生活中，轻度的否认机制是很常见的。

- 退行。当我们面对压力时，有时会退行到发展的早期阶段。例如，一个在学校遇到问题的青少年，在退行到早期发展阶段后，可能会变得非常依恋父母，需要父母帮助。

- 分裂。主要是指我们根据不同的环境和时间把自己的意识一分为二。这在受到创伤的时候尤其常见。

- 投射。这是指我们把自己的感觉、想法或动机投放在另一个人身上。例如，如果一个人有一种他自己无法辨别或者没有意识到的怒气，就可能会指责别人为什么发火。
- 理智化。这是指我们把自己的精力从所有会让我们产生不良情绪的东西上转移开，专注于对细节的冷静处理。例如，一个人面对威胁生命的疾病时，可能会将自己的精力完全专注于生物学层面，详细研究各种治疗方法，但却不顾及自己感受到的痛苦。
- 合理化。站在另外的角度重新审视之前发生的事情，以尽量减少自己的痛苦。例如，一个恋爱中的人，如果意外地被伴侣抛弃，他可能会说他一直觉得可能会分手，因为伴侣有太多让人难以容忍的缺点，能分开最好。
- 发泄。这是指我们会做出一些极端的行为，而非直面我们的情绪。例如，一个人在非常愤怒的时候，可能会找人打架或者踢桌子。小孩子使性子是一种发泄，有时自残也是一种发泄。

移情和反移情

移情是指患者将自己过去对生活中某些重要人物的情感投射到治疗师身上。例如，患者会像对待自己过去生活中的权威人物（比如父母）一样对待治疗师。或者，他们会与治疗师发展出强烈的情感，这种情感可以反映患者过去的情感关系。治疗师试图理解患者的这些反应，并将其作为理解患者无意识关系模式的线索。

患者将治疗师看作其过去伴侣替身的现象只是一种移情的表现，这一点非常重要。治疗师绝不能假戏真做，否则不仅会破坏治疗过程，也是在滥用治疗关系中患者对治疗师的信任。

反移情指的是治疗师对患者有意识和无意识的感觉。产生这种情况的原因可能是治疗师将自己过去对生活中某些重要人物的情感投射到患者身上，或者仅仅是患者的某些行为方式让治疗师产生了这种感觉。学会认识到自己的反移情是治疗师训练中的一部分，有助于治疗师理解患者的情感。实际上，所有的心理动力学治疗师都会接受另一个心理动力学治疗师的持续督导，以帮助其反思诸如反移情这类问题，并确保他自己的无意识情感和动机不会破坏治疗。比如，确保治疗始终以患者为中心，治疗师自己的问题不能混入其中，破坏治疗过程。

显然，心理动力学疗法远不止上面描述的这些。它在医学、哲学和文学上都有着丰富的发展历史。尤其是心理动力学疗法有各种不同的流派，每个流派都有不同的理论基础和技术。

如果你正在考虑采用这类疗法，花点时间来了解推荐疗法，以及该疗法要花多长时间、费用如何。与大多数短期（最长不超过三个月）疗法不同的是，心理动力学疗法属于长期治疗。该疗法产生的费用可能是一笔巨大的开销，但是物有所值。

认知行为疗法

认知行为疗法是心理治疗领域的一场革命。认知行为疗法的产生，一定程度上是因为 20 世纪初的心理动力学疗法研究起来很复杂，操作难度大。心理学家想要一种更易于研究、更有针对性、更省时的治疗方法。

最开始出现的是行为疗法，然后在 20 世纪 50 年代心理学家在其中加入了认知因素。简单来说，认知就是患者的想法，所以治疗师不仅关注患者的行为，还开始关心患者的想法。

认知行为疗法最初是为了治疗抑郁症而开发的，后来它又得到了发展，可以用来治疗许多其他的障碍，并且在最近发展出了各种新的形式。它是现在世界上最实用的心理治疗形式。虽然心理医生仍然是这一领域的主要实践者，但精神科医生、全科医生和很多其他的临床医生也在使用认知行为疗法。

几乎在所有的精神疾病治疗中，都会用到各种形式的认知行为疗法。虽然大量研究证据表明，认知行为疗法主要是对于治疗抑郁症和焦虑症非常有效，不过认知行为疗法对于饮食障碍、人格障碍和精神分裂症似乎也有效。认知行为疗法既可以一对一地使用，也可以采用小组的形式来使用，甚至还可以在线使用。它是一种具有高度灵活性和适应性的心理治疗形式。认知行为疗法一般每周进行一次治疗，为期 6~12 周。认知行为疗法的基本原则是：想法导致情绪，情绪导致行为，它们会相互影响。如果你能识别出一个人的想法，那么你就可能改变他的情绪和行为。同样，如果你能改变一个人的行为，你也可能改变他的情绪和想法。运用认知行为疗法的治疗师处理想法、情绪和行为之间的关系。

认知行为疗法是一种非常积极的疗法，它的目标是改变，而不是自我理解。我们可以通过两个关键层面来理解这种疗法：认知和行为。

认知行为疗法在认知方面着眼于人们的思维方式，以及这些思维是如何转化为其情绪和行为的。有很多可以用来识别和改变思维模式的方法。例如，治疗师可能会寻找"自动化思维"，这种思维在某些情况下会立即进入我们的大脑，并影响我们的行为。

一个生活中常见的例子是，当一个人面对大家聚在一起的情况（比如一场聚会）时，他可能会自然而然地想："我讨厌聚会，这种场合让我觉得不舒服。每个人都在不停地交谈，而只有我一个人待着。我不能很好地跟别人交际。"治疗师将帮助患者分解这些想法，也许会帮助患者搜寻支持和反对这些想法的证据，然后看这些想法是否站得住脚。

治疗师和患者可能会在下次患者被邀请参加聚会时一起设定一些目标，可能会让患者做一些挑战自我的事情，比如制订参加聚会的计划，也许还包括制定一些策略，来应对由聚会导致的焦虑。当然，这只是一个非常简单的例子，实际操作起来会遇到一些更复杂、更具体的问题。

我们每个人对特定的情况都有不同的思考方式和反应方式。我们常常只会关注某些方面，有时可能是消极的方面。这些思考和反应方式可能是基于我们过去的经验和期望而形成的。认知行为疗法在认知层面的治疗目标是帮助我们认识到这些想法的存在，并制定改变它们的策略。

认知行为疗法在行为层面的内容是基于经典的条件反射原理发展出来的。最著名的例子是巴甫洛夫的狗。巴甫洛夫每次喂狗都会摇铃。狗每次听到铃声就会期待食物的出现，所以当铃声响起时就开始流涎，即使在没有食物的时候也是如此。人类也是如此。我们习惯于在某些事件发生之后产生特定的情绪反应。

最简单的例子是恐惧症，即对某些情况的非理性恐惧。一个孩子可能曾经被猫抓得很惨，然后就会对猫产生恐惧。可能一看到猫，就会产生强烈的恐惧感。孩子可能会做出避免与猫接触的反应，从而又会增强对猫的恐惧感。

下面简单介绍一下认知行为疗法中使用的一些策略。

心理教育

告知患者目前他所患有的心理健康问题（如抑郁、焦虑）会产生什么样的心理过程，并对患者进行相关的教育。

目标设定

认知行为疗法是一种有针对性的疗法，治疗师为患者设定目标、制定任务，让患者完成这些任务以实现治疗目标。

布置家庭作业

这是认知行为疗法不可或缺的一部分内容。心理咨询辅导只是认知行为疗法的一部分，为患者布置家庭作业是为了改变其认知而发展出新的行为。

进行监测

接受认知行为疗法治疗后所产生的变化会被持续监测，患者通常会以记日记的方式监测症状，例如心情日记。日记中包括对每日抑郁程度进行评分、记录生活中的重大事件。心情日记可以让患者看到他们病情的进展并找到情绪低落的诱因。

教授实用技能

认知行为疗法可以根据患者面临的问题教授患者一系列实用的技能，具体方法包括：

- 放松训练；

- 社交技能培训；

- 角色扮演，以克服消极的自言自语行为。

对行为问题进行分层

大多数行为问题可以分解为几个小的层级。举个简单的例子，比如对蛇的恐惧。对于蛇的各种恐惧因素可以被记录下来，并构建成一个从最不害怕到最害怕的等级体系。行为层级由低到高分别为看蛇的图片、看蛇的电影、和死蛇待在一个房间里、触摸死蛇、和活蛇待在一个房间里、最后是触摸活蛇，每一层级中的行为都是按照先易后难的顺序得以实现的。在此过程中，治疗师会用到放松技巧并帮患者处理消极的想法，不会越级进行。

认知行为疗法正在不断地改变和发展，以适应对更广泛的精神障碍的治疗需求。很多新兴的治疗方法是基于认知行为疗法的原则被开发出来的，但又增添了新的内容。下面，我们来看一些例子。

- 基于正念的认知疗法。该疗法吸收了认知行为疗法中的许多原则，并将它们与正念结合起来。所谓正念，源于佛教中的冥想和觉悟的思想。最初是为了治疗抑郁症而开发的，但现在被广泛应用于治疗其他疾病。有许多手机和电脑应用可以用来帮助患者进行正念练习，通常会与面对面的治疗结合。

- 接纳承诺疗法。接纳承诺疗法包含正念的相关元素，尤其是接纳和内在体验这些要素。该疗法的重点是学会承认不舒服的感觉和选择没有破坏性的行为（行动）模式。

- 辩证行为疗法。辩证行为疗法是针对人格障碍而开发的，包括认知行为疗法的要素，特别强调生活技能的训练、正念练习、关注自我伤害的行为，以及诱发自我伤害的因素。辩证行为疗法对治疗边缘型人格障碍特别有效。

支持性心理治疗

支持性心理治疗对于不同的治疗师有不同的意义。支持性心理治疗包含的内容非常广泛，任何旨在帮助和支持一个人但不一定有特定理论导向的心理治疗都可以算作支持性心理治疗。从某种意义上说，这是临床医生与陷入困境的患者定期会诊时要做的事情，但是这并不会阻碍他们使用其他正式的心理治疗。

支持性心理治疗会用到所有被认为针对某些特定问题会有效果的技术中去，经常与其他疗法结合使用。例如，接受药物治疗后，患者通常会定期去看医生，进行药物使用回顾性检查。除此之外，治疗师还会谈及患者的相关问题，如他们是如何应对这些问题的、他们的人际关系如何，以及他们当前的压力源是什么。

下面是可能用到的典型技术。
- 放松训练。
- 问题求解技巧。该技巧在各种治疗中都会经常被用到。例如，临床医生可能会要求患者陈述一个问题，然后医生会列出解决该问题的所有办法，再检查每个解决办法的利弊。最后，选择其中一个办法，并讨论和规划其实现途径。
- 睡眠卫生技巧。睡眠卫生技巧又称睡眠训练，是一项既简单又非常重要的技能。由睡眠不足导致的日间倦怠是所有精神障碍中最常见的问题之一。睡眠卫生技巧有助于人们了解自己的睡眠模式和习惯，并找到改善睡眠的简单方法，主要包括以下原则。

（1）了解你的睡眠生物钟并调整它，以便在有睡眠需要时可以睡着。例如，每天在同一时间起床，除非你有午睡的习惯，否则就要避免午睡，等等。

（2）调整你的睡眠环境以减少噪音，保持合适的温度和光线（或不要有光线），并尽量减少与睡眠无关的活动（除了性生活）。经过这样的训练和调整，你就可以在你的卧室里安然入睡了。

（3）避免服用扰乱睡眠的药物。下午 6:00 左右就不要摄入咖啡因了，尽量减少酒精摄入（虽然它能让你入睡，但时间只有四小时），避免在夜晚使用尼古丁。

（4）睡眠放松训练。主要指渐进的肌肉放松或催眠技巧训练。

- 愤怒管理。教会人们认识到自己的愤怒及其诱发因素，然后制定控制愤怒及其结果的策略。

- 坚持策略。因为支持性治疗通常是其他疗法的组成部分，所以在治疗过程中帮助人们坚持下去是很重要的。不管是服用抗生素还是抗抑郁药，没有坚持下去可能是导致治疗失败的最重要的原因。坚持策略有助于让患者了解自己对治疗的看法、治疗时面临的挑战，以及能够使治疗变得更容易的各种方法，包括对一些简单问题的处理（比如定个闹钟提醒自己吃药）或对更复杂的问题的处理（比如解决接受治疗时的矛盾心理和服用药物时的思想顾虑）。

人际心理疗法

人际心理疗法是在美国发展起来的，它借鉴了认知行为疗法的一些思想（限制时间、结构化、积极主动），但是将注意力从想法、情绪、行为方面转移到了人际关系及其对情绪和行为的影响上。

其基本理念是，我们在人际关系中的行为方式与我们的心理健康之间存在紧密的联系。如果我们能在各种关系中（不仅仅是亲密关系）更好地发挥人际功能，那么我们的心理健康情况就会得到改善。

人际心理疗法是结构化的、有评估的、分阶段的。治疗一般需要 12~16 周的时间。每个阶段都有不同的目标。它最初是为治疗抑郁症而开发的，但已经可以应用于其他障碍的治疗，目前有大量的研究基础支持其有效性。虽然它在美国很受欢迎，但是在澳大利亚等其他国家并没有得到很好的普及，可能是由于大多数的人际心理疗法培训项目都是在美国开展的。

当人际关系问题中有显著影响患者心理健康的因素时（无论这种因素是作为原因还是结果出现），人际心理疗法对患者的问题尤其有效。

该疗法包括以下这些核心要素。

- 人际关系量表。在治疗的早期阶段检查所有关于患者的重要人际关系、病史，以及二者对患者产生的影响。

- 根据任何给定关系中存在的问题，解决以下四个关键领域中的部分或全部的问题。

  （1）悲伤。这是人际关系中的关键内容，无论是在丧失产生的过程中还是在丧失产生后。悲伤咨询是人际心理咨询的核心组成部分。

  （2）人际纠纷。人际纠纷指检查导致心理健康问题的人际关系中秘密的或公开的纠纷。

  （3）角色转换。随着时间的推移，人际关系会经历各种变化，这些变化可能会影响心理健康。此外，心理健康的变化或其他变化（如失业）会影响人际关系。人际心理疗法研究人际关系改变对心理健康的影响。

  （4）人际敏感。我们每个人在人际交往方面都有优势和弱点。调查人际关系的敏感度就是研究我们在人际关系中是如何表现的，并制定能够改善我们人际关系功能的策略。

咨询

"咨询"这个词的使用范围非常广。事实上，如果愿意的话，任何人都可以称自己为咨询师，这与医生、心理学家或精神科医生等受严格约束的称呼不同。从本质上讲，咨询师是指受过专门训练，能够针对特定问题帮助他人的人。例如，一名恋爱咨询师会接受治疗方面的培训，以及关于恋爱方面的具体内容的培训，比如恋爱的阶段、两个人如何相处、恋爱中出现的问题、分手，等等。职业咨询师将接受治疗方面的培训，以及关于职业的各个方面的内容的培训，包括如何选择职业、如何适应职场、如何获得职业技能，以及如何进入就业市场等。

当然，咨询领域广泛和包容的特性意味着不同咨询师在技能和技巧方面存在巨大的差异性。有些人经过了多年的训练，业务能力很扎实。例如，社会工作者通常被称为咨询师，他们中的很多人多年以来接受过关于各种疗法的培训，而有些咨询师可能只接受了六周的课程培训，这些课程只提供非常基本和简单的支持技能的教学。

咨询可以通过小组形式进行，也可一对一进行。咨询可基于其他心理疗法（心理动力学疗法、认知行为疗法等）的理念，也可不以心理学理论为基础，而是以特定的问题为基础，并对特定问题进行集中理解的咨询形式。

最常见的咨询类型包括以下几种。

- 悲伤咨询。处理有关丧失的问题，特别是在亲人去世后。
- 恋爱咨询。有时称为婚姻咨询，旨在帮助人们挽回恋爱关系或帮助人们在恋爱关系破裂后学会如何应对。
- 职业咨询。帮助人们选择或发展职业。
- 药物和酒精成瘾问题咨询。
- 情绪和焦虑障碍咨询。
- 学生咨询。关注学生面临的问题，帮助他们适应教育环境。
- 性治疗。性治疗师的背景广泛，大多数是心理医生或咨询师，他们接受过大量关于人类性行为方面的培训。该疗法包括有关性的观念和实践行为的教育和探索、改变性行为的技巧和家庭作业练习。

* * *

选择适合自己的心理治疗是一件麻烦的事情，这并不像选择一种药物那么简单。原因在于，所有的药物都是现成的，花费也相当，药物都有相当容易理解的医学循证基础，并且开药的医生或药剂师并不一定要在和你建立融洽的关系之后才能工作。

融洽指的是你与治疗师的关系。和治疗师之间有没有建立融洽的关系指的是，你是否信任他们、你是否觉得他们愿意帮助和理解你，以及你是否理解他们和他们的治疗方法。从某种意义上说，这是在本章开头提到的杰罗姆·弗兰克提出的四个因素所最终要达成的目的。医患之间的融洽关系是难以研究的，但心理治疗领域的大多数专业人士都认为融洽的医患关系是保证治疗能够成功的重要因素。只有关系融洽了，治疗才会顺利进行。

此外，心理治疗并不是在哪里都能获得的，尤其是在农村地区。心理治疗的费用差别很大，治疗师的水平差别也很大。所以，要找到合适的人、合适的疗法、离家不远、费用又可以负担的心理治疗会很难，这是一个挑战，但是值得我们为之一搏。

最简单的方法是先去看全科医生，听听他们会给你推荐什么样的治疗师，考虑一下你能否和他们给你推荐的治疗师相处得来、价格是否能承受、离家远不远。究竟什么样的疗法最适合你，由你所遇到的问题、你的个性和信仰来决定。请记住，所有的医疗手段都免不了要包含一些（有根据的）猜测的成分，需要反复试验，所以无论你最终选择什么疗法，都不要有太多的个人成见。如果你对治疗师为你提供的建议心存疑虑或感到担心，不要羞于与你的治疗师讨论。如果你对他的建议怀有相当大的疑惑，可以去寻求第二意见。

心理治疗是非常有益的。许多人认为它改变了患者的生活，也挽救了许多人的生命。我们两个人（史蒂夫·艾伦和凯瑟琳·德韦尼）都尝试过心理治疗（相关内容见第 5 章）。简言之，我们发现心理治疗既有帮助，又是我们喜欢的治疗方式。我们希望你能像我们一样从中受益。

第 19 章

药物治疗的利与弊

人们对使用药物治疗精神疾病仍存在很多争议。有些人认为，它们是神奇的药丸，可以在没有任何重大风险的情况下消除生活中的烦恼；另一些人则认为，它们是为了满足"大药厂"贪欲的邪恶之物。为了追求利益，药企专门"创造"出来一些病，让人们去吃药。许多人认为治疗精神疾病的药物是对人性本质的侮辱，它们改变了我们体验生活和对生活中的起伏做出反应的方式，因此剥夺了我们对生活的自然体验。在某种程度上，这些说法有一定的道理。选择一种能改变你的药物——改变你的情绪、你的感觉甚至你的个性，与服用药物消除感染、减轻疼痛或治疗糖尿病等疾病有着很大的不同。

但是，当医生面对一个正在受苦的患者时，大多数时候会选择开药治疗，这是最自然不过的反应。因为医生没有接受过有关开药理念的培训，他们接受的是识别综合征、障碍和疾病，然后为患者推荐具有科学依据的、最佳的治疗方法的训练。他们在各种各样的限制（时间、成本和他们自己的信仰体系）下做出判断。治疗精神疾病时，药物的疗效比心理疗法显现得更快，而且通常成本更低。因此，虽然科学表明药物治疗并不总是最有效的疗法，但药物治疗仍是最受欢迎的疗法。这些药的处方很容易开，买起来也便宜，服用也很简单，所以忙碌的医生和不堪重负的患者最先想到的是药物治疗，也就不难理解了。

在澳大利亚，心理问题方面的专业护理主要由全科医生提供，他们会为大约 70% 来咨询的患者开药。但是，需要谨记的一点是，要不要吃药的最终决定权在患者手上。医生只能向患者推荐他自认为最好的治疗方案，但需要征得患者的同意。就算你是一个被强制治疗的患者，你也可以有一些选择：虽然你是被迫接受治疗的，但是你仍然可以对治疗的类型进行选择。

好的医生为患者提供相关信息，让他们自己决定。他们告诉患者药物的预期效果、成功治愈的机会和相关副作用。如果他们认为患者做的决定太草率（有些患者会草率地决定），他们会强调一些风险并且会主动和患者讨论。如果患者很难做出选择，有经验的医生会和患者探讨他们的担忧。有时，患者会询问医生的个人意见："我知道你在帮我权衡利弊，但是医生，如果你是我，你会怎么选？"一名有经验的医生会给出他的个人意见，但会强调"我们每个人都是不一样的"。

不同的医生差别很大。有些医生不管你有什么问题都会给你开药，有些医生则只有到了实在没有别的办法的时候才会给你开药。如果开药这个事情变得简单一些就好了，可惜它并不简单！

在精神科治疗中，开任何药都应该慎重。如果你认为你的医生有牛仔的行事风格（先开药再说别的），你可以先问些问题，让医生别那么着急开药。如果没有用，就去寻求第二意见，换个医生看看。

本章提及的所有药物都需要医生的处方。开出正确的处方需要付出努力，这可不像写个剧本那么简单——写完把它交了就完事。医生和患者应该讨论如何使用这种药物，这种药物会产生什么效果、有什么副作用，以及如果药物不起作用会怎么样。

本章给出的都是一般性的信息，不针对任何具体的情况。在大部分情况下，有很多规则、技巧和诀窍都可以让药物治疗的效果发挥到极致。不过，例外的情况也有很多。没有什么能够替代你和医生的讨论。

关于药物治疗的注意事项

所有药物都有副作用。每一种药物可能起作用，也可能让你的情况变得更糟（还可能什么效果都没有）。不管你出于什么目的用药，你的每一次用药几乎都是一次试验，因为你无法知道它是否会起效。

一种药物要想通过政府的批准投入市场，必须要经过很多年的测试，必须被证明是有效的（或至少与现有药物的疗效相当），而且必须是相对安全的，益处要大于风险。

各种药物之间都可能产生相互作用。在大多数的情况下，这种相互作用是比较轻微的；但是你服用的药物越多，药物产生相互作用的概率就越大。你的医生或药剂师可以查阅详细的表格和数据库，预测所有可能发生的药物相互作用，这样你就可以权衡利弊。但是，你需要告诉你的医生和药剂师你在服什么药物，这样他们才能对你进行检查——别忘了！必要时，带上一份清单，写上你正在使用的非处方补充剂、维生素、草药和各种替代疗法等内容。

每种药物都需要按照医嘱服用，否则就不会起作用。一般来说，不遵医嘱是医疗保健中的一个大问题，心理疾病也不例外。一些研究表明，大约 1/4 的处方药是因为服用不当而失效的。药物剂量配比都是经过充分研究的，考虑到了药物的代谢、"有效血药浓度范围"（产生预期效果的剂量范围），以及与剂量相关的副作用。

大多数药物都有最低有效剂量，如果你的用量达不到这个剂量，你还不如吃一颗糖，抗抑郁药就是一个典型的例子。如果低于推荐的最低剂量，根本没有效果。

医生会根据你的体重、年龄和你已经患有的疾病来调整剂量。显然，体重较轻的儿童和成人需要较低的剂量。另外，一些躯体问题会改变身体对药物的代谢情况。因此，药物剂量需要调整，以确保正确的剂量能留在你的体内。

最后，许多药物都有可能对怀孕产生影响。有些会对胎儿有影响，并可能导致胎儿畸形。有一些大型数据库列出了怀孕期间可能会产生的所有风险，并估算了相关问题产生的概率。如果你有怀孕的打算，必须和你的医生讨论；如果还有疑问，医生可以在给你开处方之前帮你做孕检（这费不了什么事）。在你服药期间，假如你觉得自己可能怀孕了也可以做孕检。有些药物很危险，我们只给正在避孕的妇女开。这并不意味着你不能在怀孕时服用药物（有些药物是非常安全的），只是说你必须考虑到这些问题，权衡利弊，选择风险最小的、效果最佳的药物。所以，如果你怀孕了，要告诉你的医生和药剂师。

当你决定使用药物治疗时，需要注意以下几点：

- 目前没有能够预测药物个体反应的客观性测试；
- 一次最好只使用一种药物，单种药物疗法是医生最推荐的；
- 选择药物的时候要考虑到患者对药物副作用的承受能力；
- 不同的药物之间会产生相互作用，所以需要毫无保留地告知你的医生你最近在服用什么药物；
- 选择服用方法简单、医生比较熟悉的药物，这样失误发生的概率会比较小；
- 不要总是对刚刚投入市场的新药趋之若鹜，原有药物是经过了实验和测试的，如果之前服用的时候感觉效果不错，那么药物会再次起作用。

药物的种类

在精神健康领域使用的药物主要有四类：

- 抗抑郁药；
- 抗精神病药；
- 抗焦虑药；
- 情绪稳定剂；

尽管每一类药物都有很多种，但是它们的疗效和起效时间都大致相似，药物之间的主要区别在于它们的副作用。

每种类型的药物都被用于治疗多种疾病或解决多种问题，所以不要过于关注药物的类别。例如，抗抑郁药不仅可以用于治疗抑郁症，还可以用于治疗焦虑、疼痛和其他问题。

除苯二氮䓬类药物外，其他的药物起效速度都很慢。因此，大多数人在服药早期需要医生做出大量的保证和解释，这样患者才不会在药物的疗效显现之前放弃服药。此外，很多人在感受到疗效之前就已经出现了药物副作用的症状。此时就需要提醒他们不要灰心，继续坚持。

抗抑郁药

抗抑郁药主要用于治疗抑郁障碍、焦虑障碍、疼痛障碍、失眠和神经性贪食。所有的抗抑郁药都需要 2~6 个星期才能起作用。你需要每天服用，这样才会有效。你不能因为你感觉好点了就不吃了。如果你有一顿不吃，药效就会下降。当用于治疗抑郁症时，所有的抗抑郁药都同样有效，有效率约为 55%，而安慰剂的有效率约为 35%。一旦患者病情好转，他们需要继续服药 6~12 个月；如果疾病或症状复发，则需要服用更长的时间。

选择哪种抗抑郁药要基于过去用药所产生的反应和副作用进行考量。如果一个人尝试的第一种药物服用六周后还没有效果，那么最好换一种不同类型的药物，并再吃六周。第一种药不起作用不代表第二种药也不起作用，所有的药物都是一样的，需要反复试验，我们没有办法准确预测哪一种药是适合某个人的。大多数药物的副作用相对较轻，几周后就会消失。有些抗抑郁药过量服用会产生危险，但这些药物大多是较老的类型，医生不太会开这类药物。在最近的 20 年里，市面上大多数的抗抑郁药即使过量使用也是相对安全的。因此，如果患者是第一次服用抗抑郁药，医生会向他们推荐这些药物。

所有抗抑郁药都有一个最低剂量和最高剂量。这是在药物上市前通过研究确定的。最低剂量是指药物生效的最小剂量。如果你服用的剂量低于最低剂量，这种药就不可能起作用。最高剂量是指一种药物最大的安全剂量，并且在超过该剂量之后，该药物的药效不会增加（但出现副作用的可能性会增加）。起始剂量往往是低于最低剂量的（这样可以减少出现副作用的机会），然后逐渐增加剂量，直到达到最低有效剂量。如果没有效果，则继续增加剂量，直到药物起作用或副作用出现并且造成了问题。如果还不起作用，或者患者不能耐受该药物，那么换用另一种抗抑郁药。

病情改善的过程是波动的。很可能是前进三步，后退一步。所以，如果在出现早期的改善迹象后你的症状又恶化了，你需要继续服药，这是正常现象。大约三个月后，波动逐渐消失，从那时起就会进入一个稳定的改善期。

从理论上来说，抗抑郁药是不会上瘾的，但有些人会出现戒断症状。抗抑郁药的戒断症状大多比较轻微，如果你在完全停药前逐渐减少剂量，就有可能避免戒断症状出现。

抗抑郁药物常见的戒断症状主要包括以下几个方面。

- 一般症状：疲劳、头痛、出汗和轻度流感样表现。
- 睡眠：失眠、梦境生动。
- 动作：不稳定、不正常的抽搐、躁动。
- 情绪：情绪低落、易怒、哭泣。
- 其他：头晕、出现奇怪的身体感觉。

表 19–1 列出了一些常见的抗抑郁药及其经常出现的副作用。

表 19–1　　　　　　　　　　　常见抗抑郁药及其副作用

药物	常用日剂量（mg）	失眠	镇静	性功能障碍[1]	焦虑不安	胃肠不适[2]	体重增加
西酞普兰	10~40	●●	●●	●●●	●	●●	●
氟西汀	10~80	●●	●●	●●●	●●	●●	●
氟伏沙明	50~200	●●	●	●●●	●●	●●●	●
帕罗西汀	10~50	●●	●●	●●●	●	●●	●●

续前表

药物	常用日剂量（mg）	失眠	镇静	性功能障碍[1]	焦虑不安	胃肠不适[2]	体重增加
舍曲林	25~200	●●	●●	●●●	●●	●●●	●
米氮平	15~60	●●●	●●●	●	●	●	●●●
吗氯贝胺	300~600	●●	●●	●	●	●●	—
瑞波西汀	4~10	●●●	—	●	●	●	—
文拉法辛	75~300	●●	●●	●●●	●●	●●●	●

注：—指可忽略 / 不存在（概率 <2%）；

　　● 指不常见（概率 >2%）；

　　●● 指比较频繁（概率 >10%）；

　　●●● 指频繁（概率 >30%）；

1 可能包括性欲减退、厌食症和射精障碍。

2 可能包括恶心、厌食、腹泻和腹部不适；饭后服用抗抑郁药可减少恶心的症状。

抗焦虑药物

抗焦虑药物是指一类具有多种功能但主要功能是治疗焦虑障碍的药物。最常见的抗焦虑药物是苯二氮䓬类药物。这类药物包括安定、阿普唑仑、奥沙西泮和替马西泮。

如前所述，抗抑郁药已经在很大程度上取代了治疗焦虑障碍的抗焦虑药物，特别是在焦虑障碍长期存在或计划治疗时间超过了几个月的时候。不过，抗焦虑药物仍然发挥着关键的作用，特别是对于需要迅速治疗的急性焦虑障碍。抗焦虑药物也可作为其他药物的补充。

苯二氮䓬类药物

苯二氮䓬类药物具有多种功能，包括放松肌肉、镇静和心理放松（抗焦虑）。它们也可以抗惊厥，就是说它们可以阻止和预防癫痫发作。因此，它们被用于治疗包括焦虑在内的一系列症状，比如失眠、肌肉痉挛、癫痫发作、药物和酒精戒断症状。

苯二氮䓬类药物的主要风险，以及它们不受欢迎的原因，是这类药物具有成瘾性。

苯二氮䓬类药物在 20 世纪 60 年代首次上市时被看作神药。当时，巴比妥类的镇静药物非常流行，但是过量服用会导致死亡。这类药物在抗焦虑方面非常有效。在当时，几乎没有什么像样的替代疗法，放松、锻炼、营养支持和心理治疗的好处还未被世人所知晓。巴比妥类药物的广泛使用也是很危险的。因此，苯二氮䓬类药物的上市可以说是焦虑障碍患者的巨大福音。它们的出现减少了巴比妥类药物的使用，也减少了死亡的发生。到了 20 世纪 80 年代，苯二氮䓬类药物已成为全球销量占比最大的抗焦虑药物了。

但是，到了 20 世纪 90 年代，警报开始拉响。一些研究结果表明，这类药物对于长期焦虑症状的疗效并不如最初想象的那么好。心理治疗，特别是认知行为治疗的好处开始显现。后来，人们越来越多地了解到成瘾的风险，而苯二氮䓬类药物相当容易上瘾。成瘾意味着两件事：耐受性和戒断。耐受性意味着你服用药物的时间越长，你需要的剂量就越大。戒断意味着当你停止服药的时候，你的身体会出现某种与化学药物依赖有关的综合征。

长期使用苯二氮䓬类药物会导致患者需要服用更高剂量的药物。而更高的剂量意味着会出现更严重的副作用，如思维和记忆受损、白天过度镇静。一旦发生这种情况，就会出现戒断问题。苯二氮䓬类药物很难戒掉，患者停药后会感到焦虑、渴望药物。而且，这类药物对身体的影响也很明显：在戒断情况严重的时候，患者可能会癫痫发作，危及生命。停药的时候，通常需要医疗监督和缓慢减少药量。

然而，所有药物都是一样的。一种药究竟是毒药还是解药，取决于药物的使用方式。如果在监管得当、目的明确的情况下服用适当剂量的苯二氮䓬类药物，就是安全有效的。

以下是关于安全用药的小贴士。

- 不要长期使用苯二氮䓬类药物，除非你的疾病是长期的，并且要遵医嘱。

- 如果你是为了促进助眠而服药，不要连续超过几天服用苯二氮䓬类药物。根据你自己的情况用药，比如每服用三个晚上就停药一次（那晚你肯定睡得不好），而且服药的时间最好只持续几个星期，不要长期这么做。

- 用药不要超过最高剂量。如果你发现你需要更多的剂量，那么你可能就是上瘾了，需要考虑如何减量或停药（方法有很多，可以问你的医生）。

- 考虑使用替代疗法。还有很多其他疗法可供选择，比如放松、减少咖啡因摄入、短期心理治疗、瑜伽、锻炼，以及使用抗抑郁药、褪黑激素和其他无需医生处方的补充剂。

- 如果你在服用苯二氮䓬类药物超过两个月后需要停药，请咨询医生寻求帮助。

就如何选择适合自己的苯二氮䓬类药物这个问题来讲，没有证据表明某一种药物一定优于另一种药物，只是说针对不同的问题会有不同的药物选择。作用时间长的药物往往用于治疗焦虑症状，作用时间短的药物则用于治疗睡眠障碍。但是，很难准确预测出药物对一个人的持续作用时间，因为这和药物，以及这个人的身体状况都有关系。比如，患者对药物吸收程度如何、健康情况如何，等等。表 19–2 对相关药物的作用持续时间进行了大致的预估，仅供参考。

表 19–2　　　　　　　抗焦虑、安眠药物的推荐使用剂量及作用时长

药物	剂量范围	商品英文名称	作用时长
苯二氮䓬类药物			
以抗焦虑为主			
阿普唑仑	0.5~4 毫克 / 日	Alprax，Kalma，Xanax	短
氯硝西泮	2~6 毫克 / 日	Rivtril，Raxam	长
安定	2~40 毫克 / 日	Antenex，Valium，Ducene，Valpam	长
劳拉西泮	1~10 毫克 / 日	Ativan	短
奥沙西泮	30~90 毫克 / 日	Alepam，Muelax，Serepax	短
以安眠为主			
氟硝西泮	0.5~2 毫克 / 日	Hypnodorm	中等
硝西泮	4~10 毫克 / 日	Alodorm，Mogadon	短
替马西泮	10~30 毫克 / 日	Euhypnos，Normison，Temaze，Temtabs	短
非苯二氮䓬类药物			
丁螺环酮	20~30 毫克 / 日	Buspar	短
佐匹克隆	最多 7.5 毫克 / 日	Imovane	短
唑吡坦	5~10 毫克 / 日	Stilnox	短

丁螺环酮

丁螺环酮不是经常被用于治疗焦虑，它和抗抑郁药一样，需要两周才能起作用。研究表明，它对某些焦虑障碍（主要是广泛性焦虑障碍）有效。好消息是，与苯二氮䓬类药物相比，它的镇静剂含量相对较少，而且不会上瘾。丁螺环酮未被广泛使用的原因之一是，身体对它的新陈代谢很快，你需要每天服用三次。如果你担心自己会对苯二氮䓬

类药物上瘾，并且已经试用过抗抑郁药但没有效果，那么可以考虑把它当作苯二氮䓬类药物的替代品来治疗焦虑障碍。

抗精神病药物

抗精神病药物的发展史同样非常精彩，成功的故事很多，失败的案例也不少。在 1950 年以前，没有治疗精神病性障碍的药物。许多精神病患者去了医院就再也没有出来过，在那里生活了一辈子。狂躁型精神病患者通常死于无法控制的躁动：他们会不睡觉、不吃饭或待着不动。有时，唯一能让他们存活下来的方法就是时不时地按住他们，通过胃管给他们喂一些高能量的食物，如鸡蛋、牛奶和营养素。很多人因此死去。

第一种抗精神病药物（氯丙嗪）是在 1951 年被偶然发现的。当时，它也被视为一种"神药"：第一次出现了能够治疗精神分裂症的方法。这确实是一个重大的进步，之后这种药迅速在全世界普及，于 1954 年传入澳大利亚。

其他具有类似性质的药物紧随其后。不幸的是，问题开始出现。有些患者对这类药没有反应，其他人则出现了严重的副作用，最出名的是迟发性运动障碍。结果，患者常常讨厌吃药治病。临床医生和家人试图说服患者，告诉他们即使出现副作用也比出现妄想和幻觉要好，但患者并不总是会同意这种观点。

在 20 世纪 90 年代，新一批抗精神病药物开始出现，被称为"非典型抗精神病药物"（有时被称为第二代抗精神病药物）。因为它们所导致的与运动障碍相关的副作用比较少，并且更容易服用，所以它们被称为"非典型抗精神病药物"。不幸的是，这批抗精神病药物又出现了其他的副作用，最主要的副作用是体重增加，同时还有引发患糖尿病的风险。

尽管如此，抗精神病药物仍然是治疗幻觉和妄想等精神病性症状的唯一有效的方法。尽管它们问题不断，但对许多人来说，它们却是救命稻草。

抗精神病药物的作用

抗精神病药物主要用于治疗精神分裂症、双相情感障碍、伴有精神病性症状的严重抑郁症，以及谵妄等器质性精神病。有些药物还用于治疗双相情感障碍中的抑郁症或躁狂症，以及防止症状的进一步发作（即使没有精神病性症状也可以预防）。

有些抗精神病药物还用于其他非精神病性疾病的治疗，如用于对痴呆症中的行为障碍进行治疗。偶尔也用于儿童行为障碍的治疗，不过在这一方面还存在争议。

更具争议的是，有一些抗精神病药物会被用于治疗焦虑症。当有更安全的治疗方法时，就会出现关于"这些药物是副作用更大还是益处更大"的激烈争论。更普遍的观点是，只有在心理治疗和抗抑郁药都没有效果的时候，才应该考虑使用这种风险水平的药物。

服用抗精神病药物的重要提示包括以下几点。

- 在疗效方面，除氯氮平外，其他治疗方法效果都差不多，氯氮平似乎更适合治疗慢性精神分裂症。

- 选择药物时要考虑其副作用。新药因其引起运动障碍的概率较低而受到青睐。

- 必须密切监测药物是否产生副作用，尤其要监测药物是否会导致体重增加、糖尿病和高血压。

- 氯氮平可引起非常罕见但可能致命的血液疾病。因此，必须对患者进行血液监测，每周或每月都要进行一次血液检测。一定要在血液检测之后才能配发药物。如果能对患者进行血液监测，那么氯氮平和其他抗精神病药物一样安全。同时还需要对患者进行心脏监护。

- 被称为锥体外系副作用的运动障碍（EPSE）在新型非典型抗精神病药物所导致的障碍中并不常见，大多可以通过减少剂量、换药或增加其他药物来消除锥体外系副作用。锥体外系副作用包括：

  （1）急性肌张力障碍（喉部肌肉僵直可能危及生命）；

  （2）帕金森病（这是帕金森病的可逆形式，包括肌肉僵直、震颤和运动不能）；

  （3）静坐不能（一种不安运动的表现）；

  （4）迟发性运动障碍（一种迟发性运动问题，这种问题非常严重，因为有时它是不可逆的）。

- 一种罕见但可能致命的副作用是神经阻滞剂恶性综合征（NMS）。该综合征会导致发烧、肌肉僵直、高血压和精神错乱。如果发生这种情况，需要住院紧急治疗。

有些抗精神病药物可以注射使用。注射的药物可以选用短效药物或长效药物（药效长达一个月），采用积存注射法。当患者无法继续坚持治疗的时候，可以这么做。表 19–3 列出了主要的抗精神病药物及其常见的副作用。

表 19–3　　　　　　　　　　　主要抗精神病药物及其常见副作用

药物	常用日剂量（mg）	药物镇静	体位性低血压[1]	抗胆碱能副作用[2]	锥体外系副作用	体重增加
氨磺必利	100~1000	●	●	—	●	●
阿立哌唑	10~30	—	●	●	●	●
氯丙嗪	75~500	●●●	●●●	●●●	●●	●●●
氯氮平	200~600	●●●	●●●	●●●	—	●●●
氟哌啶醇	1~10	●	●	●	●●●	●
奥氮平	5~20	●●	●	●●	●	●●
喹硫平	300~750	●●●	●●	●	●	●●
利培酮	2~6	●●（初始）	●●●（初始）	—	●●	●●
三氟拉嗪	2~6	●	●●	●	●●●	●
齐拉西酮	80~160	●●	●	●	●	●

注：—指可忽略 / 不存在（概率 <2%）；

　　　● 指不常见（概率 >2%）；

　　　●● 指比较频繁（概率 >10%）；

　　　●●● 指频繁（概率 >30%）；

　　　1 先躺下或坐下再站起来时血压下降（引起眩晕）。

　　　2 可能包括视力模糊、口干、便秘、头晕，以及严重的尿潴留和精神错乱。

情绪稳定剂

情绪稳定剂是一类特殊的药物，主要用于治疗双相情感障碍。情绪稳定剂被用来治疗躁狂和抑郁的发作，还可预防症状进一步的升级。如果在双相情感障碍中有效使用的话，它们可以使原本混乱的生活变得稳定。情绪稳定剂能够防止自杀以及由躁狂、极度兴奋导致的死亡，挽救无数人的生命。

近年来，情绪稳定剂越来越多地被应用到了对精神分裂症和单相抑郁障碍的治疗中，虽然目前没有充足的研究证据表明情绪稳定剂能够有效治疗这两类障碍。

三种主要的情绪稳定剂是锂盐、丙戊酸钠和卡马西平，它们都有明显的副作用。在这三种情绪稳定剂中，对锂盐的研究是最多的，因为该药的治疗窗口很窄，所以需要服用锂盐时，要进行仔细的血液监测。治疗窗口很窄的意思是：如果你服用的剂量太少，就会不起作用；服用的太多，又会中毒。不过，在良好的监测下，患者可以安全地服用锂盐很多年。

所有的情绪稳定剂在怀孕和哺乳期间使用都会出现问题。主要是在怀孕的头三个月有风险，这是众所周知的。通过仔细的规划和监测，可以大大降低风险。患有双相情感障碍的妇女也可以在管控自己的（精神）疾病、生儿育女的同时规避相关（躯体）健康风险。所有的精神科医生和产科医生对这些风险都很清楚，所以他们在给患有双相情感障碍的妇女提供生育计划建议的时候会比较容易。

用于预防双相情感障碍发作时，情绪稳定剂可以减少抑郁和躁狂复发的次数，降低其严重程度。因为这些药物需要长期服用，并且通常还需要进行血液监测（特别是对于服用锂盐的患者，但服用丙戊酸钠和卡马西平的患者也建议进行血液检测），所以对于什么时候开始服用情绪稳定剂进行预防性治疗存在很大争议。一些医生建议在躁狂发作后就开始服用；而另一些医生则建议在两年内至少出现两次抑郁或躁狂发作后再服用。

大多数人最初不愿意长期服用这些药物。其原因是，如果没有躁狂和抑郁发作，他们就觉得自己不需要治疗，也不想遭受副作用对自己的折磨。一些研究表明，双相情感障碍患者在接受预防性治疗之前通常都已经患病五至七年了。

对患者来说，要不要做预防性治疗，是一个非常艰难的决定。除非患者知道自己的双相情感障碍很严重，否则他们通常不愿意长期服用药物。然而，延迟治疗会导致病情复发，并且患者遇到的风险会很多。双相情感障碍带来的风险包括长时间不能工作、名誉受损、经济损失和住院，患者最后通常会被强制住院。抑郁症也会带来类似的风险，还包括自杀的风险。

如果双相情感障碍患者不选择通过服用药物进行预防性治疗，他们应该制订一个行之有效的计划，能够让自己及早认识到病情的复发，这样就可以在病症还没有发作得太严重之前迅速开始治疗。

* * *

在过去的 70 多年里，凭借上述四类药物，精神卫生领域发生了一场真正的革命。说这是革命，真的没有言过其实：数百万人的生命得到了拯救，无数人的生活得到了改善。

尽管如此，许多人（特别是那些不了解 1950 年以前有关精神疾病的历史的人）仍然对药物治疗持怀疑态度，或者至少可以说他们对药物的使用持谨慎态度。这类谨慎态度有一些是合理的，因为有一些不必要的治疗和不必要的副作用是由过度用药导致的。有些时候，那些从药物销售活动中获利的人也会妨碍精神药物学的发展。

判断上述药物治疗是否适合你自身情况的关键在于：不要被那些花言巧语所蒙蔽，专注于药效的临床证据。你得了什么病？医生推荐了哪些药物？药物有效性的证据基础有多少？利与弊（副作用）是什么？能不能首先考虑除药物治疗之外的替代疗法？

这些问题都是需要经过仔细考虑的。这意味着你必须和那些知道这些问题答案的医生交谈，而不是去找那些根本不了解你的问题就直接给你开药的冒牌货交流。

在本章中，我们所给出的都是一般性的建议。对于具体的情况，你还是应该去找医生聊聊。

第 20 章

物理治疗的"黑历史"

"物理治疗"这个术语很奇怪,它泛指一系列运用"物理"手段进行治疗的方法,如手术、神经刺激或电休克疗法。在这一类疗法中,有许多疗法在精神病学界是饱受争议的。

在精神病学的发展史上,很多曾经非常有名的物理疗法早已被抛弃。坦白地说,那些疗法可能已经越界了,甚至都可以算是犯罪行为。深度睡眠疗法(使患者在几天或几周内失去意识,误以为这样能治疗精神疾病)就属于这一类。

人们过去对这些物理手段的不正当使用(有时是对患者强制使用这些物理手段,有时是在没有足够科学伦理规范的情况下做实验;更可怕的是,有时是出于政治目的使用这些物理手段),使精神病学招致了许多批评。即使是那些保留至今并且相当有效的物理治疗手段也有过一段被滥用的黑历史,这个污点恐怕是永远无法被抹去的。电休克疗法和精神外科手术(脑白质切除术)是最明显的例子,这两种疗法都得到了应用和发展,但是它们在历史上也有严重突破伦理界限的时候。

如今的挑战是要尽力将事实与夸大其词区分开。支持这些疗法的人倾向于过度宣传这些疗法,也许是为了对其过去的合理性做出解释。而批评者往往是过于轻率地否定这些疗法,无法原谅它们的过去(所承载的污名)。本章的目的不是为了对这些疗法做出评判,也不是为了对这些疗法的科学证据基础进行辩论,而是对这些治疗方法进行描述,让作为读者的你决定(并与你自己的临床医生讨论)它们对你是否有价值。

电休克疗法

大多数人不知道电休克疗法是一种常见的治疗方法。在全世界，每天都有成千上万的人接受电休克疗法的治疗。大多数精神科医生会告诉你，这仍然是目前为止人类所发现的治疗抑郁症最有效的方法；对于出现自杀倾向并伴有显著的焦虑不安或运动阻滞（所有动作都减慢）症状的严重抑郁症，电休克疗法通常都是救命稻草，有时可能也是唯一有效的治疗方法。虽然人们说，在全球范围内，人们都在使用该疗法，但是该疗法的使用率还不够高，还应该被使用得更频繁。如果该疗法能被更频繁地使用，我们就可以拯救更多的生命。

尽管如此，电休克疗法仍是目前为止最具争议的治疗方法之一。电休克疗法会让人想起电影里的画面：患者被绑在桌子上，尖叫着；当电钮被按下时，他们会癫痫发作，就像《飞越疯人院》里面演的那样。有些人认为这是一种精神控制，甚至是对病情还没那么严重的患者进行的野蛮折磨。这种误解源于它的早期历史。实际上，如今的情况早已不是当年那样了。

电休克疗法最早在 1938 年被开发出来。当时人们偶尔会注意到癫痫发作后的患者的精神状况会有所改善。人们探索了各种诱发癫痫的方法，直到一位意大利人，神经学家兼精神病学家乌戈·切莱蒂（Vgo Cerletti）发现：对大脑进行电刺激可以在保证患者安全的情况下诱发癫痫。在该疗法刚刚被开发出来的十多年里，在没有麻醉的情况下，医生对患者进行了这样的治疗。在经过治疗后，患者什么都不记得了，因为他们一通电就失去了知觉。和一般的癫痫发作一样，患者的身体剧烈地扭动着，这样的场面看起来十分具有戏剧性。

现代电休克疗法是在医院里进行的，并且是在对患者进行麻醉的情况下实施。患者会接受轻度麻醉，先是在牙齿之间放置橡胶护齿板（以防止癫痫发作期间牙关紧扣损坏牙齿），然后在头部放置两个小电极，电极之间流过小电流，这会导致癫痫立即发作。癫痫发作通常持续 1~2 分钟，但由于麻醉药的作用，几乎看不出来癫痫发作了。这就是被称为"改良版"的电休克疗法。改良之处在于给患者注射肌松弛药，这可以防止癫痫发作时常见的手臂和腿部抽搐的产生。这一"改良"可以防止由于四肢剧烈扭动造成的损伤。

患者大约在 5 分钟后会从麻醉中苏醒过来，对治疗的过程一点印象都没有。完全恢复通常需要几个小时。

通常在做了电休克疗法的当天，患者的症状就能出现一些改善，并且效果很明显。

电休克疗法需要每两天做一次，通常一个疗程需要做 6~12 次。所以一个完整的疗程需要 2~4 周才能完成，通常还需要同时服用治疗精神疾病的药物。

电休克疗法对治疗抑郁症最有效，也会用于治疗严重的精神分裂症和双相情感障碍。尽管经过了 80 年的研究，但还是没有人知道电休克疗法起作用的原理是什么。人们认为电休克疗法可能与断路器或是借电启动的工作原理类似，但这都只是推测而已。

电休克疗法是一种非常安全的治疗方法，可能比大多数药物治疗方法更安全。使用麻醉剂会面临一些小的风险：如果麻醉不充分，一些患者会因癫痫发作而损伤牙齿和骨骼。大多数患者表示电休克疗法对他们的认知（主要是记忆）有一些轻微的影响，但通常是短暂的。有时，有的患者表示电休克疗法对他们认知的影响持续的时间会更长一些，但是很难知道这是由抑郁症（也影响记忆）造成的还是由电休克疗法造成的。

有些患者接受的是"持续性"电休克疗法，也就是说他们接受的电休克疗法治疗的持续时间更长，但是每 1~8 周才做一次治疗。他们只有在症状不断出现，以及药物没有起到任何作用的情况下才来做一次治疗。这样的电休克疗法治疗可以使症状得到控制。历史上的污名仍然是电休克疗法最大的问题。电影和媒体对电休克疗法过程的描述仍然让人们感到害怕。很多时候，只要一提到使用电休克疗法，患者就会露出难以置信的神情，睁大双眼害怕地看着你。所以，我们需要为他们做出大量的解释，这样他们才会做出明智的决定。

知情同意是关于电休克疗法的另一个问题。当人们严重抑郁时，他们往往会想到自杀，认为自己无能为力，注意力难以集中，这就使得知情同意变得困难起来。因此，大多数国家都有法律允许法官或法庭为患者做出决定（如果患者从法律上被评定为没有行为能力）。法庭会考虑患者及其家人的意见，不过法庭有最终决定权。可是很多人都认为这样做会产生许多问题。实际上，在其他类型的治疗中，如果患者不具有表达是否愿意接受治疗的能力，家属有最终决定权。所以电休克疗法也应该这样。但是许多人显然不同意这种观点，大多数的法院也不同意。然而，如果无法说服患者或他们的近亲相信电休克疗法是值得一试的，就很难违背患者的意愿对他们实施电休克疗法。

磁惊厥疗法

磁惊厥疗法（MST）是一种新的治疗方法，目的是让患者发作癫痫，原理和电休克疗法一样，但是它对记忆没有副作用。治疗的过程类似于电休克疗法（几周内每两天经历一次全身麻醉和癫痫发作），但不是用电，而是利用磁场刺激大脑引起癫痫发作。据说这种疗法对记忆的副作用较小。早期研究显示，磁惊厥疗法还是很有前景的，但是对磁惊厥疗法的研究大约只有 10 年，证据还不够确凿，所以它还不能完全被主流医学界接受为电休克疗法的替代品。到目前为止，磁惊厥疗法只在抑郁症的治疗中得到研究和应用。一旦它的用途被确立，毫无疑问，它将会替代电休克疗法。

我们也希望磁惊厥疗法能成为一种替代电休克疗法的有效疗法，因为它不像电休克疗法那样具有历史污名，所以它可能更容易被患者和家庭接受。

经颅磁刺激

经颅磁刺激也是一种相对较新的疗法，但是它不属于癫痫疗法，完全不同于电休克疗法和磁惊厥疗法。经颅磁刺激是指在患者的头皮上放置一个金属线圈，这个金属线圈会产生一个小磁场，这个小磁场会改变线圈下大脑神经元的活动。当把它放在大脑的特定部位时，可以减少抑郁。治疗每天（周一至周五）都会进行，为期约 4~6 周。每次治疗大约需要 30~60 分钟。患者坐在椅子上，不用麻醉剂，也不会疼。患者通常表示他们在线圈下的皮肤没有任何感觉或只是有轻微的刺痛感。

我们正在试验经颅磁刺激对于焦虑症及其他障碍的疗效。但目前为止，经颅磁刺激仅在对于抑郁症的治疗中被广泛使用。它的疗效中等，不如电休克疗法，也可能不如抗抑郁药。然而，患者对它的接受度很高，它也似乎没有什么副作用。不过，约有 0.5% 的患者可能会癫痫发作，尤其是在该治疗的实施者不是专家时。一些人也表示自己出现了头痛和轻微的、短暂的听力变化。没有人确切地知道经颅磁刺激是如何起作用的，但它似乎改变了大脑中与抑郁症有关区域的神经元的功能。关于这方面的研究正在紧张地进行中。那些对经颅磁刺激有反应的抑郁症患者，抑郁症复发的次数可能高达三次。因此，他们要么需要继续进行经颅磁刺激治疗，要么需要在一个疗程结束后再进行一次治疗。经颅磁刺激特别适用于那些对药物没有反应但是又不想尝试电休克疗法的患者。

脑深部电刺激术

脑深部电刺激术还处于实验阶段，还需要对其做更多的研究。因此，脑深部电刺激术是在其他所有方法都失败了的情况下，经过政府部门严格审查之后，才会采取的最后手段。

脑深部电刺激术是一种外科手术，电极被植入大脑，并通过电线连接到植入皮下靠近乳房部位的一个小电机。电机向电极发送脉冲，刺激神经元并改变其功能。

脑深部电刺激术治疗帕金森病的效果很好，并且已经在治疗复发性抑郁障碍、难治性抑郁症和强迫症方面取得了一些成功。

目前，关于在大脑中放置电极的最佳位置的研究和辩论仍在进行。脑深部电刺激术仅在有神经外科、神经内科和精神科联合服务的专业医疗中心使用，且只有在其他所有治疗方法失败的情况下，以及对患者的情况进行深入评估后才能使用。

精神外科手术

精神外科手术（治疗精神障碍的神经外科手术）是最具争议的精神治疗方法。脑白质切除术是它的现代名称，也被称为"烧蚀性神经外科手术"。它的历史很长，并且这段历史让人们对这一技术忧心忡忡。早在 1890 年，精神外科手术就发展起来了，但是直到 20 世纪 40 年代，这一技术经由葡萄牙神经学家安东尼奥·埃加斯·莫尼斯（António Egas Moniz）发展后（他也因此获得了诺贝尔奖）才开始流行起来。

在 20 世纪 50 年代和 60 年代，精神外科手术非常流行。特别是在美国，它的使用是不受管制的，这导致了一系列滥用现象的出现。实际上，在 20 世纪 80 年代和 90 年代，它消失了一段时间。但是，经过严格的监管和进一步的研究之后，它在一些地区又可以使用了（在澳大利亚也可以使用）。不过，精神外科手术仍然会受到高度监管，而且使用的机会也非常少。

在精神外科手术中，大脑的一小部分会被切除，有效地使被切除部分的大脑神经失去功能。但是，这种疗法具有不可逆性。在早期，这种疗法会造成很大的伤口，导致许多并发症和一系列的心理变化，还会引起人的个性的变化。现代精神外科手术使用高度专业化的仪器，可以使手术的切口非常小，很少有出血和其他并发症出现。

精神外科手术被视为最后的手段，主要是在治疗重度、难治性强迫症和抑郁症的时候才会被使用。

第 21 章

自愈的本能：做自己的心理治疗师

说到治疗精神障碍的方法，除了包括药物治疗在内的各种主流疗法，你听到的最多的建议几乎总是关于锻炼、营养、睡眠、冥想等方面的补充疗法，而且听起来都没什么新意，好像专家不管对谁都会这么说这些，没什么针对性，就好比他们说"如果你能摆脱劳累、蛋糕、馅饼、酒和沙发，你就不会有任何问题了"一样，这些话谁都会说。毫无疑问，心理援助是很重要的，但是还有很多其他的方法也同样有帮助。这些自助治疗都是你力所能及的，你可以在与专业的支持团队合作时就开始这么做。

在做自助治疗的时候有一个棘手的问题，即在这个领域没有专家，也没有针对自助治疗的培训。当然，我们也不是专家。关于要不要写关于自助治疗的内容我们讨论了很久。这本书余下的部分是有关自助治疗的医学证据、专业知识和经验等内容，也包含了人们总结的比较有帮助的想法。本章介绍的疗法如果有确凿的实证支撑的话，它们将成为主流医疗保健的一部分。不过，我们想告诉你的是，别人告诉你什么方法对他们有帮助，是希望你也能找到一些对你有帮助的方法。

我们俩都认为自助治疗既可以让你感觉不舒服，也可以让你帮助自己再次感觉良好。

我们认为，做点什么总比什么都不做强，虽然有些时候我们做的事情不一定是有用的。事实上，你不断地努力让自己感觉变好这种做法本身就是有帮助的。如果你目前感觉不太好，尝试改变自己的情绪，这会让你觉得自己的情况没有那么糟糕，或者至少不会让你继续觉得情况很糟糕。在很多情况下，没有什么能真正帮助你改变自己的情绪，除了时间。但为了让日子更好过一点，当你处于阴霾之中或心力交瘁的时候，可以适当做些事情减轻这些不适带来的压力和绝望。这也会带给你一种小小的可控感。

所以，我们想说的是：当你不知道该做什么的时候，什么都可以试试。不管你在哪里，用你所有，尽你所能。感觉不等于事实，情绪也会发生改变。本来就是如此。

在你快乐和自信的日子里，你可能会明白，有许多因素会导致你的情绪起起落落，包括生物因素、遗传因素、自然环境、人文环境、季节与荷尔蒙变化，等等。但是，当我们感到情绪失调的时候，我们常常觉得这是自己的错，虽然我们知道并不完全是这样。这一章讲的都是那些在"失调"的时期可能会对你有所帮助的事情。

在这一章中，我们分享了一些对于我们，以及我们认识的人有用的做法（除了包括药物治疗在内的各种主流疗法）。有些东西可能就是你正在寻找的，有些东西你可能会不屑一顾。这里的建议不是医生和心理医生通常会推荐的。这些建议你通常也不会在书中读到，都是我们和别人的个人经验及意见，曾经对其他人有所帮助。

你可能会注意到，本章中的大部分内容针对的都是病情较温和的精神疾病。而且，本章的内容并不会"代替"本书中的其他建议，只是对于主流疗法的"补充"。

改变你的期望值

精神疾病，尤其是抑郁和焦虑，会误导患者，让他们觉得自己不够努力。患者似乎应该能够激活某种意志力或个人特质以克服精神疾病。有时候最好的方法是让自己暂时放下包袱，改变自己的期望值。沮丧和焦虑袭来的时候，就随它去吧。当沮丧或焦虑来了以后，把"他"当作不速之客来对待，邀请"他"进来并对"他"说："你好，请坐。想待多久就待多久吧！什么风把你给吹来了？"

做个计划

人们总是需要干点什么、爱一个人或者想个什么有点盼头的东西。如果你所处的世界是一个非常黑暗的地方，策划一些你可以为之期待的事情。你能首先想到的是策划一次旅行。你也可以策划一次郊游、"完美的一天"、一场晚宴或者任何能让你的心情阳光明媚的事情。你不用为其付钱或预约，只需要想想你喜欢做的事情并在大脑里策划一下。

比如，德韦尼12岁的儿子在制作他的第一台游戏机的时候，他会登录电脑零件网站，把他梦想中的零件全都塞进购物车里（这些东西他永远也不会买，不过光是这么想想他也觉得很满足了）。

听听音乐

医生经常建议给昏迷的人放放音乐。音乐必须是患者所熟悉的，或者有特殊（情感）意义的。音乐可以把一个人从无意识的状态中唤醒，这就是音乐的力量。

音乐对你的情绪状态也有同样的作用。试着把你在过去（一些对你很重要的时期）听过的音乐列一张单子：你十几岁时最喜欢的音乐，你旅行或坠入爱河时听过的音乐。音乐能让你穿越回另一个时空，能唤起快乐的回忆和温馨的感觉。

积极一些，为自己开出一些个性化的"音乐良方"。把最炫的舞蹈、酷酷的做派、做卫生、锻炼或睡眠融合在一起。音乐有很强的情感效果。跟着曲调、节奏、旋律和歌曲纵情摇摆，让自己渐入佳境。

演奏（唱）音乐（歌曲）

"我们不是因为高兴才唱歌，而是因为唱歌才高兴。"你会演奏乐器吗？把你的乐器拿出来，掸掉灰尘，弹一首老歌；加入一个合唱团（到处都有合唱团）；还可以考虑上个音乐课。你是不是一直想学唱歌或者是乐器？找一位你所在地区的老师来上上课。你还可以去 YouTube 上看看，那里有很多音乐老师提供免费的在线课程。音乐是一种很棒的情绪转换工具。演奏或学习乐器对神经有好处，你自己的"心理健康自我保健工具包"中又会增添一个非常有效的工具。你喜欢唱歌吗？找一首你喜欢的歌，在网上找一个背景音乐，在你的卧室里做一个摇滚明星。也许你还需要一把尤克里里。

学点东西

学习改变大脑，但是没有人确切地知道学习是怎么改变大脑的。不过，学习能以一种很好的方式唤醒大脑。学习新的东西是一种很有效的治疗方式。查找您所在地区的本地课程。上一门简短的课程，不管是一天的还是六个月的。学一些也许是你以前从未想过的东西，比如宠物美容、汽车保养、陶器、女红、音乐理论、速记、服装制作、生活绘画、语言、书籍装帧，等等，任何你喜欢的东西都可以。如果你不喜欢去人多的地方，那就去 YouTube 上看看，或者拿起一本书，做你自己的老师。

园艺

德韦尼和我，我们两个都不是很好的园丁，但我们都从园艺中获得过意想不到的乐趣。它对于人的情绪有巨大的益处，并且是一种特别有效的治疗悲伤的方法。为什么会这样？是因为园艺可以让你待在室外吗？还是因为这是一项要切实付出努力的工作？还是因为可以目睹植物生长过程？还是因为可以亲近自然？还是因为可以获得成就感？我想以上都是。

种植包含着一种内在的希望。它真的会给你带来一种"未来的自己会感谢你今天所做的一切"的感受。

德韦尼说："在冬天的时候，我经历过两次长达数月的重度抑郁。在过去的几年里，我开始在秋天种球茎植物。在三月中最后一段阳光明媚的日子里，我把球茎插在地上，想着即将到来的冬天。这些植物提醒我，尽管当冬天到来的时候外面看起来寒冷荒凉，但是在肉眼看不见的地方仍然有生命在生长。想着球茎在地表下也在不断地生长，并且很快就会有绿色的嫩芽和快乐的花朵冒出来。在冬天，这对我来说是个很好的鼓励（在冬天，我极有可能会抑郁）。这是一种不断循环的运动，即使我看不见它、感觉不到它，这种运动也从未停息。我还会把一盆盆的植物送给其他抑郁的人，这样他们就可以看着这盆植物，想象着自己就像盆中的植物一样生生不息。事情一直都在变化和发展着，尽管我们可能感觉不到。一想到花儿即将开放，我们在这看似望不到头的严冬里就会得到一丝慰藉。"

你不需要种出一个大花园。但是，如果你喜欢园艺，你一定要去做做。如果你不是园丁，也许可以先去当地的苗圃，买些零碎的东西，在花盆或吊篮里种些种子；在户外，你也可以在你喜欢坐着的地方种一棵开花的灌木。

如果你在户外没有这么一个让你可以坐下来的好去处，那么在你的屋外创造一个这样的地方，这样你就可以更好地享受生活了。根据不同的季节，把户外家具移到阳光下或阴凉处。把一条可爱的毯子或几张柔软的垫子拿到户外去，这样你就会感觉温暖舒适（或者凉爽舒适）。

如果你住在公寓里或者没有自己的花园，你可以在谷歌上搜索"可以种在窗台上的植物"。在谷歌上，你可以发现能种在花瓶里的郁金香、水培的牛油果、长在棉花上的胡萝卜，甚至是长在蛋壳里的香草。还有一些社区花园（特别是空间有限、位于城市近郊的社区花园），你可以加入其中并与其他人在你的种植区域开始种植。别低估了那些能让你的精神振奋一点点的绿色嫩枝的力量。

宠物

我们知道并不是每个人都能养宠物，但当说到宠物时，不要只想到猫和狗。金鱼怎么样？或者是蜥蜴？豚鼠怎么样？也许你喜欢毛茸茸的动物，兔子就很可爱。养几条虫也可以，或者是鸡！没错！养几只鸡也不错！

宠物的治疗作用是众所周知的。如果与动物接触可以改善你的情绪，那么可以考虑如何让一些动物暂时或永久地融入你的生活。许多人喜欢狗，却不能自己养狗。如果你是这样的，让其他人知道你可以帮他们遛狗、可以让他们的小狗在你家过夜、你可以给它们洗澡或刷牙、主人出去约会的时候可以帮忙照看小狗，甚至可以去照看宠物的网站平台上注册一下。你可以注册成为一个有爱心和有责任感的人，当你所在地区的人需要一个宠物保姆时，他们会联系你。你可以自己决定什么时候需要狗狗作伴。别小看这些四条腿的小家伙，你不仅可以赚些外快，甚至可以认识一些新朋友。

散步

如果你都已经读到了这里，看到"散步"出现在"自助治疗建议清单"中，应该不会让你感到惊讶。我们都知道，穿上你的跑鞋在公园里散步一个小时对你的心理健康有好处，但是如果这么做让你感觉很困难，你还可以在家里散步：围着你的晾衣绳走几圈，在后院里大步走，围着你的餐桌走几圈。如果你觉得精力充沛的话，可以在街区里随便逛逛。放点广播听听，或者放点音乐，或者去亲近自然，听听周围的声音。

如果你感觉有点紧张，可以开车去远一点的地方，可以在郊区散散步，这样你就不会碰到熟人了。

你还可以试着步行去咖啡厅喝一杯咖啡，再走回来。我们特别喜欢做一些能够带来意外收获的事。你附近有没有一家步行可达的咖啡厅？你可以去那里买点咖啡、果汁、派、蛋糕或汤，要么堂食，要么打包。为什么不为自己定个小目标呢（在美食的诱惑下步行至咖啡厅）？这样做还会有意外的收获。首先，你不仅可以出去散散步，在外面吃点好吃的东西，还可以从设定目标和完成目标的过程中获得成就感。其次，你可能会遇到一个让你心情愉悦的人，偶然发现一些美丽的街头艺术，闻到一些香香的气味，听到一些美妙的音乐，或碰到一个跟他互动之后可能会提升你的精神状态的人。此外，晒晒太阳还可以让你补充维生素 D。

听广播（有声书）

我们喜欢听书和听广播。散着步听听些东西真是太棒了。找一本不错的有声书，告诉自己你只能在走路的时候听。进入书的世界里，你会迫不及待地想知道接下来会发生什么，这会让你动起来，可能会让你感觉更好、睡得更好。你可以四处浏览，看看能不能找到适合你的播客，或者向你的朋友寻求建议。

志愿服务 / 帮助

你肯定在想"你们会建议我去当地学校、医院或慈善机构做志愿服务"。不是的。我们建议你在自己家附近帮帮忙。你应该认识一些老人、患者、残疾人、生活有困难的人或者有孩子的人吧？帮他们做饭、帮他们遛狗、照顾他们的孩子、帮他们修剪草坪、清洁汽车、整理食品储藏室，或者问问他们你能帮上什么忙。

帮助别人、发挥自己的用处能让你的精神状态得到真正的提升。许多人从中得到的帮助远远超过他们提供给别人的帮助。

当人们情绪低落的时候，他们往往会错过帮助别人的时机。因此，要想实现"心有余而力又足"并非易事。

跳舞

放点音乐，关上门跳舞，想象有观众在看，你是一个出色的舞者。你可以盛装跳，也可以不穿衣服跳，或者穿着你的睡衣跳。

最近的研究表明，有规律的轻舞比做一些枯燥乏味的运动更能增强肌肉质量和心肺功能。如果你觉得你足够勇敢的话，有很多不需要上课、熬夜、巨额投资或服装道具的舞蹈可以选择。

烹饪

有些人讨厌烹饪。如果你也是这种人，这个建议可能不适合你。

如果你喜欢烹饪，你不必只为自己做饭，你可以把你喜欢的东西做给别人。你多久没有做过饼干、果酱、酸辣酱、汤或者面包了？你附近有学校、幼儿园或医院快要组织宴会、博览会或茶话会了吗？与相关组织联系并为其提供服务。你也可以在网上找到一些教程，比如关于培乐多彩泥的、手指彩绘或者泡泡液的，然后把你生活中的孩子们宠坏！

烹饪是非常有趣、令人愉悦的，它还会为你带来一些额外的好处，比如让你走出家门去买配料时顺带着帮别人带点东西，感觉自己发挥了用处，让别人度过充实的一天，获得别人的感谢，等等。你也可以在网上或当地报纸上找一下有没有烹饪课程。像救济站这样的组织一直是缺人手的。要留意这些信息，做些调查。

探访你以前待过的地方

探访你以前待过的地方可能有助于帮你扫除一点心中的阴霾，提醒你快乐时光马上又会到来。回到你的幼儿园、小学、中学、大学、第一个工作单位、喝醉或坠入爱河的地方，去一个你曾经住过的地方或者到你祖父母的老房子看看。

如果你有富余的精力、时间和金钱，那就去一个你曾经有过美好回忆的地方旅行。翻出旧照片，找到你敬爱的老师，向他致谢。或者与过去的朋友联系。这种时间旅行能提醒你自己是谁，让你与曾经的快乐时光相聚。它也能让你审视自己走了多远、取得了什么成就。

探索"新大陆"

我们大多数人会被一次又一次地吸引到同一个地方去。我们倾向于一直去同一个地方，走相同的路线，到同一家超市购物。

稍微做一点点改变！

改变你上班或上学的路线。试试不开车，去乘坐公共交通工具。如果你经常散步，去一个你从未去过的地方。去别的地方买你的日用品。开车去一个你想去的地方，如海滩、乡村，或者只是城镇的另一边。这可以让你在单调的环境中给自己的心灵放个假。

按摩、冥想和正念

预约一次按摩，参加一次冥想或瑜伽课程，或者看看你是否能找到一个适合自己的正念 App。网上有很多资源。如果你不喜欢和别人接触的话，按摩椅和手持式按摩器就是你的天赐之物。

你可以在任何一把普通的扶手椅上安上按摩垫，把它变成一把按摩椅。按摩垫的价格大约是 200 美元，用几次就回本儿了。有很多品牌可以选择，你可以在网上买。

YouTube 上有一些很棒的瑜伽课程。如果你不喜欢见人，你甚至不需要走出家门就可以做瑜伽：把你的笔记本电脑放在你能看到的地方，腾出一个空间，这样你就能很好地做瑜伽了。

如果你有钱、愿意走出家门、不介意陌生人触碰你的话，你当然可以出去做一个按摩。家庭按摩设备的好处是价格便宜、不需要其他人协助，而且可以直接使用。有些人喜欢一对一或成群结队地做事，另一些人则喜欢待在家里独自一人做事。

我们很多人还知道另一个非常简单，但又可以让你出乎意料地舒适的方法，那就是在寒冬里的黑夜使用电热毯或者电暖宝。电暖宝的工作原理就跟普通电热毯一样，但是它是一种色彩缤纷又毛茸茸的东西，无论你坐在哪里，你都可以把它裹在身上或放在身下。电暖宝还有一个好处是它们很便宜，非常适合那些坐在有点冷的房间里的人。温暖的电热毯可以让你有被拥抱着的感觉。有时候，当你感觉不太好又不想承受与他人交流的压力的时候，为自己营造一丝暖意，让自己感觉被拥抱，会是一种极大的安慰和解脱。

重力毯

找找看，有没有重力毯。它们是用大米、微晶玻璃珠或聚乙烯颗粒压成的毯子，这些东西让毯子变得很有分量。这些毯子是基于"深层触压感"疗法的原理被开发出来的，对焦虑、失眠、忧虑和不宁腿综合征特别有效。它们最初是为自闭症患者设计的，但现在被应用到了其他不同的领域。

当人们把重力毯裹在身上时，最常见的反馈是"我感觉自己像是被人拥抱着"。但是，重力毯并不适合所有的人。只有这样的重量对他们来说很有安慰感的人才适合用重力毯。同样，当婴儿被抱在怀里时，他们会感到平静和安全，这些毯子带来的重力会使身体产生血清素和内啡肽。

写作

记日记的疗效现在已经为人们所知晓，而且目前精神卫生保健专家经常推荐大家记日记，这非常神奇。几年前，记感恩日记可是一件大事。现在，建议你先在纸上随手记下你的想法、情绪和感受，这样做有助于你展开写作。写作和心理治疗的原理是一样的。这是一个过程，在这个过程中，我们创造了一种对我们有意义的叙述。

写作除了有明显的宣泄作用外，许多人还发现，在写作时满怀感恩之情能让他们的乐观情绪有所增强。记录自己心情的起起落落，展开自己的个人叙述，这样的释放能为你提供一种宝贵的精神动力。它帮助你了解你所处的阶段和地位，提醒你（做）什么事情会对你有所帮助、什么（坏事）不会永远持续下去。

如果你有故事要讲，你需要走出家门，加入一个作家小组，参加作家交流会或写作大师班。有很多关于写作的优秀书籍、应用程序和网站可以使用，里面有很棒的练习和写作提示。朱莉娅·卡梅伦（Julia Cameron）的《艺术家之路》（*The Artist's Way*）一书谈到了塑造"创意大师"的"晨间笔记"：你可以在一觉醒来就快速写下三页你所想到的东西。她认为这有助于你开发创造力，许多人发现这样做对焦虑和抑郁也有好处。

私人专属时间

带着自己去约会吧。去一个你可以独自一人待着的安静的地方，这样的地方有很多，很多都是非常便宜的或免费的地方，如博物馆、电影院、画廊、图书馆、演讲会、公园、动物园、水族馆，等等。如果你不知道去哪的话，还可以谷歌搜索一下，四处问问或在报纸上找找。好好享受专属于自己的美好时光：没有压力，接受生活的本质，暂时对生活妥协。

如果你有灵感，可以拿出素描本、记事本或录音机，这样你就可以画画、写作或做一些音频笔记。拍几张照片，当一天的摄影记者。你永远不知道什么能帮助到你或者帮你获得一些解脱。

亲手做点什么

你小时候喜欢做什么？缝纫、做木工、编绳子、烹饪、做皮工、编织、绘画、编头发、做剪贴簿、钩织东西、摆弄电子产品？去探访一家休闲品商店、五金店或服装店。手上有点什么东西做的话可以占用和分散你的注意力，把你自己与你的过往积极地联系起来，给你一种成就感和满足感。

解决小难题和小问题往往有助于我们打开心结。

把你的东西收拾好

你有试过完成一个可行的小目标吗？比如清理、整理或规整家里或办公室里的一些东西。挑一些小事做，比如清理你的衣柜、税单、餐具室、水槽下面，甚至一个抽屉或一个架子——如果你想整理整个抽屉或整个书架就太难了。让一些小范围内的东西井然有序可以让你的思维有条理。你需要做的是"造砖"而不是"砌墙"。

日本是一个沉迷于禅宗的社会。因为大家的思想都比较浮躁，所以他们把禅宗与内心的平静联系在一起，干净利落地把家里的一些东西扔掉，扔进垃圾箱里，或者捐给慈善商店。日本作家近藤麻理惠在她的畅销书《怦然心动的人生整理魔法》（*Spark Joy：The Life-Changing Magic of Tidying up*）中说：你把东西拿在手里，如果它没有让你"怦然心动"，那么感谢它让你用了这么久，然后把它处理掉。

水疗

你可以去洗个澡、游个泳泡温泉，去洗个日式风吕，试一试浮池。你可以在海滩上散散步，如果你想玩玩的话，可以去游泳。找个瀑布、小溪、湖泊或河流，坐在旁边看看。水是可以安慰人的东西。放松身心，跳入水中，在凉凉的浴缸中表演一次漂亮的跳水！

情趣玩具

买点情趣玩具或者把你最喜欢的拿出来玩玩。自我娱乐是自我保健的重要组成部分。不管你是单身、约会或是在恋爱中，情趣玩具都可以为你开启一段"个人时光"之旅，你也可以与你的伴侣一起享受这些时光。当你害怕的时候，你的性欲往往离你很远很远。许多人即使有伴侣也宁愿自娱自乐，因为与伴侣在一起不会有太多的期望。买一个可爱的新玩具，为自己计划一个浪漫的夜晚。别忘了在第二天早上给自己发条短信。

做数码排毒

会增加焦虑和抑郁情绪的因素还有一个，即 24 小时的新闻"轰炸"。尝试一下数码排毒，阻断一会儿信息。如果你做不到，那就先避开新闻。

在口袋里放一张纸条

当你不舒服的时候，你就应该像对待生病的孩子一样对待自己。晚上早点睡，对自己非常好。给自己准备美味营养的食品、舒适的床，还有大量的饮料，让自己感到舒适，摆脱那些令自己感到厌烦或充满压力的东西。

大多数帮助别人处理心理问题的人都很擅长心理咨询和心理支持。根据这一点，我们发现了一件可以让自己产生很大改变的事，那就是写一张便条放在口袋里，让自己变成那个支持自己、对自己有帮助的人。

你可以给自己写个纸条，写上"情绪的改变及感觉都不是事实，现在就是这样""继续前进""闭上眼睛深呼吸"这样几行话。把纸条放在口袋里，白天拿出来看几次。你甚至还可以重新写几句并放回口袋里。当你睡觉的时候，把它放在你的枕套里；当你早上醒来的时候，把它拿出来带在身上。你可能会问："这样做的原理是什么呢？"应该是因为纸条可以让你停止胡思乱想，暂停飞速运转的思维，打断恐惧的感觉，就像断路器的作用一样，就好像你口袋里的纸条在跟你进行对话。去试试吧！还有一项研究发现，口袋里的纸条比节食计划和锻炼计划更能有效地帮助人们减肥。

饮酒

少量饮酒也是可以缓解焦虑的，就像安定类药物一样。有时饮酒对突发性焦虑很有用，比如在公开演讲时所产生的焦虑。但有时候会有成瘾的危险。史蒂夫·艾伦曾经碰到过一位 83 岁的患者，她因为酗酒而患上了严重的肝功能衰竭。她曾经是个滴酒不沾的人，直到她 52 岁时，她的丈夫突然去世，她的医生建议她每晚喝一小口她丈夫剩下的威士忌，以缓解紧张和悲伤。然后，她就从未停止过饮酒。后来，她喝得越来越多。到了 83 岁，她每天要喝掉半瓶酒，感到非常不舒服。

自我意识和常识（在你毁掉自己之前自我检查一下）对一个人至关重要。

记住，大多数的东西过量了都是有害的。我们离开水会死，但是水太多了我们又会被淹死。

本书行至此处，当务之急就是表示感谢。非常感谢你能购买本书、阅读本书，哪怕只读了一小部分，甚至只是拿起这本书，心里想："我不需要再读一本书了，我需要寻求一位专业人士的帮助，和他聊聊能让我感觉更快乐、更健康。"然后，再把书放回去。

我们是认真的：我们两个为你献上衷心的感谢，以及凯瑟琳·德韦尼的拥抱（史蒂夫·艾伦不会给你拥抱，他只会和你握手）。仅仅是主动接触这个话题就已经表明你对精神健康问题的去污名化感兴趣了；同时，你也想了解并试图找到为你和你爱的人在生活中创造更大乐趣的方法。

我们写这本书的目的是为了让人们知道他们其实并不孤单，可以获得很多帮助。我们告诉人们，他们可以通过心理治疗、药物治疗和教育来缓解痛苦、悲痛、创伤和悲伤；因为当你或你所认识的人不舒服的时候，你会感到筋疲力尽。我们希望这本书能够让你对这一切有些了解。

本书无法囊括关于所有问题的答案（虽然我们很想这样）。书中没有"魔法棒"，但是能为你指引一条可行的道路，为你解忧，令你满意；还有成千上万的人可以为你提供热心帮助，他们技术熟练、经验丰富。这本书是我们对话的开始，而不是对话的结束。我们希望这本书能形成一个话题，让你在酒吧、厨房餐桌、饮水机周围、员工室和网络上多聊聊天。

感觉自己对局面没有掌控感会造成严重的后果。我们写这本书的目的是让你对局面有一些掌控感。我们还决心向读者传递一些我们对于精神疾病的乐观情绪。人们患上精神疾病后，往往会感到很绝望，就像是被判了无期徒刑。但是，没有什么比事实更有说服力了。几乎每个患者在获得帮助后，各自的情况都得到了一定程度的改善，而且大多数的帮助都相对容易获得。

人类很有意思，很多人都在稀里糊涂地生活。我们希望这本书能让你"醍醐灌顶"，为你提供实际的帮助，让你感到解脱。我们希望这本书能促使你去寻求帮助，我们俩都经历过精神疾病的困扰，也都因为寻求帮助而得到好转，我们在其他人身上也看到了寻求帮助的魔力。

你无法阻止海浪，但是你可以学会冲浪。

乔恩·卡巴－金（Jon Kabat-Zinn）

我们期待看到你踏浪而行。

史蒂夫·艾伦与凯瑟琳·德韦尼

北京阅想时代文化发展有限责任公司为中国人民大学出版社有限公司下属的商业新知事业部，致力于经管类优秀出版物（外版书为主）的策划及出版，主要涉及经济管理、金融、投资理财、心理学、成功励志、生活等出版领域，下设"阅想·商业""阅想·财富""阅想·新知""阅想·心理""阅想·生活"以及"阅想·人文"等多条产品线，致力于为国内商业人士提供涵盖先进、前沿的管理理念和思想的专业类图书和趋势类图书，同时也为满足商业人士的内心诉求，打造一系列提倡心理和生活健康的心理学图书和生活管理类图书。

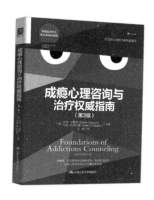

《成瘾心理咨询与治疗权威指南（第3版）》

- 美国咨询协会前主席领衔编撰、咨询师必读的经典权威著作。
- 多角度、多领域阐述成瘾的成因和预防机制以及心理咨询与治疗的理论和技能。

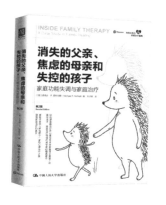

《消失的父亲、焦虑的母亲和失控的孩子：家庭功能失调与家庭治疗（第2版）》

- 结构派家庭治疗开山鼻祖萨尔瓦多·米纽庆的真传弟子、家庭治疗领域权威专家的经典著作。
- 干预过多的母亲、置身事外的父亲、桀骜不驯的儿子、郁郁寡欢的女儿……如何能挖掘家庭矛盾的"深层动因"，打破家庭关系的死循环？不妨跟随作者加入萨拉萨尔一家的心理治疗之旅，领悟家庭亲密关系的真谛。

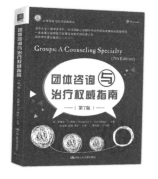

《团体咨询与权威治疗指南（第7版）》

- 清华大学心理学系博导、中国团体心理咨询与治疗倡导者樊富珉教授审译。
- 一本全面介绍团体工作理论与技术的权威之作，团体带领者必备的案头指导书。